Fachalmanach der Hals-, Nasen- und Ohren-Erkrankungen 1976

Almanache für
die ärztliche Fortbildung

Herausgegeben von
PROFESSOR DR. ALBERT SCHRETZENMAYR

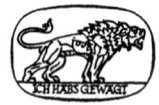

Springer-Verlag Berlin Heidelberg GmbH

H. N. O. Erkrankungen

Fachalmanach der Hals-, Nasen- und
Ohren-Erkrankungen 1976

Redigiert von

PROFESSOR DR. HORST GANZ, MARBURG

Mit Beiträgen von

Professor Dr. H. Ganz, Marburg
Dr. W. K. Jung, Würzburg
Professor Dr. W. Niemeyer, Marburg
Professor Dr. W. Schätzle, Homburg/Saar
Professor Dr. H. Schaupp, Frankfurt a. M.
Dr. H.-J. Strott, Siegen

Mit 37 Abbildungen und 6 Tabellen

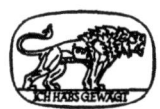

Springer-Verlag Berlin Heidelberg GmbH

Diejenigen Bezeichnungen, die zugleich eingetragene Warenzeichen sind, wurden nicht besonders kenntlich gemacht. Es kann also aus der Bezeichnung einer Ware mit dem für diese eingetragenen Warenzeichen nicht geschlossen werden, daß die Bezeichnung ein freier Warenname ist. Ebensowenig ist zu entnehmen, ob Patente oder Gebrauchsmuster vorliegen.

© Springer-Verlag Berlin Heidelberg 1976
Ursprünglich erschienen bei J.F. Lehmanns Verlag München 1976
Softcover reprint of the hardcover 1st edition 1976

Alle Rechte vorbehalten
Anzeigenverwaltung: Karl Demeter, Gräfelfing
Gesamtherstellung: Kösel GmbH & Co., Kempten

ISBN 978-3-662-30506-5   ISBN 978-3-662-30505-8 (eBook)
DOI 10.1007/978-3-662-30505-8

Inhalt

Vorwort

Die positive Aufnahme des Almanach 1972 bei der Kritik und das rege Interesse bei der Kollegenschaft ermutigten uns, bald einen neuen Band in Angriff zu nehmen und damit das Versprechen eines kürzeren Abstandes weiterer Ausgaben einzuhalten.

Als Generalthema des neuen Almanach wurden die „Randgebiete der Hals-Nasen-Ohrenheilkunde" gewählt. Randgebiete kommen erfahrungsgemäß in der Fortbildung meist zu kurz. Dabei müssen gerade sie gegenüber Expansionsbestrebungen anderer Fächer verteidigt und deshalb besonders gut beherrscht werden.

Das Stiefkind Pathologie des Geschmackes verdiente in diesem Rahmen unbedingt Berücksichtigung. In mehreren Beiträgen klingen wiederum plastisch-chirurgische Probleme an. Ein wenig Wissen um die zahnärztlich-stomatologische Diagnostik und Therapie dürfte dem HNO-Arzt ebenso von Nutzen sein wie ein Einblick in die Problematik der Halsverletzungen.

Der Bereich Schwerhörigkeit ist mit dem so wichtigen Thema Lärmschwerhörigkeit und Begutachtung von Hörstörungen sowie einer Information über das Neuland der Otosklerosebehandlung mit Fluoriden vertreten.

Die „kalte" Kryochirurgie schließlich scheint nach wie vor ein „heißes" Eisen zu sein. So wird die Kältetonsillektomie heftig empfohlen bis ebenso heftig abgelehnt. Eine leidenschaftslose und sachliche Einstellung tut hier not.

Wie in der letzten Ausgabe sind wieder Strichzeichnungen zur Illustration eingefügt, in den Beiträgen des Herausgebers von Ch. Fiebiger, Marburg. Auch wurde die Fragensammlung am Schluß des Bandes beibehalten.

Es bleibt zu hoffen, daß auch der vorliegende Band seiner Aufgabe gerecht wird, ein Mittler komprimierter praxisnaher Information für den unter Zeitdruck arbeitenden Kollegen zu sein.

Marburg, im März 1976

Horst Ganz

Sinupret®

schließt eine therapeutische Lücke
zur konservativen Behandlung von

Sinusitiden

Sinupret® auch bewährt zur erfolgreichen

Infektprophylaxe beim Bronchitischen Syndrom

Zusammensetzung: 100 g enthalten 29 g Mazerat aus: Rad. Gentian. 0,2 g, Flor. Primul. 0,6 g, Herb. Rumic. acet. 0,6 g, Flor. Sambuc. 0,6 g, Herb. Verben. 0,6 g
1 Dragee enthält: Rad. Gentian. 0,006 g, Flor. Primul. 0,018 g, Herb. Rumic. acet. 0,018 g, Flor. Sambuc. 0,018 g, Herb. Verben. 0,018 g, Vitamin C 0,010 g.
Indikationen: Akute, subakute und chronische Sinusitiden; Rhinosinusitis; Sinobronchitis; sinogene Kopfschmerzen; Rhinitis sicca. Ozaena. Tubenkatarrh. Zur Infektprophylaxe beim bronchitischen Syndrom.
Nebenwirkungen wurden bisher nicht beobachtet.
Dosierung: Kinder erhalten 3mal täglich 1/2 Teelöffel oder 1 Dragee, Erwachsene 3mal täglich 1 Teelöffel voll oder 2 Dragees. Steigerung der Dosis ist möglich und unbedenklich.
Handelsformen: Sinupret OP mit 100 ml DM 7.75, mit 60 Dragees DM 7.75
                                                          mit 240 Dragees DM 22.95

BIONORICA KG · NÜRNBERG

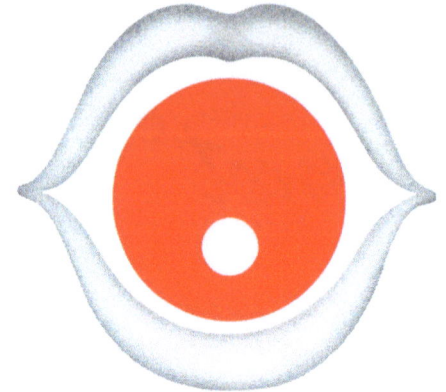

Rötung
Schwellung
Schmerz

ein Hals für

imposit®

ZUSAMMENSETZUNG
1 Tablette enthält

Gramicidin	0,3 mg
Cetylpyridiniumchlorid	2,0 mg
2,4-Dichlorbenzylalkohol	2,0 mg
p-Aminobenzoesäureäthylester	2,0 mg

INDIKATIONEN
Bei infektiös-entzündlichen Erkrankungen des Mund-, Hals-
und Rachenraumes: Stomatitis, Soor, Gingivitis, Angina ton-
sillaris und Pharyngitis.
Zur Nachbehandlung operativer Eingriffe im Mund-, Rachen-
und Kehlkopfbereich sowie bei bakteriellen Sekundärinfek-
tionen im Verlauf einer Virusgrippe.

KONTRAINDIKATIONEN
Bisher nicht bekannt.

DOSIERUNG
Tagsüber alle 2 Stunden 1 Tablette im Mund langsam zer-
gehen lassen. Bei Kindern genügt die Einnahme von täglich
4 Tabletten.
Tabletten nicht kauen, nicht schlucken.

HINWEISE
Da Imposit keinen Zucker enthält, kann es auch von Diabe-
tikern unbedenklich eingenommen werden.
Bei magenempfindlichen Patienten können gelegentlich
Beschwerden wie z. B. Übelkeit auftreten. Meist genügt dann
eine Verringerung der Dosis.

HANDELSFORMEN
O.P. mit 24 Tabletten DM 5,40 m.MwSt. lt.A.T.
A.P. mit 120 Tabletten

Dr. Madaus & Co., Köln

Kryochirurgie in der Hals-Nasen-Ohrenheilkunde

Horst Ganz

Wenn man sehr tiefe Temperaturen auf Gewebe einwirken läßt, kann man damit zwei Ziele verfolgen, die sich auf den ersten Blick auszuschließen scheinen, das der Konservierung und das der Zerstörung. Aufgabe des häuslichen Tiefgefrierfaches ist es, leicht verderbliche Lebensmittel, darunter auch Fleisch, frisch zu halten. Es handelt sich hierbei um bereits „totes" Gewebe, in dem lediglich die postmortale Zersetzung mittels Tiefkühlung für die Dauer der Kühlung gestoppt wird. Die kältechirurgische Gewebszerstörung dagegen wird an lebenden Zellen angewendet, die dem Blutkreislauf angeschlossen sind. Hier wird kein Zerfallsprozeß aufgehalten wie bei der Gefrierkonservierung, sondern ein solcher überhaupt erst herbeigeführt. Wir verstehen unter Kryochirurgie die gezielte und umschriebene Zerstörung lebenden Gewebes durch Applikation sehr tiefer Minustemperaturen. Rasches Einfrieren und langsames Auftauen ergibt den maximalen zerstörenden Effekt durch intrazelluläre Eiskristallbildung und Elektrolytverschiebungen. Das Gewebe muß dabei auf mehr als $-20°$ Celsius abgekühlt werden. Die größte Sicherheit der Gewebszerstörung wird erreicht, wenn man die Gewebstemperatur längere Zeit um $-50°$ hält.

Wesen der Kryochirurgie

Eine umschriebene Gewebszerstörung im erwünschten Ausmaße wird möglich durch
1. die scharfe Grenze zwischen dem Einflußbereich von Kältewirkung über die Kryosonde einerseits und Wärmezufuhr über den Blutkreislauf andererseits. Diese Grenze ist erkennbar an der Ausdehnung des gefrorenen Gewebes (Eisball) um den Sondenkopf;
2. die unterschiedliche Kälteempfindlichkeit der einzelnen Gewebe. Lymphatisches Gewebe, auch Gewebe maligner Tumoren ist – wohl wegen des großen Zell- bzw. Mitosereichtums – kältesensibler als das umgebende Bindegewebe bzw. die Muskulatur. Dadurch wird die Gefahr einer Mitschädigung der Umgebung bei entsprechenden kältechirurgischen Eingriffen geringer;
3. besteht die Möglichkeit, die Ausdehnung der zu erzeugenden Nekrose durch Veränderung von Form bzw. Fläche der Kältesonde zu beeinflussen.

Die kältechirurgische Zerstörung von Gewebe hat zahlreiche *Vorteile*:
a. Sie ist technisch einfach.
b. Wegen der praktischen Schmerzlosigkeit der Prozedur entfällt beim Erwachsenen die Infiltrationsanästhesie.
c. Bei kleinen Läsionen an Oberflächen genügt eine einzige Behandlung.
d. Multiple Oberflächenläsionen (Haut und Mundschleimhaut) können in einer Sitzung behandelt werden.

Vorteile der Kältechirurgie

e. Bei Operationen an Nase und Ohrmuschel besteht praktisch keine Perichondritisgefahr.

f. Postoperative nervale Störungen fehlen oder sind gering. Selbst direktes Einfrieren größerer Nervenstämme führt nicht zwangsläufig zu bleibenden Lähmungen.

g. Die Narbenbildung ist minimal, die Wundheilung gut.

h. Bei Tumoren und sonstigen Ulcera imponiert die analgesierende Wirkung.

i. Das Verfahren ist unblutig, da das gefrorene Gewebe zunächst in situ bleibt und erst im Verlaufe einiger Tage zerfällt.

Unblutig ist dabei nicht gleichbedeutend mit blutstillend. Verschiedentlich ist eine blutstillende Wirkung der Kryochirurgie, insbesondere infolge einer Mikrothrombenbildung in den kleinen Gefäßen postuliert worden. Sie hat zur Empfehlung der Kältebehandlung bei der Operation blutreicher Tumoren wie des iuvenilen Nasenrachenfibroms geführt [17, 18], auch zur Entwicklung des sogenannten Kryoskalpells und der Kryo-Klemme für Eingriffe an parenchymatösen Organen [21, 27]. Nach dem Ergebnis eigener histologischer Untersuchungen [10] existiert eine solche blutstillende Wirkung jedoch nicht, zumindest bei Anwendung der Kälte im Rahmen „blutiger" chirurgischer Eingriffe und während der ersten postoperativen Stunde.

Kleine Eingriffe ambulant möglich k. Kleinere kryochirurgische Eingriffe können sogar ambulant ausgeführt werden (siehe auch [8]).

Nachteile und Grenzen Die *Nachteile* der Kryochirurgie sind weit weniger zahlreich: gelegentliche, kurze, heftige Schmerzreaktionen in der Auftauphase bei Behandlungen in der Mundhöhle, ein Fötor ex ore nach Mund- und Racheneingriffen, ein mäßiges postoperatives Ödem besonders bei der Behandlung von Schleimhäuten, die Notwendigkeit mehrerer Sitzungen bei der Entfernung größerer Gewebsbezirke.

Wichtig ist, die *natürlichen Grenzen* der kältechirurgischen Behandlung zu kennen. Sie sind gegeben durch

1. die Erreichbarkeit des zu zerstörenden Bezirkes. Veränderungen an gut zugänglichen Oberflächen lassen sich leicht kryochirurgisch behandeln und nachkontrollieren. Problematisch wird es, wenn die Region erst chirurgisch freigelegt werden muß. Eine Wiederholung der Behandlung ist jedes Mal aufwendig, eine zuverlässige Befundkontrolle fast unmöglich.

2. die verhältnismäßig geringe Tiefenwirkung der Kryochirurgie. Sie beträgt bei Verwendung geschlossener platter Kältesonden nur wenige Millimeter, bei Anwendung des offenen Sprays mit flüssigem Stickstoff bis zu 1,5 cm. Infolge des starken Temperaturgefälles um den Sondenkopf von $-180°$ bis $0°$ am Rande des Eisballes ist die Gewebszerstörung nahe der Eisballgrenze unsicher (siehe *Farrant*, zit. bei [8]). Zwei- bis dreimaliges Einfrieren kurz hintereinander, d. h. während der gleichen Sitzung, soll die Sicherheit erhöhen. Um die

Die 3 kryochirurgischen Verfahren Tiefenwirkung zu vergrößern, kann man 3 Kunstgriffe anwenden:

a. bei Operation mit dem verbreiteten Kontaktverfahren, also Aufsetzen

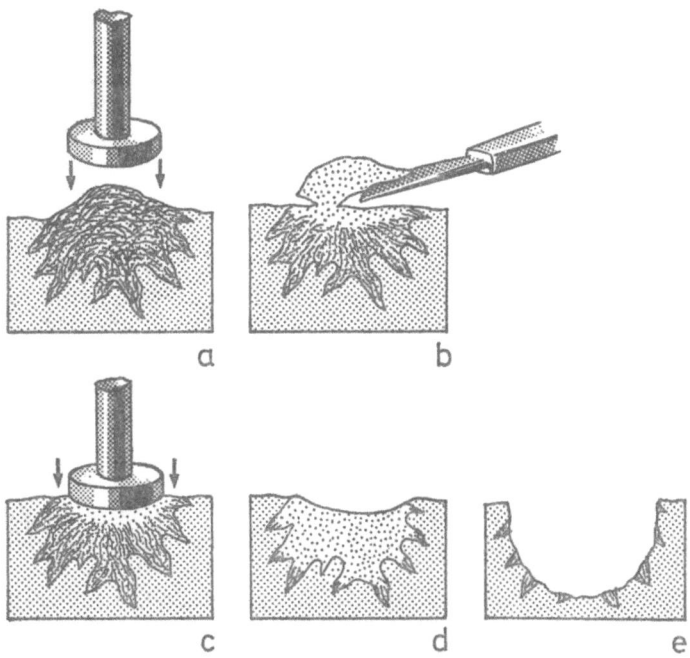

Abb. 1: Kryochirurgisches Operieren mit der Oberflächen- bzw. Kontaktmethode. Nach Abstoßung der ersten Nekroseschicht kann der Eingriff an den tieferen Partien wiederholt werden (nach *Cahan* 1971).

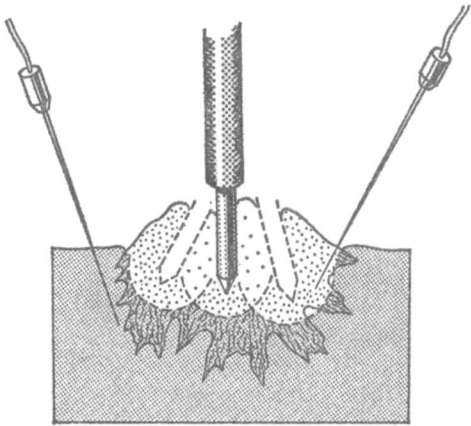

Abb. 2: Die sogenannte Penetrationsmethode der Kryochirurgie. Vollständige Zerstörung eines tiefer reichenden Tumors durch fächerförmiges Einstechen der Kältesonde (nach *Cahan* 1971).

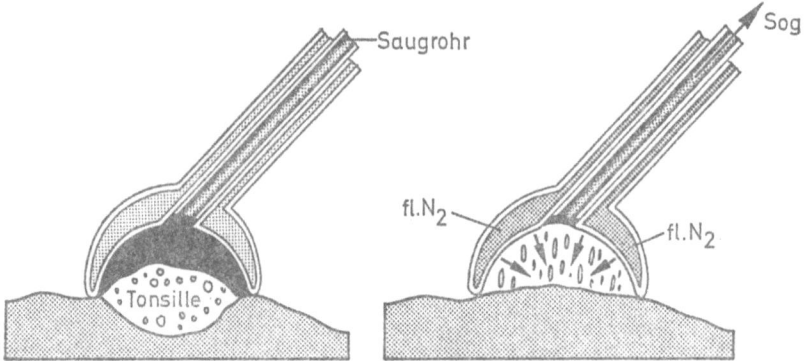

Abb. 3: Die Ansaugmethode in der Kryochirurgie, besonders für die Tonsillektomie entwickelt. Das Gewebe wird zunächst in eine Art Napf hineingesaugt und darin quasi von drei Seiten zugleich eingefroren.

einer Plattensonde auf das Gewebe, wartet man die Abstoßung ab, behandelt dann die darunterliegende Schicht usw.

b. beim Penetrationsverfahren sticht man eine spitze Sonde fächerförmig mehrfach ins Gewebe ein;

c. beim Ansaugverfahren saugt man das zu zerstörende Gewebe zuerst in eine Art Napf und kann es darin von 3 Seiten zugleich einfrieren. Siehe Abbildung 1–3.

3. Eine weitere natürliche Grenze der Kryochirurgie ist die Nähe großer Blutgefäße. Der Wärmeantransport vom Körperkern ist hier zu groß [1]. Selbst bei intensiver lokaler Kälteanwendung an der Adventitia der (offenen) A. carotis und V. jugularis interna sinkt die intravasale Temperatur nach unseren Messungen kaum ab. Von einem Durchfrieren der Blutsäule ist keine Rede [16]. Deshalb besteht auch bei kryochirurgischen Racheneingriffen keine Gefahr einer Carotisblutung, obwohl das immer wieder behauptet wird.

Wer erfolgreich Kältechirurgie betreiben will, benötigt eine leistungsfähige *Apparatur*. Mit dem Kohlensäureschnee und den in flüssige Luft getauchten Wattestäbchen unserer dermatologischen Vorgänger können nur umschriebene Hautläsionen erfolgversprechend behandelt werden.

Für die Effektivität einer kryochirurgischen Behandlung mit entscheidend ist das *Kältemittel*. Die mit flüssigem CO_2, N_2O sowie Freon erreichbaren Minustemperaturen betragen weniger als $100°C$ am Sondenkopf, d. h. im Gewebe weit weniger. Flüssiger Stickstoff dagegen hat einen Siedepunkt von $-196°$.

Flüssiger Stickstoff ist wirksamstes Kältemittel

Für die Zerstörung größerer Gewebsbezirke auch zur Tiefe hin sind deshalb nur solche kältechirurgischen Geräte geeignet, die mit Stickstoff betrieben werden.

Zugeführt wird das Kältemittel entweder über geschlossene *Sonden* oder mittels des offenen Sprays. Letzteres ergibt einen weitaus intensiveren Effekt, da das Kältemittel in direkten Kontakt mit dem Gewebe kommt. Der Spray ist wegen seiner größeren Tiefenwirkung und schlechteren Dosierbarkeit nicht ungefährlich. Die umgebenden Partien müssen sorgfältig trocken abgedeckt werden, um eine unerwünschte Mitschädigung zu vermeiden. An Schleimhäuten verwenden wir den Spray vorsichtshalber gar nicht. Die geschlossenen Sonden sind in der Regel vakuumisoliert bis auf die Spitze, damit sie nicht z. B. bei Eingriffen in der Mundhöhle an unerwünschter Stelle ankleben und Nekrosen setzen. Eingebaut ist eine Aufheizvorrichtung, die im Bedarfsfalle (beim Ansetzen der Sonde nicht richtige Stelle getroffen, Abwehr, Erbrechen oder Kollaps des Patienten) rasches Abtauen und damit Abnehmen der Sonde erlaubt. Die *Sondenköpfe,* welche die Verdunstungskälte des flüssigen Kältemittels ans Gewebe weitergeben sollen, werden aus Silber oder Kupfer gefertigt. Je nach Bedarf wählt man platten-, halbkugel-, stift- oder napfförmige Ansätze. Wir verwenden abschraubbare Sondenköpfe eigener Konstruktion (siehe [8]).

Spray hat beschränkten Indikationsbereich

Das kryochirurgische *Steuergerät* selbst besteht aus einem Vorratsbehälter für das Kältemittel, einem Thermoelement-Meßgerät für tiefe Temperaturen, einer Unterbrecherschaltung für den Kühlmittelzufluß, mit der sich die Sondenkopftemperatur regeln läßt, gegebenenfalls auch einer Zeitautomatik, die den Einfriervorgang je nach Einstellung nach einer bestimmten Zeit beendet.

Die Napfsonden zur Tonsillektomie (siehe unten) erfordern zusätzlich eine Saugvorrichtung. Leistungsfähige kryochirurgische Geräte werden in der Bundesrepublik von der Firma Draeger, Lübeck, hergestellt. Erhältlich ist auch ein stickstoffbetriebenes Gerät der englischen Firma SPEMBLY (Plänker u. Co., Kassel). Kleingeräte mit Lachgas als Kältemittel vertreibt auch die Firma Erbe, Tübingen.

Vorbereitung und Nachsorge, sowie postoperativer Verlauf nach Kryochirurgie

Kleine Läsionen der Haut (Warzen u. a.) sowie der Mundschleimhaut können ambulant operiert werden. Bei allen etwas größeren Eingriffen in Mund, Nase und Rachen sollte man den Patienten für wenigstens eine Nacht stationär aufnehmen. Atropingabe halte ich bei allen kryochirurgischen Interventionen an Schleimhäuten für unerläßlich. Neben der vegetativen Dämpfung erreicht man damit eine Verminderung der Salivation. Erwachsene können ohne Infiltrationsanästhesie behandelt werden. Bei Racheneingriffen empfiehlt sich eine Oberflächenanästhesie, schon um den Würgreiz abzuschwächen (Tonsillektomie!). Bei kleinen Kindern ist in solchen Fällen die Intubationsnarkose meist nicht zu umgehen. – Wenige Sekunden nach Beginn des Einfriervorganges haftet der Sondenkopf am Gewebe fest, so daß man dieses etwas vorziehen kann. – Nach dem Abnehmen der Kryo-Sonde bzw. Absetzen des Sprays taut der – die Ausdehnung der späteren Nekrose ziemlich exakt anzeigende –

Atropin geben!

Verlauf nach Kryochirurgie

Eisball im Gewebe langsam wieder auf, die Durchblutung setzt wieder ein. In diesem Stadium kann es durch reaktive Hyperämie zu Spontanblutungen kommen, die jedoch bei alleiniger kryochirurgischer Behandlung, d. h. ohne vorangehenden „blutigen" Eingriff, geringfügig bleiben. Es folgt ein Ödem-stadium, das lediglich bei Eingriffen am Kehlkopf gefährlich werden kann (s. unten). Im Verlaufe einiger Tage demarkiert sich die zerstörte Gewebs-zone, das nekrotische Gewebe stößt sich ab, im Rachen meist in kleinen Stücken und vom Patienten kaum bemerkt, wenn man von einem üblen Mundgeruch absieht (Mundspülungen). Die Nahrungsaufnahme ist während dieses ganzen postoperativen Stadiums kaum behindert. Bis zum Ende der zweiten Woche ist die Reinigung und Vernarbung des Defektes weitgehend abgeschlossen. Danach ist schon wieder eine eventuelle zweite Sitzung möglich. *Lenz* [20] hat genaue Zeitangaben für die einzelnen postoperativen Stadien veröffent-licht.

Anwendungsmöglichkeiten der Kryochirurgie in der Hals-Nasen-Ohrenheilkunde

Nach der Urologie (Kälte-Prostatektomie) und Augenheilkunde (kryochir-urgische Kataraktextraktion) sowie der Neurochirurgie (Hirntumoren, stereo-taktische Eingriffe) hat sich von den „Kleinen Fächern" auch die Hals-Nasen-Ohrenheilkunde der neuen Möglichkeiten der Kältebehandlung angenommen. Die Dermatologen beschäftigen sich ja schon immer damit. Die Anwendungs-möglichkeiten in unserem Fachgebiet sind recht vielseitig:

Am *Ohr* ist neben der Operation gutartiger Gewächse und Präkanzerosen an Ohrmuschel und äußerem Gehörgang in Einzelfällen die kryochirurgische Be-handlung ausgedehnter Tumoren des Glomus jugulare tympanicum versucht worden. Weiterhin hat *W. House* [15] einen kryochirurgischen Eingriff zur Behandlung der Menière'schen Erkrankung angegeben, die sogenannte otic-perotic-shunt-operation.

An der *Nase* ist die Kältechirurgie zur Behandlung des Nasenblutens ein-gesetzt worden, und zwar einmal umschrieben mittels Kältesonden, zum ande-ren als diffuse Unterkühlung über einen alkoholgefüllten Tamponadeballon, analog dem Vorgehen bei Magenblutungen [4, 12].

Ballonmethode beim Nasenbluten   Bei der Ballonmethode handelt es sich im Prinzip nicht um ein echtes kryochir-urgisches Verfahren, denn das Gewebe wird hierbei nur unterkühlt, nicht aber zerstört. Der Ballon wird leer in die Nase eingeführt und dann mit 95 %igem Alkohol von einer Ausgangstemperatur zwischen −17° und −20° gefüllt. So wird die für das Gewebe kritische Temperatur von −20° in der Schleimhaut nicht erreicht. Der Ballon bleibt 24 Stunden liegen. *Bluestone* und *Smith* hatten unter 20 Fällen von Nasen-bluten mit dieser Methode nur einen Versager. [4]

Bei der Sondenmethode darf man, um tiefgehende Nekrosen zu vermeiden, nur ganz kurz einfrieren und Sondentemperaturen von −100° nicht überschreiten.

Bagnariol und *Cavallazzi* [2] haben 50 Patienten mit Nasenbluten umschrieben kryochirurgisch behandelt. Sie heben hervor, daß eine Anästhesie nicht erforderlich gewesen sei, daß in keinem Falle eine Septumperforation eingetreten sei und daß die Heilung immer ohne Komplikationen verlief.
Für die umschriebene kryochirurgische Behandlung beim Nasenbluten ergeben sich im Prinzip die gleichen Indikationen wie für Ätzung und Kauterisation, nämlich
a. die Blutungsquelle muß sichtbar, umschrieben und gut erreichbar sein
b. die Blutung sollte vor der Kältebehandlung möglichst schon stehen. Ein spritzendes Gefäß blutet nach dem Auftauen des Eisballes sofort weiter. In jedem Falle ist es besser, nach der Vereisung noch einmal umschrieben zu tamponieren, denn im Gegensatz zum Soforteffekt von Ätzung und Kauterisation beginnt die Nekrosebildung nach Kryochirurgie erst einige Stunden später.

In besonderen Fällen (Bluter, alte Leute) hat man auch Nasenmuscheln kryochirurgisch verkleinert und Polypen damit entfernt. Die Anwendung beim Nasenrachenfibrom wurde schon erwähnt. Nur genannt sei die transsphenoidale Kryo-Hypophysektomie.

Am *Kehlkopf* ist die Kältebehandlung bei Stimmbandpolypen, Papillomen und beim beginnenden Stimmlippenkarzinom versucht worden. Man bedient sich dazu der Mikrolaryngoskopie nach *Kleinsasser. Miller* [23] brauchte bei der kindlichen Larynxpapillomatose nur 1–5 Sitzungen, um die Erkrankung zu beherrschen. Wenn sich das auch anderen Therapeuten bestätigen sollte, wäre es gegenüber der Vielzahl chirurgischer Interventionen herkömmlicher Art ein großer Fortschritt. *Miller* [23] mußte allerdings alle diese Kinder prophylaktisch tracheotomieren. *(Larynxpapillome)*

Eine etwas ausführlichere Besprechung erfordert die Kryochirurgie am *lymphatischen Rachenring.*
Wer im HNO-Fachgebiet Kältechirurgie betreibt, kommt – auch durch ängstliche Patienten gedrängt, die den „blutigen" Eingriff scheuen – in Versuchung, routinemäßig Kryotonsillektomien und -adenotomien auszuführen. Solche kritiklos vorgenommenen Eingriffe tragen jedoch den Keim des Mißerfolgs in sich und können deshalb die ganze Methode unverdientermaßen in Mißkredit bringen. Die Ursachen für Mißerfolge sind: *(Problematik der Kryo-TE)*

1. es werden insuffiziente Kältemittel und Apparaturen verwendet. Kryotonsillektomien erfordern die volle Leistung einer Stickstoffeinheit.

Bei den von *Miehlke* und *Kottwitz* [22] berichteten Versagern (trotz bis zu 21 Sitzungen immer noch Tonsillenreste unter massiven Narben) war Lachgas als Kältemittel verwendet worden.
Massive Vernarbung ist im übrigen ein nach Kryochirurgie ungewöhnlicher Befund, zumal an der bindegewebsarmen Gaumenmandel. Für die Gewebsreaktion auf Ver-

eisung ist gerade die besonders *geringe* Narbenbildung typisch. In dem zitierten Fall kann man die Narben nur durch die allzu häufige Wiederholung kryochirurgischer Sitzungen erklären. Bei einmaligem Einfrieren dagegen braucht mit solcher Vernarbung mit Kryptenabschluß kaum gerechnet zu werden. *Odehnal, Červena* und *Kučera* [24] sahen sogar postoperativ eine Erweiterung der Krypten. In Übereinstimmung hiermit haben wir bei 5 kryochirurgisch behandelten Tonsillen, die einige Monate später noch blutig entfernt wurden., keinerlei Narben im histologischen Schnitt gefunden.

2. es besteht ungenügende Erfahrung des Therapeuten im kältechirurgischen Operieren. Gerade auf diesem apparativ noch in der Entwicklung stehenden Gebiet ist Erfahrung nicht durch das Studium einer Gebrauchsanweisung ersetzbar, gibt es doch noch keine festen Normen und sind auch die Apparate in ihrer Leistungsabgabe noch unzuverlässig.

3. es wird die Kontaktmethode verwendet, bei der selbst im günstigsten Falle zwei Sitzungen zur vollständigen Entfernung der Mandel erforderlich sind.

Die Saugsonde   Eine Neuentwicklung, die Saugsonde der Firma *Linde* (jetzt Draeger), verspricht hier einen Fortschritt (Abbildung 3). Die Gaumenmandel wird durch ein Vakuum zunächst in eine Art Napf hineingesaugt, der völlig vom Kältemittel durchströmt werden kann. So wird das Gewebe von drei Seiten gleichzeitig gefroren, während die Nachbarstrukturen außerhalb und damit ungeschädigt bleiben. *Weiche* [28] hat über gute Erfahrungen mit dieser Sonde berichtet. Mir stand das Gerät zu kurze Zeit zur Verfügung, als daß ich mir ein Urteil erlauben könnte. Ich rate in jedem Falle noch zu weiterer Erprobung durch wenige erfahrene Therapeuten [9]. Bis dahin ist die Indikation zur Kältetonsillektomie recht eng zu stellen:

Indikationen   1. bei Patienten mit schwerer hämorrhagischer Diathese, die durch den chirfür Kryo-TE   urgischen Eingriff ernsthaft gefährdet wären;

2. bei schweren Stoffwechselerkrankungen wie jugendlichem Diabetes mellitus.

Von Leden nennt an weiteren Indikationen:

3. die kryochirurgische Behandlung von Risikopatienten (hohes Alter, sonstige internistische Erkrankungen)

4. Allergie besonders gegen Lokalanästhetica

5. die Operation bei Sängern und Berufsrednern (geringere Narbenbildung bei Kryochirurgie)

6. die Behandlung von Persönlichkeiten mit großer beruflicher Verantwortung, die ihrem Arbeitsplatz nicht länger fern bleiben können.

Von Leden [17] entläßt seine Patienten nach Kryo-Tonsillektomie schon am folgenden Tag und erlaubt die Wiederaufnahme der Arbeit nach 3–4 Tagen. Vergleichsweise die Zahlen bei chirurgischer Tonsillektomie: Entlassung nach einer Woche, Arbeitsaufnahme nach 2 Wochen.

Wichtiger als für die Gaumenmandelentfernung erscheint mir die Kälte-
Zungenmandel   methode vorerst für die Behandlung *hyperplastischer Seitenstränge* sowie für

die Entfernung der *Zungenmandel.* Wie *Berendes* [3] gezeigt hat, ist die chronische Tonsillitis lingualis eine der Ursachen globusartiger Halsbeschwerden, auch können hier Abszesse mit Gefahr des Larynxödems entstehen. Da die chirurgische Entfernung der Tonsilla lingualis technisch schwierig und vollständig kaum möglich ist, bedeutet die Einführung der Kryochirurgie hier einen echten Fortschritt. – Eingriffe am lymphatischen Rachenring machten in unserem Krankengut bisher weniger als ein Drittel aus.

Ein wichtiges Hilfsmittel scheint die Kryochirurgie in der *Tumorbehandlung* zu werden.

Gutartige Tumoren

Eine *curative* Tumorbehandlung durch Kälte kann vorerst nur für *gutartige Geschwülste* von Haut und Schleimhäuten empfohlen werden. An der Haut ist die Entfernung von Warzen ein dankbares Gebiet. Damit die Kältesonde haftet, ist das Anfeuchten der Läsion mit Kochsalzlösung empfehlenswert. Eine Mitschädigung der Umgebung wird vermieden, wenn man Frierzeiten zwischen 30 und 60 sec. wählt und die Sondenkopftemperatur nicht tiefer als −100° einstellt. Gut entfernen lassen sich auch die häufigen pendelnden Fibrome bzw. Papillome im Bereich des Isthmus faucium. Von den Hämangiomen der Haut sind diejenigen der kryochirurgischen Therapie zugänglich, die keine große Tiefenausdehnung haben. Die geringe Narbenbildung nach Kryochirurgie kann diese Methode bei Sitz des Angioms an kosmetisch auffälligen Stellen der operativen Behandlung überlegen machen. *Planer* [25] behandelte 100 Hämangiompatienten, *Wulf* mit *Memmesheimer* [29] sogar 367 erfolgreich kryochirurgisch.

Präkanzerosen können ebenfalls kryochirurgisch angegangen werden, doch sollte in jedem Falle vorher eine Probeexzision zum Zwecke der histologischen Untersuchung gemacht werden. Besonders sehr großflächige Leukoplakien der Mundhöhle, deren Entfernung chirurgisch nur mit plastischer Deckung möglich wäre, eignen sich für die Alternative Kältebehandlung [11, 26]. Unerläßlich ist hier die sorgfältige postoperative Beobachtung.

Bei *malignen Tumoren* kann ich mich dem Optimismus einiger amerikanischer Autoren [5, 18] vorerst nicht anschließen. Es soll nicht abgestritten werden, daß oberflächliche Karzinome durch Kryotherapie allein geheilt werden können – wir sahen das kürzlich selbst bei einem Zungen-Ca –, doch glaube ich es noch nicht verantworten zu können, die Kryochirurgie an die Stelle von Operation und Bestrahlung zu setzen, und habe die Methode an malignen Tumoren als alleinige Behandlung bisher nur rein palliativ bei inkurablen Rezidiven bzw. Resttumoren angewendet. Die Behandlung bringt zumindest Schmerzlinderung und Aufschub. Wir behandelten drei alte Leute mit inoperablen Mundhöhlenkarzinomen, bei denen sich das Geschwulstwachstum durch wiederholte Kältebehandlung über 6 bis 12 Monate stationär halten ließ. Eine „Gewöhnung" des Tumors an die Vereisung mit später vermindertem Effekt habe ich noch nicht gesehen, allerdings in solchen Fällen auch noch keine Heilung verbuchen können. Siehe jedoch [6, 14].

Kryochirurgie bei Malignomen nur palliativ

Bei einem unserer Fälle, einem 80jährigen Mann mit inoperablem Mundhöhlen-
karzinom und Beteiligung des Unterkiefers war wegen der Aetas und des schlechten
Allgemeinzustandes lediglich eine palliative Kryotherapie begonnen worden. Nach
6 Behandlungen in Abständen von 2–4 Wochen war der Tumor klinisch verschwunden und der Allgemeinzustand des Patienten so gut geworden, daß wir uns zur
Gammatronbestrahlung entschließen konnten.

Ein Fortschritt ist die Kryochirurgie auch als *Adjuvans* im Rahmen der Operation ausgedehnter metastasierender Malignome im Kopf-Halsbereich. Sie kann
dort noch helfen, Tumorreste auszurotten, wo die Fortsetzung des chirurgischen Eingriffs zu riskant wird, so bei Metastasen mit Einwachsen in die
Wand der Carotiden. Wir haben bisher 6 solcher Patienten behandelt, ohne
daß es zu einem Zwischenfall kam [16]. Auch bei Mundbodentumoren mit
Unterkieferbefall ist die Kryochirurgie – zwecks Vermeidung der Unter-
kieferresektion – eingesetzt worden [7].

*Tumorreste
an der A. carotis*

Nennenswerte *Komplikationen* nach Kryochirurgie sind selten, entsprechend
dem besonderen pathobiologischen Verhalten des Gewebes nach der Behandlung. In neueren Arbeiten von *Gage* [7] sowie *Hoki* [13] sind beschrieben:
a. Schmerzen während der Auftauphase (wie oben erwähnt);
b. bei Behandlung von Mundbodenmalignomen Blutungen etwa 7 bis 10 Tage
nach dem Eingriff, in der Regel aus der A. lingualis. Wir haben selbst auch
eine solche Blutung beobachtet. Man muß sich darüber im klaren sein, daß
derartige Blutungen nicht spezifisch für die Kryotherapie sind, sondern sich
bei tiefen Tumorkratern genauso während einer Strahlentherapie oder zyto-
statischen Behandlung ergeben können;
c. postoperativer Temperaturanstieg, nach ausgedehnten Vereisungen u. U.
bis 40°;
d. Kieferklemme nach Einfrieren retromolarer Tumoren.
e. Hinzu kommt besonders bei endoskopischen Eingriffen am Kehlkopf noch
das bereits erwähnte Larynxödem, das bei Kindern zur Tracheotomie zwingen
kann.

*Komplikationen
der Kryotherapie
sind recht selten*

Literatur:

[1] *Baerthold, W.* und *R. Steinert:*
    Arch. klin. exp. Ohr-, Nas.- u. Kehlk.heilk. *200,* 74 (1971)
[2] *Bagnariol, V.* e *G. Cavallazzi:*
    Arch. ital. Otol. *79,* 944 (1968)
[3] *Berendes, J.:*
    Mschr. Ohrenheilk. *104,* 71 [1970]
[4] *Bluestone, C. D.:*
    Trans. Amer. Acad. Ophthal. Otolaryng. *69,* 310 (1965)
[5] *Cahan, W. G.:*
    Cryosurgery: The Management of Massive Recurrent Cancer. In Cryogenics in
    Surgery, ed. by von Leden/Cahan. Huber, Heidelberg/Wien 1971

[6] *Chandler, J. R.:*
Arch. Otolaryng. (Chicago) *97*, 319 (1973)
[7] *Gage, A. A.:*
Internat. Congr. Cryosurg, Vienna 1972. Verlag Wien. Med. Akad. 1972
[8] *Ganz, H.:*
HNO (Berl.) *20*, 191 (1972)
[9] *Ganz, H.:*
Schlußwort zu Klein, Braess und Ganz. Arch. klin. exper. Ohr-, Nas.- u. Kehlk.-
heilk. *205*, 311 (1973)
[10] *Ganz, H., H. Klein* und *J. Fülling:*
Z. Laryng. Rhinol. *54*, 328 (1975)
[11] *Hausamen, J.-E.:*
Dtsch. zahnärztl. Z. *28*, 1032 (1973)
[12] *Hicks, J. N.:*
Laryngoscope (St. Louis) *81*, 1881 (1971)
[13] *Hoki, A.:*
Internat. Congr. Cryosurgery, Vienna 1972. Verlag Wien. Med. Akad. 1972
[14] *Holden, H. B.* a. *P. McKelvie:*
Brit. J. Surg. *59*, 709 (1972)
[15] *House, W. F.:*
Cryo Otic Perotic Shunt for Menière's Disease. Chapter XIII in Cryosurgery.
Ed. by Rand/Rinfret/von Leden. Thomas, Springfield/Ill. 1968
[16] *Klein, H., P. Braess* und *H. Ganz:*
Arch. klin. exp. Ohr-, Nas.- u. Kehlk.heilk. *205*, 307 (1973)
[17] *von Leden, H.:*
Cryosurgery: the Cool Approach to Head and Neck Surgery. Scientific Exhibit.
Amer. Acad. Ophthalm. Otolaryngol. Chicago Oct. 27 – Nov. 1, 1968
[18] *von Leden, H.:*
Arch. klin. exper. Ohr-, Nas.- u. Kehlk.heilk. *205*, 84 (1973)
[19] *Lenz, H.:*
Arch. klin. exper. Ohr-, Nas.- u. Kehlk.heilk. *196*, 438 (1970)
[20] *Lenz, H.:*
Arch. klin. exper. Ohr-, Nas.- u. Kehlk.heilk. *199*, 523 (1971)
[21] *Lutzeyer, W., S. Lymberopoulos, R. Rautenbach* and *U. Werner:*
Internat. Congr. Cryosurg. Vienna 1972. Verlag Wien. Med. Akademie 1972
[22] *Miehlke, A.* und *B. Kottwitz:*
Disk. Bem. zu *Mootz* und *Falk.* Arch. klin. exper. Ohr-, Nas.- u. Kehlk.heilk.
205, 327 (1973)
[23] *Miller, D.:*
Ann. Otol. (St. Louis) *82*, 656 (1973)
[24] *Odehnal, F., E. Červena* u. *J. Kučera:*
Unsere Erfahrungen mit der Tonsillen-Kryochirurgie (Schlußwort). Congressus
Otolaryngologicus Bohemoslovacus Pragae 19.–21. VI. 1973
[25] *Planer, F.:*
Kinderärztl. Praxis *26*, 66 (1958)
[26] *Sako, K.:*
Zit. nach Ärztl. Praxis *25*, Nr. 51, 1 (1973)
[27] *Stucke, K.:*
Internat. Congr. Kryosurg. Vienna 1972. Verlag Wien. Med. Akad. 1972

[28] *Weiche, H.-J.:*
     Z. Laryng. Rhinol. *51*, 408 (1972)
[29] *Wulf, K.* und *A. R. Memmesheimer:*
     Hautarzt *17*, 472 (1966)

Geschmacksstörungen

Von *H. Schaupp*

1. Untersuchungsmethoden und Definition

Unter Geschmack im wissenschaftlichen Sinn verstehen wir die Wahrnehmung der vier Grundgeschmäcke Süß, Salzig, Sauer, Bitter und ihrer Mischungen. Der adäquate Reiz für die Geschmacksinneszellen sind wasserlösliche chemische Substanzen. Sowohl in organischen als auch anorganischen Stoffklassen trifft man Substanzen aller vier Geschmacksqualitäten. Die vier Qualitäten können prinzipiell überall wahrgenommen werden, wo Geschmacksinneszellen vorhanden sind, d. h. auf der Zunge, wesentlich spärlicher am Gaumen, im Pharynx, an der Epiglottis und an den Aryhöckern. Funktionell, aber auch für die Geschmacksuntersuchung spielen die Geschmacksknospen in den Zungenpapillen die entscheidende Rolle. In der Praxis wird die Geschmacksfunktion mit zwei verschiedenen Methoden als Schwellenmessung getestet:

Elektrogustometrie nach *Krarup:* Sie beruht auf dem Phänomen des „elektrischen Geschmacks", einer sauer-salzigen, metallischen Empfindung, die wahrscheinlich durch Speichelelektrolyse, zum Teil aber auch durch direkte Wirkung an den sensorischen Endorganen der Nerven beim Durchfluß von Gleichstrom auf der Zunge entsteht. Die Methode ist damit eine überwiegend indirekt adäquate Prüfung. Sie ist einfach anzuwenden, zeitlich und apparativ nicht aufwendig und erlaubt im Gegensatz zu chemischen Methoden genaue quantitative und topographische Aussagen über das Geschmacksvermögen einzelner Innervationsgebiete (Chorda tympani: vordere zwei Drittel der Zunge; Nervus glossopharyngicus: hinteres Zungendrittel). *(Elektrogustometrie)*

Das Elgustometer besteht in seinem wesentlichen Teil aus einem Gleichrichter, von dem bei 100 V mit Hilfe eines Drehwiderstandes verschieden starke Gleichströme zwischen 3 und 300 µA abgegriffen werden können. Die negative indifferente großflächige Elektrode wird an den Unterarm gelegt, die knopfförmige differente Edelstahlelektrode (∅ 4 mm) mittels eines Schalt-Handgriffes an das zu prüfende Zungenareal. Der Bereich zwischen 3 und 300 µA ist von *Krarup* in 37 logarithmische Einheiten, sog. EGU (Electric Gust Units) eingeteilt worden. Ein EGU ist die subjektive Intensität der Geschmacksempfindung bei einem Gleichstromreiz von 5 µA. Reizorte sind die Impressio canini beidseits (Chorda tympani) und das Zungenareal beidseits hinter der Linea terminalis (Nervus glossopharyngicus). Die normalen elgustometrischen Schwellenwerte zeigen eine deutliche Altersabhängigkeit und liegen bei 4–12 EGU im vorderen und 10–18 EGU im hinteren Zungenbereich. Als oberer Grenzwert sind 34–37 EGU anzusehen. Bei Werten über 37 EGU werden überwiegend sensible Elemente angesprochen (Bereich der Ageusie). *(Apparatur für Elgustometrie)*

Die Elgustometrie erlaubt keine Aussage zur Schwelle der einzelnen Qualitäten. Deshalb werden die vier Grundgeschmäcke in besonderen Fällen, z. B.

Prüfung einzelner
Geschmacks-
qualitäten Parageusie, mit wäßrigen Verdünnungsreihen der vier Substanzen Glukose, Kochsalz, Zitronensäure und Chinin mit Watteträgern oder kleinen Pinseln auf die Zunge gebracht. Man erreicht damit neben einer qualitativen auch eine halbquantitative und grob-topische Diagnose.

Definition der Geschmackstörungen:

Systematik der
Geschmack-
störungen Wir unterscheiden folgende Formen der Geschmackstörungen:
1. Hypogeusie: Quantitative Störung des Geschmacks. Schwellen entweder gleichmäßig erhöht (Typ: Presbygeusie) oder dissoziiert, d. h. ungleichmäßig erhöht (Typ: Strahlenhypogeusie).
2. Ageusie: Ausfall des Geschmacksvermögens entweder umschrieben (Typ: Chorda-tympani-Läsion) oder total (Typ: exogen-toxische Schädigung) oder aber für eine Stoffklasse (Typ: „Geschmacksblindheit" für Phenylthiocarbamid, PTC).
3. Parageusie: Fehlschmecken, Verschiebung des Geschmacksmusters meist mit unangenehmer Charakteristik (Typ: Grippe-Parageusie).
4. Kakgeusie: Permanenter Mißgeschmack einer Geschmacksqualität meist unangenehmer Charakteristik (Typ: Bitter- oder Süßempfindung bei Zerebralsklerose).
5. Geschmackshalluzinationen und Geschmackshalluzinosen: Gustative Mißempfindungen meist unangenehmen Charakters (z. B. bei Temporallappentumoren, Psychosen usw.).

2. Klinik der Geschmacksstörungen

a) Angeborene und erbliche Störungen:

Angeborene
Störungen Angeborene und erbliche Störungen des Geschmacks sind als Forschungsgegenstand der Genetik besonders wegen ihres Erbganges innerhalb einzelner Sippen interessant, spielen aber klinisch bis heute eine untergeordnete Rolle.
Die schwerste angeborene Geschmackstörung ist Teilsymptom der *familiären Dysautonomie*, einer seltenen Fehlbildung des Nervensystems, der Haut und Schleimhaut mit relativer Unempfindlichkeit gegenüber Temperatur- und Schmerzreizen, fehlender Tränensekretion sowie Dysplasie der Geschmackspapillen, Aplasie der Geschmacksknospen und Fehlen des Sulcus terminalis. Die Geschmackschwellen gegenüber den 4 Grundqualitäten sind bei allen Merkmalsträgern extrem erhöht. Nach Gabe von Metacholin sollen sich u. a. auch die Geschmackstörungen bessern.
Neben dieser allgemeinen Geschmackstörung gibt es als Analogon zur Rot-Grün-Blindheit auch isolierte Ausfallserscheinungen. Am meisten Interesse hat Geschmacks-
blindheit bisher die „Geschmacksblindheit" gegenüber PTC (Phenylthiocarbamid) gefunden, die einen rezessiven homozygoten Erbgang besitzt. Streng genommen handelt es sich um eine extrem hohe sensorische Schwelle eines Teiles der Bevölkerung für Substanzen mit der $>C=S$-Gruppe und vieler ihrer Abkömmlinge. Der

Anteil von „Schmeckern" innerhalb einer Population hängt stark von ethnischen Faktoren ab und schwankt zwischen 60 und 97 %. *Kalmus* [13] (1971) nimmt an, daß der Unterschied zwischen Schmeckern und Nichtschmeckern auf dem Vorhandensein eines bestimmten Proteins auf der Rezeptoroberfläche der Geschmacksinneszelle beruht. Klinisch bestehen Beziehungen zwischen der PTC-Geschmacksblindheit und der kongenitalen Athyreose, dem Knotenkropf, dem Mongolismus und der Entstehung der Duodenalulzera. Andere angeborene partielle Ageusien sind z. B. die Geschmacksblindheit gegenüber der süßen oder der bitteren Form des Kreatinins.

b) Geschmackstörungen bei endokrinen Krankheiten

Zum Symptomenbild einiger endokrinologischer Krankheitsbilder gehören auch Änderungen der Geschmackschwellen. Weil sie aber nur selten so hochgradig sind, daß sie vom Patienten als störend empfunden werden, sind sie für die Klinik auch nur in Einzelfällen von Bedeutung.

Die erste Mitteilung über Geschmackstörungen bei einer endokrinen Erkrankung (Diabetes mellitus) liegt nahezu 120 Jahre zurück. Seither haben zahlreiche Autoren mit verschiedenen Untersuchungsmethoden eine allgemeine Hypogeusie beim Diabetes gefunden. *Chochinov* [6] (1971), der 53 Diabetiker vom juvenilen Typ untersucht hat, sah schon 2 Jahre nach Manifestation des Diabetes neben einer Anhebung der elgustometrischen Schwellen auch ein Nachlassen anderer Sinnesleistungen und betrachtet die Störungen der verschiedenen Sinnesfunktionen als ein generalisiertes Symptom. Bei eigenen elgustometrischen Untersuchungen (*Schaupp* und *Seilz* [24], 1969) konnte an einem relativ großen Krankengut (227 Diabetiker) gezeigt werden, daß die Geschmackschwellen im Vergleich zur Norm gleichaltriger gesunder Personen bei Blutzuckerwerten über 180 mg % signifikant erhöht sind. Die Normabweichung wird mit steigendem Blutzuckerspiegel immer deutlicher.

Diabetes mellitus und Geschmack

Auch Erkrankungen der Nebennierenrinde und der Hypophyse werden nicht selten von Veränderungen der Geschmackschwellen begleitet. Die Resultate der einzelnen Untersucher sind z. T. aber widersprüchlich, so daß zunächst wohl nur als gesichert gelten kann, daß bei Patienten mit einer Unterfunktion des Hypophysenvorderlappens das Geschmacksvermögen insgesamt herabgesetzt ist, daß aber bei Nebennierenrindeninsuffizienz (Morbus Addison) eine Senkung der Geschmackschwelle (Hypergeusie) für alle Testsubstanzen vorliegt. Nach ausreichender Substitution kehren die Geschmackschwellen jeweils wieder zur Norm zurück. Die bisher bekannten Fakten reichen noch nicht aus, ein klares Bild vom Einfluß des Endokriniums und seiner Störungen auf das Geschmackssystem zu erhalten.

c) Erworbene Störungen am peripheren Geschmacksfeld

I. Schleimhautatrophie

Mit ansteigendem Lebensalter nimmt das Geschmacksvermögen allmählich unmerklich ab. Dieses Altersdekrement ist von mehreren Autoren mit den unter-

Schleimhaut-
atrophie

schiedlichsten Prüfmethoden nachgewiesen worden und dürfte als gesichert
gelten. Es beruht auf einer Atrophie und numerischen Abnahme der Geschmacksrezeptoren im Rahmen der allgemeinen Schleimhautatrophie. *Kranz*
und Mitarbeiter [17] (1968) haben gezeigt, daß die Geschmacksknospen mit
zunehmendem Alter statistisch gesichert abnehmen und die Geschmackszellen
sich als Zeichen einer Schädigung hydropisch umwandeln. Eine typische Al-

Alters-
veränderungen

tersveränderung fanden sie in der subepithelialen Fibrosierung und Atrophie
des Epithels. Nach *Arey* [1] (1942) nimmt die Zahl der Geschmacksknospen
in den Papillae circumvallatae von 245 bei Säuglingen auf 208 bei Erwachsenen und 88 bei Greisen ab.

Im Gegensatz zur langsamen altersbedingten Schleimhautinvolution ruft die
schneller fortschreitende Atrophie des Zungenepithels zum Beispiel als Begleit-
symptom achylischer Magenerkrankungen oder Vitamin-A-Mangel subjektive
Geschmackstörungen unterschiedlicher Stärke, bisweilen mit hochgradiger
Hypogeusie und Parageusie, hervor. Kranke mit *Hunter*'scher Glossitis leiden unter einer Herabsetzung der Geschmacksempfindlichkeit für sauer, sal-

fleckige Atrophie

zig, süß und geringer auch für bitter. Außer den homogenen Formen der
Atrophie gibt es auch die mehr fleckartige, und jede dieser Atrophieformen
ruft einen anderen Typ von Geschmackstörungen hervor, die sich mit der Elgustometrie exakt erfassen lassen. So finden wir in den Fällen mit homogener
Atrophie eine gleichmäßig verteilte Herabsetzung des Geschmacksvermögens,
bei fleckförmiger aber meist schneller fortschreitender Atrophie zeigen die verschiedenen Zungenareale entsprechend dem Grad der Veränderung einen par-
tiellen oder völligen Verlust des Geschmacksempfindens. Zwischen atrophischen, geschmacklich toten Arealen findet man in diesen Fällen Inseln mit er-
haltenem Geschmacksvermögen. Manchmal trifft man außer der quantitativen
auch eine qualitative Störung vom dissoziierten Typ: neben völligem Verlust
einer Geschmacksqualität in einem bestimmten Zungenareal wird im benachbarten eine partielle Reduzierung oder auch ein völlig normales Geschmacksvermögen gefunden.

Beläge und
Verhornung

Auch pathologische Beläge oder krankhafte Verhornungen der Zunge, wie sie
bei Erkrankungen des Intestinaltraktes beobachtet werden, rufen Geschmackstörungen, oft begleitet von Zungenbrennen, hervor.

II. Geschmackstörungen durch Infektionen

Bakterielle und Virusinfektionen können langdauernde Störungen der Geschmacksempfindung hinterlassen, die zum Teil als allgemeine Hypogeusie,
zum Teil als dissoziierte Schwellenanhebung für einzelne Qualitäten imponieren.

Virusinfektionen

Nach folgenden Viruskrankheiten sind (der Häufigkeit nach geordnet) Geschmacksstörungen beobachtet worden:

Virusgrippe
Dengue-Fieber
Mumps

Gemessen an der großen Zahl von *Grippe*erkrankungen sind isolierte Ge- Grippe-
schmacksstörungen sicher seltene Komplikationen. Wir konnten in 8 Jahren Hypogeusie
nur 4mal eine isolierte Grippe-Hypogeusie beobachten. Die Geschmacksstörung – meist handelt es sich um eine Hypo- und Dysgeusie – setzt schon während der Grippe ein und hält einige Wochen bis Monate bei langsamer Rückbildung an. Sofern keine Ageusie eintritt, äußert sich die Störung in einer
quantitativen Herabsetzung des Geschmacksvermögens mit qualitativer Verzerrung des Geschmacksmusters. Es resultiert ein fader, laugiger, mitunter
bitterer Geschmack, der sich nur für kurze Zeit, zum Beispiel durch Süßspei-
sen, „übertönen" läßt. Das Riechvermögen, also etwa die Wahrnehmung von
Speiseduft, ist bei der isolierten Grippe-Hypogeusie voll erhalten. Häufiger
als die isolierte Geschmacksstörung treffen wir bei der Virusgrippe eine kom- Kombinierte
binierte Störung von Geschmack und Geruch. Dabei bedeutet die Riechstörung Geschmacks-
für den Patienten die wesentlich stärkere Beeinträchtigung und ist auch prog- Geruchsstörung
nostisch ungünstiger, da sie bei anfänglich nur geringer Rückbildungstendenz
oft viele Monate bis Jahre bestehen bleibt, während die Geschmackstörung
schon nach 8–10 Wochen praktisch verschwunden ist.
Außer den Alterationen durch Grippe sind Ageusien durch *Mumps* und dissoziierte Geschmackstörungen beim *Dengue-Fieber* beobachtet worden. So fand
Elek [8] unter 154 Soldaten mit Dengue-Fieber in 86 % eine vorübergehende
Störung des Geschmacks, der die Qualitäten bitter und sauer am stärksten
betroffen hatte.
Der *Ort der virugenen Geschmackschädigung* ist noch nicht genau bekannt.
Man kann als sicher annehmen, daß es sich nicht um eine isolierte Neuritis
einzelner Nerven handelt, weil das gesamte Geschmacksfeld gleichmäßig gestört zu sein pflegt. Auch eine Schädigung des sensorischen Endapparates allein,
der Geschmacksknospen also, ist wenig wahrscheinlich, da Fälle beobachtet
worden sind, bei denen die Geschmackstörung über viele Monate angehalten
hat. Hätte es sich bei diesen Patienten um einen Untergang der Geschmacksknospen gehandelt, wäre die Geschmacksfunktion nach 4–6 Wochen entsprechend dem transitorischen Charakter dieses Wechselgewebes wieder zurück-
gekehrt. Für eine zumindest partielle zentrale Schädigung spricht auch die
Kombination von Geschmackstörungen mit vegetativen Ausfallserscheinungen (Diabetes insipidus, Pupillenstarre), die bei Mumpserkrankungen beobachtet worden sind.

Geschmackstörungen durch bakterielle Infektionen
Bakterielle Infektionen spielen bei der Entstehung von Geschmackstörungen Geschmacks-
eine geringere Rolle als die erwähnten Virusinfektionen. Bei spezifischen In- schädigung durch
fektionen sind Geschmackschäden bisher nur nach Tuberkulose, Diphtherie bakterielle Infek-
und Fleckfieber beschrieben worden. Unspezifische Infektionen z. B. eitrige tionen seltener

Nasennebenhöhlenentzündungen rufen mitunter Geschmackstörungen in
Form einer transitorischen Parageusie hervor. In einem eigenen Fall war ein
starker Salzgeschmack ohne meßbare Geschmackschwellenänderung wahrgenommen worden, der nach Ausheilen der eitrigen Sinusitis rasch verschwand.
Ozäna   Auch bei der fortgeschrittenen Ozäna werden etwa in 25 % der Fälle quantitative Geschmackstörungen beobachtet (*Rauh* und *Mros* [22], 1966).

III. Exogene chemische Noxen

Das Geschmacksorgan ist einer Reihe toxischer chemischer Substanzen ausgesetzt, die entweder durch Inhalation als Gas oder Staub, durch lokale Wirkung als feste oder gelöste Substanzen in der Mundhöhle oder in Form von
enteral oder parenteral zugeführten Medikamenten einwirken. Zahlreich sind
die Schädigungsmöglichkeiten an verschiedenen industriellen Arbeitsplätzen
trotz ständiger Überwachung der maximal zulässigen Mengen von Inhalationsnoxen in der Atemluft (MAK-Werte) und ständiger toxikologischer
Überprüfung von Gebrauchsgegenständen. Meist handelt es sich um Geschmackschäden durch chronische Einwirkung verschiedener chemischer Noxen. Die Latenzzeiten sind abhängig von Art und Dauer der Exposition, von
den chemischen Eigenschaften der Substanz und schließlich von der individuellen Disposition.
Die folgende Aufstellung gibt eine Übersicht der heute bekannten *Inhalationsnoxen* für das Geschmacksorgan:

Inhalationsnoxen | *Substanz* | *Autor* |
|---|---|
| Tetrachloräthan | *Moeschlin* [20], 1956 |
| Tabakrauch | *Kaplan, Glanville und Fischer* [14], 1965 |
| | *Manzella* und *Ferrara*, 1967 |
| Hydrazin | |
| Benzin und Benzol | *Rossberg, Schaupp* und |
| Anilin und seine Derivate | *Schmidt* [23], 1966 |
| Spritzlacke und ihre Lösungsmittel | |
| Chromsalze | *Schaupp*, 1969 (Gutachten) |
| Kohlenmonoxyd (CO) | *Schaupp*, 1969 (Gutachten) |

Die Geschmackschäden durch chemische Inhalationsnoxen am Arbeitsplatz
können als ein Analogen zur Schwerhörigkeit der Lärmarbeiter angesehen
werden.

Geschmackstörungen durch Mundpflegemittel
Bei klinisch manifesten Geschmackstörungen sollten auch Mundpflegemittel
als mögliche Noxen in Betracht gezogen werden, wenn andere Ursachen ausgeschlossen werden konnten. Eigene Beobachtungen, daß gewisse Zahnpasten

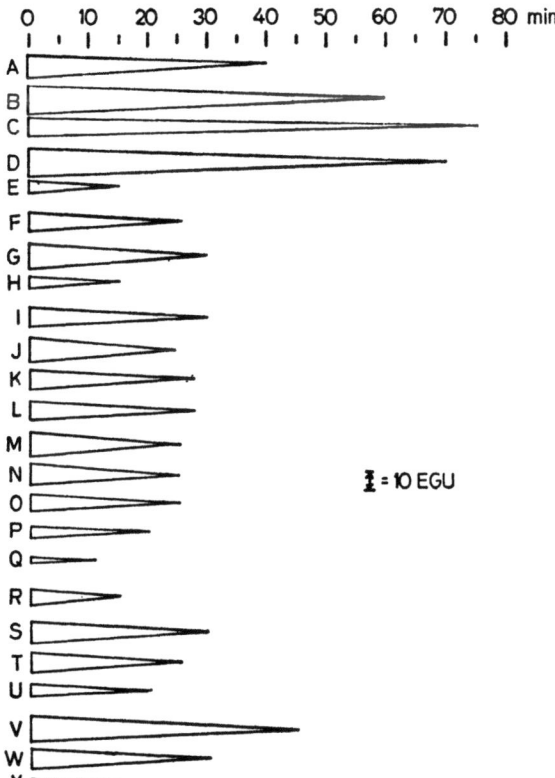

Abb. 1: Geschmacklich-sensorische Wirkung von 24 verschiedenen handelsüblichen Zahnpasten (A–X). Die Länge der „Pfeile" gibt die Dauer, ihre Höhe das Ausmaß der Geschmackstörung in EGU an. (Aus: von *Heesen* und *Schaupp* [12] 1970.)

regelmäßig kurzdauernde reversible Störungen hervorrufen, in seltenen Fällen bei fortgesetzter Anwendung auch länger anhaltende Schäden zur Folge haben können, haben uns zu einer eingehenden Untersuchung dieses Fragenkomplexes veranlaßt. Insgesamt wurden 29 handelsübliche Mundpflegemittel (24 Zahnpasten, 5 Mundwässer) und ihre Bestandteile auf eine sensorische Wirkung hin untersucht.

Zahnpasten und Mundwässer als Geschmacksschädiger

Ergebnisse:
1. Alle 24 Zahnpasten, in der Abbildung chiffriert aufgeführt, bewirkten bei üblicher Anwendung eine meßbare Herabsetzung des Geschmacksvermögens. Bei 18 Pasten klang die sensorische Wirkung nach 30 Minuten, bei 3 weiteren nach 45 Minuten ab; bei 3 Pasten war sie aber auffallend stark und hielt bei Paste „C" bis 45 Minuten an.

2. Innerhalb gewisser Grenzen besteht bei den einzelnen Pasten ein direkter Zusammenhang zwischen Einwirkungsdauer und Wirkmenge einerseits und Geschmackstörung andererseits.

3. Die qualitative Prüfung zeigte, daß die Empfindung bitter am stärksten, sauer am wenigsten beeinflußt wird. (bitter > süß > salzig > sauer). Die Bitterempfindung ist bis 120 Min. nach Anwendung mancher Pasten noch meßbar herabgesetzt. Diese Verschiebung und Verzerrung des Geschmacksmusters dürfte die Ursache für den von *Barrie* [2] (1961) beschriebenen "orange juice effect", d. h. Parageusie bei Zitrusfruchtgenuß nach Anwendung von Zahnpasten sein.

Orange juice effect durch Zahnpasta

4. Als eigentlich schädigendes Agens haben sich bei der weiteren Analyse die in den Pasten enthaltenen Tenside (Schaum- und Reinigungsstoffe) erwiesen; unter ihnen fiel das *Natriumlaurylsulfat* als besonders geschmacksaktive Substanz auf. In hochgereinigter Form hat die Substanz bei gleicher Konzentration eine wesentlich geringere und kürzere Wirkung auf die Geschmacksrezeptoren als in ungereinigter, die größere Reste von unsulfriert gebliebenem Laurylalkohol und anderer chemischer Unreinheiten enthält.

Na-laurylsulfat

Auch die übrigen geprüften Tenside zeigten eine sensorische Wirkung. Sie war aber wesentlich schwächer als die des Natriumlaurylsulfats. Interessant war auch der Befund, daß zwischen dem oberflächenaktiven Natriumlaurylsulfat und Pfefferminzöl, das ebenfalls in Zahnpasten enthalten ist, hinsichtlich der sensorischen Wirkung ein Additionseffekt auftritt.

Pfefferminzöl

5. Mundwässer, Adstringentien und die Mehrzahl der Geschmackskorrigentien zeigten in vorgeschriebener Verdünnung keine meßbare sensorische Wirkung.

Nach diesen Befunden wird man die schädlichen Wirkungen der Zahnpasten auf die Mundschleimhaut und die darin eingebetteten Geschmacksrezeptoren besonders aufmerksam beobachten müssen.

IV. Geschmacksirritationen durch Zahnersatz

Anders als bei den chemisch ausgelösten Geschmackstörungen durch Tenside der Zahnpasten handelt es sich bei den Geschmacksirritationen durch Zahnersatz, die viele Prothesenträger nach Eingliedern einer neuen Prothese empfinden, um einen rein mechanischen Effekt. Eine Reihe von Untersuchungen – die ersten bereits vor 90 Jahren – sowie eigene Messungen an 180 Patienten zeigen, daß weder von Kunststoff- noch von Metallprothesen ein nachweisbarer chemischer Einfluß auf das Geschmacksfeld ausgeht. Die mechanische Beeinflussung dürfte einmal darauf beruhen, daß der ungewohnte Mundfremdkörper sensible Reizempfindungen auslöst, die ihrerseits wieder die sensorische Wahrnehmung beeinflussen. Zum anderen dürften glattpolierte Oberkieferprothesenplatten, die einerseits die Geschmacksknospen am Gaumen abdecken und andererseits das Einmassieren des Speisebreis auf der Zungenoberfläche erschweren, zu einer gewissen Beeinträchtigung des Geschmacksvermögens führen.

Fremdkörperreiz durch Zahnprothesen

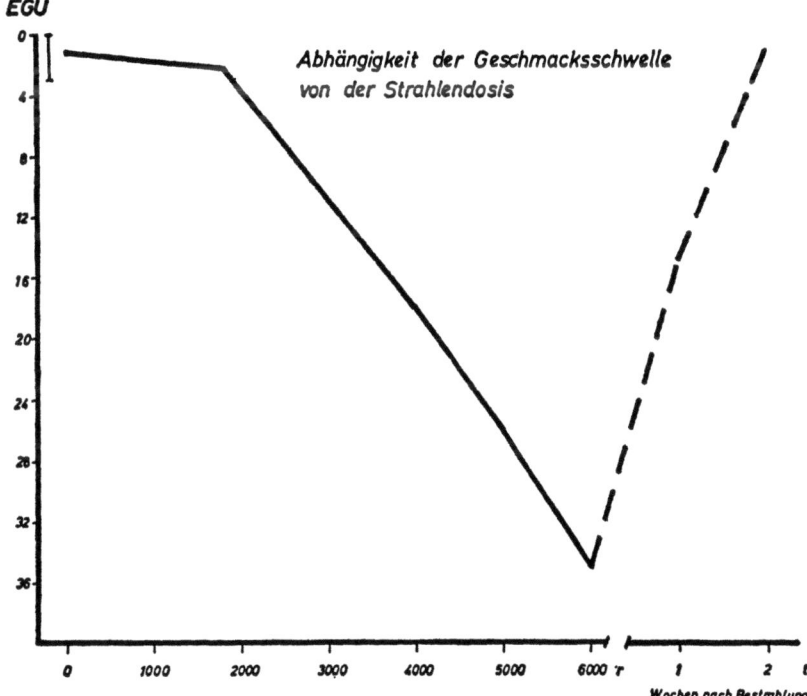

Abb. 2: Verlaufskurve der elgustometrischen Schwellen während und nach Röntgen-
bestrahlung im Mundbereich bei einem 45 Jahre alten Patienten (aus: *Schaupp* et al.
[25], 1972).

V. Radiogene Geschmackschäden

Ionisierende Strahlen, im Mundbereich in Tumordosen appliziert, rufen immer Geschmackschäden hervor, die nahezu gesetzmäßig ablaufen. Sie erreichen
während der Bestrahlung einen Höhepunkt und bilden sich nach Abschluß
der Behandlung weitgehend zurück. Der Charakter der Störung wechselt in
dieser Zeit ständig, als ob die Rezeptoren der einzelnen Qualitäten ungleich
strahlensensibel wären.

Die ersten Schäden treten bei der heute üblichen fraktionierten Bestrahlungs-
weise nach 2000 rad auf und nehmen dann bis zum Ende der Bestrahlung
ständig zu. Nach 6000 rad ist die Schädigung so groß, daß sie in vielen Fällen
schon einem Ausfall gleichkommt.

Nach Abschluß der Bestrahlung erholt sich die Geschmacksfunktion wieder
und kehrt innerhalb von 60–100 Tagen wieder zum Ausgangswert zurück.

Die vier Geschmacksqualitäten reagieren verschieden stark und schnell auf die
Schädigung. Am raschesten wird die Qualität süß, dann salzig, später und

*Strahlenschäden
sind reversibel*

geringer bitter beeinträchtigt. Auf dem Höhepunkt des Strahlenschadens wird der Schaden so stark, daß manche Patienten selbst konzentrierten Lösungen von Glukose, Salz oder Chinin nicht mehr erkennen. Etwas resistenter scheint die Qualität sauer zu sein, obwohl bei der Säureempfindung die Patienten oft Mühe haben, den sensiblen Säurereiz auf das entzündete und sehr schmerzempfindliche Epithel von einem sensorischen Reiz zu unterscheiden.

Wir haben es also beim Strahlenschaden des Geschmacksorgans mit einer Hypo- und Dysgeusie, also einer quantitativen und qualitativen Störung zu tun, die ihre Erklärung in verschiedenen entwicklungsphysiologischen Daten findet:

Die stetige Mauserung des Zungenepithels bringt einen raschen Wechsel der Geschmackspapillen und der Geschmacksknospen mit sich. In den Geschmacksknospen spielt sich auf Zellniveau ein analoger Vorgang ab. Die Geschmackssinneszellen mit einer durchschnittlichen Lebensdauer von 9–10 Tagen wandern langsam vom Rand der Knospen unter gleichseitigem Zuwachsen neuer peripherer Zellen zum Zentrum hin, so daß in einer Knospe jeweils Sinneszellen verschiedenen Alters und Spezialisierungsgrades liegen, die jüngeren peripher, die älteren zentral, die nach *Beidler* [3] unterschiedliche Geschmacksqualitäten perzipieren sollen. Ionisierende Strahlen verhindern aber das Nachwachsen junger Zellen, die älteren und deren Erregbarkeitsmuster überwiegen mehr und mehr. So wird eine Geschmacksqualität nach der anderen abgeschwächt, bis schließlich im Stadium der hochgradigen Hypogeusie und Parageusie kaum noch funktionsfähige Sinneszellen übrigbleiben. Die beschriebenen Veränderungen an den Geschmacksknospen sind bereits mit dem Lichtmikroskop zu erkennen, wie eigene Untersuchungen gezeigt haben.

Die Mauserung der Sinneszellen

wird durch Bestrahlung gehemmt

VI. Medikamentös bedingte Geschmackstörungen

Bei der protrahierten Anwendung folgender Medikamente sind bisher Geschmackstörungen beobachtet worden:

Acetylsalicylsäure

Oxyphedrinhydrochlorid

Phenindion

Penicillamin

Cytostatica (Azathioprin).

Chronische Einnahme von Acetylsalicylsäure kann nach *Fischer* und *Griffin* [11] (1964) schwere Geschmackstörungen hervorrufen. In einem Fall von *v. Békésy* war die Schädigung so hochgradig, daß bei der Untersuchung nur noch vereinzelte funktionstüchtige Geschmackspapillen gefunden werden konnten (*v. Békésy*, 1966, mündliche Mitteilung). Bei zunehmender Anwendung der Substanz als Antithromboticum dürfte diese Nebenwirkung größere klinische Bedeutung erlangen.

Auch das als Coronartherapeutikum verwandte Oxyphedrinhydrochlorid (Ildamen ®) löst Geschmackstörungen aus, zunächst für süß, später auch für andere Qualitäten, wie *Rabe* (1970) bei 3 Patienten beobachten konnte. Wegen der Geschmackstörungen und der daraus resultierenden Appetitlosigkeit hatten seine Patienten erheblich an Gewicht abgenommen. Obwohl das Ge-

Medikamentöse Geschmackschädigung

Acetylosalicylsäure Ildamen

schmacksvermögen nach Absetzen des Medikamentes subjektiv wiederkehrt, soll die sensorische Funktion noch einige Wochen danach gustometrisch nur in einem schmalen Saum am Zungengrund festzustellen sein. Es wird vermutet, daß Ildamen die peripheren Geschmacksnerven angreift. Die herstellende Firma gibt die Häufigkeit von Geschmackstörungen mit 1/77000 verkaufte Packungen an.

Das Phenindion wird als Antithromboticum unter den Bezeichnungen Indon ® und Thrombasal ® vertrieben. Einzelheiten über Art und Häufigkeit der Störung sind bisher nicht bekannt.

Keiser, Henkin und Bartter [15] (1968) berichteten über Geschmacksverlust für salzig und süß sowie Geschmacksminderung für sauer und bitter bei 7 von 20 Patienten, die wegen Sklerodermie oder Cystinurie mit der immunsuppressiven Substanz D-Penicillamin behandelt worden sind. Erste Symptome sind ein metallischer Geschmack und das Bedürfnis, stärker zu salzen und zu süßen. 4–8 Wochen nach Absetzen des Medikaments kehrt die Geschmacksempfindlichkeit wieder zur Norm zurück. Es handelt sich bei den Veränderungen ursächlich wohl um eine Störung der Protein-Synthese durch Einbau des Penicillamins in die Enzyme der Proteinsynthese und andere funktionelle Proteine. | D-Penicillamin

Geschmackstörungen bei cytostatischer Behandlung eines Lupus erythematodes mit Azathioprin (Imurek ®) konnten wir bei einer 57jährigen Patientin etwa ein halbes Jahr nach Beginn der Behandlung beobachten. Zunächst war ein quälender Salzgeschmack aufgetreten, der sich ca. 5 Wochen später in einen permanenten, „widerlichen Bittergeschmack" wandelte. Schon 9 Tage, nachdem das Cytostaticum (wegen der Geschmackstörungen) abgesetzt war, besserten sich die Beschwerden soweit, daß nur noch für salzig und bitter eine Schwellenanhebung gemessen werden konnte. | Azathioprin

VII. Geschmackstörungen durch periphere Nervenläsionen

a) Chorda tympani

Schäden an der Chorda tympani sind aus anatomischen Gründen relativ häufig und deshalb von erhöhter klinischer Bedeutung. Chordaläsionen begleiten als Teilsymptome viele Facialisparesen, entzündliche oder tumoröse Mittelohrprozesse, sie treten aber auch iatrogen bei sanierenden und hörverbessernden (Otosklerose-) Operationen auf.

Die plötzliche Durchtrennung einer funktionstüchtigen Chorda wird nach *Bull* [5] (1965) in 80 % (!) der Fälle störend empfunden. Aufmerksame Patienten geben den Ausfall als pelziges, rauhes Gefühl auf der gustatorisch gelähmten Zungenseite, als Trockenheit des Mundes an und erkennen die Störung am veränderten Geschmack der Speisen (z. B. Tee, Früchte). Sie versuchen, den Defekt auszugleichen, indem sie auf der gesunden Seite kauen. Viele klagen anfangs auch über einen metallischen Geschmack, der zwar in den meisten Fällen nach 3–4 Monaten verschwindet, aber auch noch Jahre nach der Durchtrennung fortbestehen kann, in einem Fall von *Bull* [5] 21 Jahre nach Mastoidektomie. | Durchtrennung der Chorda tympani

bei Stapesplastik
macht in 30 % blei-
bende Störungen
Bei der Stapesoperation trifft der Operateur praktisch immer auf eine voll
funktionsfähige Chorda; wird sie durchtrennt, ist in rund 30 % der Fälle mit
bleibenden Beschwerden zu rechnen.

Eine *langsame* Zerstörung der Chorda tympani, z. B. durch Otitis media
chronica wird vom Patienten nicht bemerkt.

Wenn die Chorda z. B. bei chronischen Mittelohrentzündungen in ihrer Kontinuität zwar erhalten aber funktionell vorgeschädigt ist, hat die Durchtrennung während der Operation keine subjektiven Folgen.

Die sensorische Reserve des Geschmacksinns ist offenbar so groß, daß die
vikariierende Übernahme der Funktion durch intakt gebliebene Areale leicht
und stufenlos möglich ist. Untersuchungen von *Diamant* [7] (1967) beweisen
aber, daß der häufig beobachtete Ausgleich der Störungen nur subjektiver Natur ist. Eine Restitution des Geschmacks im zugehörigen Zungenabschnitt nach
Durchtrennung der Chorda tympani tritt nicht ein.

Keine Restitution nach Chordadurchtrennung

Nicht nur die Durchtrennung der Chorda tympani, auch die Überdehnung,
zum Beispiel bei der Stapes-Operation, kann lang anhaltende Parageusien
und Paraesthesien hervorrufen. Histologisch findet man im überdehnten Nerven vermehrt Bindegewebe als Restzustand der mechanischen Schädigung.

Überdehnung der intakten Chorda

Die *beidseitige* Durchtrennung der Chorda führt nach *Bull* [5] (1965) in 78 %
zu Dauerbeschwerden. Als bleibende Ausfallssymptome werden genannt:

1. Trockenheit des Mundes
2. Geschmackstörungen

Symptome der beidseitigen Chordaläsion

   a) generelle Geschmacksminderung
   b) Metallgeschmack
   c) charakteristischer Widerwillen gegen bestimmte Speisen
   d) Geschmackseindruck erst, wenn die Speisen den Zungengrund erreichen.

Die zahlreichen, nahezu einstimmigen Untersuchungsergebnisse machen deutlich:

1. Durchtrennung der Chorda tympani führt immer zum Geschmacksausfall

---

Verletzung des N. lingualis

* Zwei weitere iatrogene Schädigungen der Chordafasern sind offensichtlich wenig
bekannt. Sie seien an dieser Stelle als Anmerkung der Redaktion eingefügt:
1. die Schädigung des N. lingualis bei der Tonsillektomie. Durch tiefe Umstechungen
am unteren Tonsillenpol können anscheinend nicht nur, wie von *Schaupp* ausgeführt,
Äste des N. glossopharyngicus geschädigt werden. Wir sahen vielmehr zwei Patienten, bei denen sich die Geschmacksstörung elektrogustometrisch einwandfrei auf die
vorderen zwei Drittel der Zunge lokalisieren ließ, was einen doch recht zuverlässigen
Hinweis auf eine Chorda- bzw. Lingualisläsion bedeutete.
2. die versehentliche Durchschneidung des N. lingualis beim Versuch, weit hinten
sitzende Speichelsteine durch Schlitzung des Wharton'schen Ganges zu entfernen. Ich
habe auch hiervon zwei Fälle gesehen. Dabei sind die Gefühlsstörungen mit Zungen-
biß weit lästiger und langdauernder (über Monate!) als die begleitende Geschmacksstörung. Wegen der Möglichkeit eines solchen Mißgeschickes sollte man die Gang-
schlitzung zwecks Speichelsteinentfernung nur bei vorne in der Nähe der Papille
sitzenden Konkrementen ausführen, sonst aber immer die Drüse von außen operieren
(*H. Ganz*).

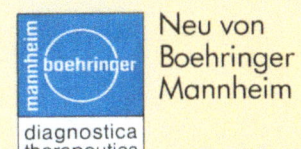
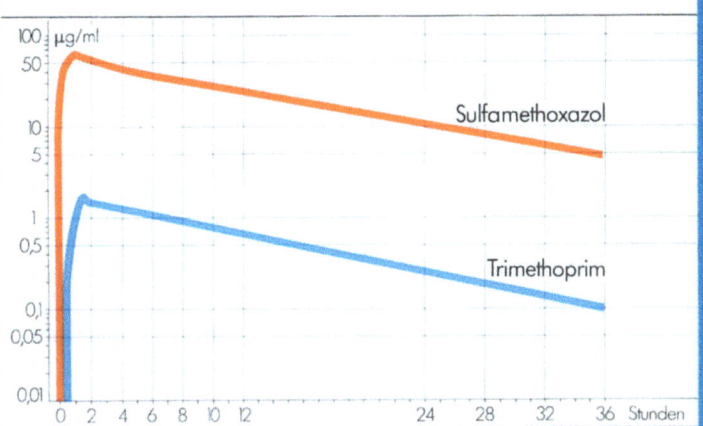

Bei bakteriellen Infekten

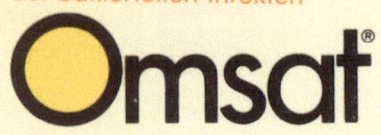

Omsat®

praxisorientiertes
Breitband-Chemotherapeutikum

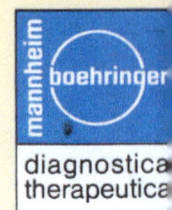

diagnostica
therapeutica

Kurzinformation zu Omsat

Zusammensetzung:

Omsat Tabletten
1 Tablette enthält:
 80 mg Trimethoprim
400 mg Sulfamethoxazol

Omsat Saft für Kinder
1 Meßlöffel (= 5 ml)
Saft für Kinder enthält:
 40 mg Trimethoprim
200 mg Sulfamethoxazol

Omsat Tabletten für Kinder
1 Tablette für Kinder enthält:
 20 mg Trimethoprim
100 mg Sulfamethoxazol

Für die Verordnung:

OP mit 20 Tabletten   17,20 DM
OP mit 50 Tabletten   38,40 DM
Klinikpackung mit 250 Tabletten

Saft für Kinder 100 ml   11,80 DM
Klinikpackung Saft für Kinder 5 × 100 ml

OP mit 20 Tabl. für Kinder 5,40 DM
OP mit 50 Tabl. für Kinder 12,80 DM
Klinikpackung mit 250 Tabletten für Kinder

Dosierung:

Erwachsene und Jugendliche

Die durchschnittliche Tagesdosis von
OMSAT beträgt   2 Tabletten morgens,
                2 Tabletten abends.

Die Einnahme sollte nach dem Essen mit
etwas Flüssigkeit erfolgen.

Kinder

Alter	Gewicht kg	Durchschnittliche Tagesdosis Meßlöffel Saft	Kinder Tabl.	Tabl.
6. Woche – 5. Monat	4– 7	2 x ½	–	–
6. Monat – 1. Jahr	8–10	2–3 x 1	–	–
2 Jahre – 5 Jahre	10–20	2–3 x 1	2–3 x 2	2–3 x ½
6 Jahre – 12 Jahre	20–40	2–3 x 2	2–3 x 4	2–3 x 1

Indikationen:
Siehe Vorderseite der Anzeige.

Kontraindikationen:

Schwangerschaft, Stillzeit,
Blutdyskrasien,
Sulfonamid-Überempfindlichkeit (Allergie
auf Sulfonylharnstoff-Antidiabetika und
saluretische Sulfonamidabkömmlinge
ebenfalls beachten),
schwere Nieren- und Leberschäden.

Omsat sollte Früh- und Neugeborenen
und in den ersten Lebenswochen sowie bei
B$_{12}$- und Folsäuremangelzuständen nicht
verabreicht werden.

Nebenwirkungen:

In der angegebenen Dosierung wird die
Kombination gut vertragen.
In Einzelfällen können Exantheme auftreten
sowie Übelkeit, Erbrechen und Diarrhoe vorkommen.

Hämatologische Veränderungen sind
besonders bei älteren Patienten beobachtet
worden. Meist waren die Erscheinungen

leicht und bildeten sich nach Absetzen des
Präparates zurück.
Beschrieben wurden Thrombopenie,
Leukopenie und Neutropenie, seltener eine
Purpura oder Agranulozytose.

Vorsichtsmaßnahmen:

Bei Langzeittherapie sind Blutbildkontrollen
angezeigt. Eingeschränkte Nierenfunktion
verlangt eine Dosisreduzierung, um eine
Kumulation zu vermeiden. In einem solchen
Fall sollten Bestimmungen der Plasmakon-
zentrationen durchgeführt werden. Bei
Funktionsstörungen der Schilddrüse
sollte diese überwacht werden.
Wegen des Sulfonamidanteils keine gleichzeitige oder alternierende Behandlung mit
hexamethylentetraminhaltigen Präparaten!
Das gleiche gilt für Aufgüsse und Tees, die
Hexamethylentetramin enthalten.

Weitere Informationen enthält der
wissenschaftliche Prospekt (z. Zt. gültige
Auflage März 1976). Auch informiert
Sie gern unser Mitarbeiter im
wissenschaftlichen Außendienst.

im entsprechenden Innervationsgebiet und in einem hohen Prozentsatz zu
vorübergehenden oder bleibenden Beschwerden.
2. Überdehnung der Chorda tympani wirkt sich in ähnlicher Weise aus, der
Prozentsatz der Störungen ist jedoch geringer.
3. Die Chorda tympani muß bei Ohroperationen wenn irgend möglich ge-
schont werden. Besonders im Hinblick auf die große Zahl von Patienten, die
sich einer beidseitigen Operation unterziehen müssen, ist die routinemäßige
oder präventive Durchtrennung des Nerven, die noch in einigen älteren Arbeiten propagiert wird, grundsätzlich abzulehnen.*

Bei Ohroperationen Chorda schonen

b) Geschmackstörungen bei Fazialisparesen

Der überwiegende Teil der Fazialisparesen ist von einer Funktionsstörung der
Chorda tympani begleitet. Ausmaß der Schädigung und Prognose sind bei den
beiden Nerven aber durchaus unterschiedlich und auch abhängig von der Art
der Läsion. Die günstigste Prognose für eine Geschmacksrestitution besteht
bei der *Bell*'schen Parese. Wesentlich ungünstiger sind die Aussichten beim
Herpes zoster oticus und – naturgemäß – bei traumatischen Paresen.

Bell'sche Parese: gute Prognose der Geschmackstörung

Für die *Bell*'sche Lähmung ist nach eigenen Untersuchungen und Angaben
verschiedener Autoren mit folgenden Störungen zu rechnen:

bei frischer Parese   84 % Geschmackstörungen
                               35 % Ageusie
in späteren Stadien der Krankheit 75 % Geschmackstörungen
                               30 % Ageusie
als Endzustand   10 % Geschmackstörungen
                                0 % Ageusie

Bei der Restitution kehrt die Geschmacksfunktion fast immer vor der motorischen zurück. Als Regel kann gelten, daß sich die Fasern der Chorda tympani
von einem Schaden rascher und vollständiger erholen als die Fasern des Nervus facialis. Fälle, in denen nach vollständiger motorischer Restitution Geschmackstörungen weiterbestehen, können als Ausnahme betrachtet werden.

In diesem Zusammenhang ist interessant, daß bei der *Bell*'schen Lähmung
Geschmackstörungen nicht selten schon *vor* dem Auftreten der Fazialisparese
bemerkt werden, meist besteht aber zwischen gustativen und motorischen
Erst-Symptomen eine zeitliche Koinzidenz.

Geschmackstörung kann Lähmung vorausgehen

Die größere funktionelle Resistenz der Chorda tympani ist nicht nur bei der
Bell'schen Parese zu beobachten, sie zeigt sich auch beim Herpes zoster oti-
cus. Weil aber das Ausmaß aller bleibenden Schäden ungleich größer zu sein
pflegt als bei der *Bell*'schen Parese, ist auch der höhere Anteil permanenter
Geschmacksalterationen verständlich. In unserem Krankengut hatten von 9
Patienten mit Herpes zoster oticus und Fazialisparese 5 eine bleibende Ge-
schmackstörung im betroffenen Chorda-Innervationsbereich, davon 4 eine
Ageusie.

Zoster: oft bleibende Störung

c) Nervus glossopharyngicus

Die isolierte komplette periphere Lähmung des N. glossopharyngicus ist aus
topographischen Gründen wesentlich seltener als die Lähmung der Chorda

tympani. Obwohl der Nerv gelegentlich sehr nahe an der Tonsille, nur durch eine dünne Muskellage getrennt, vorbeizieht, sind direkte Läsionen des Stammes bei der Tonsillektomie eine Rarität. Am ehesten könnte es nach *Falk* und *Maurer* [10] (1963) durch ausgeprägte peritonsilläre Narben während der Tonsillektomie zu einer chirurgischen Schädigung des Nervenstammes kommen.

N. IX-Läsion bei TE

Nicht ganz so selten sind periphere Lähmungen des Nervenstammes, die zusammen mit anderen Hirnnervenlähmungen als Folge ausgedehnter Abszesse oder Tumoren an der Schädelbasis auftreten (6 eigene Fälle). Bei allen Patienten standen Störungen durch Ausfall des motorischen Teils des Nerven so sehr im Vordergrund der Symptomatik, daß der partielle Geschmacksverlust kaum bemerkt oder wenig beachtet worden ist.

Rr. linguales N. IX und TE

Von größerer praktischer Bedeutung sind Geschmackstörungen im hinteren Zungendrittel als Folge einer Durchtrennung oder Überdehnung der Rami linguales des Nerven bei Tonsillektomie. Sie halten als Ageusie und/oder Parageusie mit sensiblen Störungen, oft beidseits, viele Monate (bis zu 18) an und äußern sich im Falle von Geschmacksparästhesien als permanenter Bitter- oder Süßgeschmack oder allgemein als „widerlicher Geschmack". Mitunter werden auch dissoziierte Ageusien für einzelne Qualitäten beobachtet. *Tarab* [26] (1955) hat die Häufigkeit der Geschmackstörungen nach Tonsillektomie untersucht und fand in 8 % eine Ageusie des Zungengrundes einer Seite, die in 6 % länger als 3 Monate anhielt.

Als Ursache der Geschmackstörungen werden neben direkten operativ-mechanischen Schädigungen auch entzündliche Reizungen des Tonsillenbettes, postoperative Neuritis (*Berendes* und *Theissing* [4], 1953) und schließlich allgemein eine erhöhte Empfindlichkeit der Geschmacksfasern bei einzelnen Patienten diskutiert. Nach eigenen Beobachtungen an 3 Fällen und den meist kasuistischen Mitteilungen der Literatur darf man schließen, daß Geschmackstörungen nach Tonsillektomie im allgemeinen nach 6–7 Monaten abklingen und eine günstige Prognose haben.

Glossopharyngicus-Neuralgie

N. IX-Neuralgie durch Geschmacksreiz auslösbar

Die Geschmackstörungen bei Glossopharyngicus-Neuralgie, entweder als Parageusie, als Hypergeusie oder als einseitige Hyp- oder Ageusie sind neben den typischen Schmerzattacken mit Intervallcharakter für die Erkrankung pathognomonisch. In Fällen atypischer oder gering ausgeprägter Symptomatik kann die Geschmacksprobe (Aufbringen von Geschmacksubstanzen – Kochsalz, Zucker, Zitronensaft) durch die in charakteristischer Weise ein Anfall ausgelöst werden kann, eine wertvolle diagnostische Hilfe sein.

VIII. Zentrale Geschmackstörungen

Geschmackstörungen durch Kohlenmonoxydvergiftung

CO-Vergiftung

Geschmackstörungen als Folge einer CO-Vergiftung sind als Teil des cerebralen Hypoxie-Schadens anzusehen. Die absolute Zahl dürfte gering sein, doch sollte bei otoneurologischen Untersuchungen von CO-Vergifteten immer danach gefahndet werden. *Kittel* [16] (1966), der zahlreiche Patienten mit CO-Vergiftung untersucht hat, weist darauf hin, daß bei einem Teil eine Hypogeusie als Dauerschaden zurückbleibt.

Wir selbst konnten eine hochgradige Hypogeusie bei einem 48jährigen Patienten 6 Monate nach einer CO-Rauchvergiftung feststellen, die sich auf das gesamte Geschmacksfeld der Zunge erstreckte. In den ersten Monaten nach der Vergiftung hatte der Patient zunächst nur einen metallischen Geschmack wahrnehmen können, nach und nach haben sich aber die einzelnen Geschmacksqualiäten in etwa gleichem Maße erholt, während eine Perzeptionsschwerhörigkeit und zentraler Schwindel sowie einige andere neurologische Ausfälle unverändert weiter bestehen blieben. Dieser für das Geschmacksvermögen relativ günstige Verlauf scheint nicht die Regel zu sein.

Geschmackstörungen durch Hirnkontusion
(Syndrom der Anosmie-Ageusie)

Schwere Hirnkontusionen haben mit einer Häufigkeit von 1–2 % einen gleichzeitigen Ausfall von Geruch und Geschmack zur Folge, den *Faber und Jung* [9] (1947) als „Syndrom Anosmie-Ageusie" zuerst beschrieben haben. Nach der gesamten Ausfallssymptomatik läßt sich das Syndrom folgendermaßen charakterisieren:

Syndrom Anosmie-Ageusie nach Hirnkontusion

1. In fast allen Fällen ist ein schweres Schädelhirntrauma mit mehrtägiger Bewußtlosigkeit und Contusionspsychose die Ursache.
2. Die neurologischen Befunde weisen darauf hin, daß die Geruchs- und Geschmackstörungen durch Läsionen in der Wand des III. Ventrikels oberhalb des Corpus mammillare entstehen und nicht, wie früher angenommen, durch Rindenkontusion cortikaler Zentren zustandekommen.

Symptomatik

3. Meist findet man eine Sensibilitätsstörung im Mund-Nasen-Bereich unter Einbeziehung der Schleimhautareale („Schnauzenregion"). Die enge Nachbarschaft der sensorischen und sensiblen Bahnen aus der Mund-Nasen-Region, die sich supramammillär konzentrieren, erklärt die Kombination der Störungen.
4. Alle Kranken mit dem Syndrom Anosmie-Ageusie zeigen erhebliche psychische Störungen.
5. Fakultativ können weitere psychische und vegetative Störungen im Rahmen des Syndroms vorkommen:
   Merkschwäche,
   Denkverlangsamung,
   depressive Verstimmung,
   Reizbarkeit,
   Antriebsmangel,
   Affektlabilität,
   Schlafstörungen,
   Störungen der Wasserausscheidung (Diabetes insipidus, Nykturie), Verminderung des Geschlechtstriebes (Impotenz).
6. Inkonstante Begleitsymptome:
   Schwindel mit Gangabweichung und Nystagmus, Okulomotoriusparese,

Facialisparese,
Xerostomie.

Die verschiedenartigen Störungen werden verständlich, wenn man bedenkt, daß die kontusionellen Läsionen in der Wand des III. Ventrikels sich auch auf die ganz in der Nähe liegenden vegetativen Zentren des Hypothalamus erstrecken können.

Bei 7 der 8 von uns beobachteten Patienten waren die beschriebenen Begleitsymptome als Spätsymptomatik mehr oder weniger vollständig ausgeprägt. Nur 1 Patient behielt ausschließlich eine isolierte Anosmie-Ageusie als Restsymptom zurück. In einzelnen Fällen ist eine partielle Restitution noch bis zu einem Jahr nach dem Hirntrauma beobachtet worden. Mitunter werden die einzelnen Geschmacksqualitäten verschieden stark von der Schädigung betroffen und verhalten sich auch in der Restitution unterschiedlich.

Die neurologischen Ausfallssymptome im Rahmen dieses Syndroms bedeuten für die Patienten schwerwiegende Störungen. Aber selbst, wenn als Restsymptom nur ein Ausfall von Geruch und Geschmack resultiert, sind die Patienten im Gesamtbefinden erheblich gestört. Obwohl wir über keine effektive Therapie verfügen und mitunter sogar den nachträglichen Verlust zunächst vorhandener Riech- oder Geschmacksreste nicht aufhalten können, ist es wichtig, das Syndrom genau zu kennen, um z. B. bei Gutachten schwerwiegende Fehldiagnosen zu vermeiden. Denn nur dieses Syndrom vermag einen postkontusionellen totalen Ausfall des Geruchs- und Geschmacksinnesorgans zugleich zu erklären.

Geschmackstörungen durch cerebrale Herde

Kortikale Geschmackstörung

Herde am cortikalen Geschmackszentrum – seine Abgrenzung gegenüber anderen Hirnrindenarealen z. B. der Körperfühlsphäre ist nicht ohne Problematik – können dissoziierte Geschmackstörungen, aber auch quälende Geschmacksparästhesien, hervorrufen. Dabei besteht für die halluzinatorisch empfundene Qualität z. B. Salzig meist eine Hypogeusie. Cortikale Geschmackstörungen äußern sich immer als partielle, meist einseitige Ausfälle, die einzelnen Qualitäten sind oft dissoziiert gestört. Der Literatur zu Folge kommen als Ursachen lokalisierte temporale Encephalitiden, multiple Sklerose, encephalomalazische Herde z. B. durch thrombotische Gefäßverschlüsse der Konvexitätsäste der A. cerebri media, Fibrome und Meningiome infrage.

Therapeutische Hinweise

Die therapeutischen Möglichkeiten bei Störungen des Geschmacks sind gering. *Quantitative Störungen* im Sinne der Schwellenanhebung sind bisher kaum einer Behandlung zugängig, wenn man von gewissen Erfolgen mit Methacholin bei der sehr seltenen familiären Dysautonomie absieht, über die *Henkin* und *Kopin* [27] sowie *Wolf* und *Henkin* [29] berichtet haben. Von der gleichen Arbeitsgruppe *(Henkin, Schechter, Hoye* und *Mattern* [28])* kommt auch die Mitteilung, daß beim sogenannten Syndrom der idiopathischen Hypo-Dysgeusie-Hyp-Dysosmie, die unregelmäßig mit Schwindel, Hörverlust, Hypertonie und Verlust der Libido verbunden sind, mit Zinkderivaten eine gewisse Besserung der Geschmacksstörung zu erzielen war. Über die Behandlung mit Zinksalzen, die in relativ hohen, subtoxischen Dosen appliziert werden, bestehen keine eigenen Erfahrungen. Zink als Therapeutikum

Die therapeutische Wirkung der Zinksalze ist aber keine neue Erkenntnis, vielmehr wird schon seit einer Reihe von Jahren Zincum valerianicum in homöopathischer Dosis (D_{10}) bei Geschmacksstörungen mit Erfolg angewandt. Wir selbst haben das Mittel in einigen Fällen von virogener Hypogeusie angewandt, möchten aber wegen der geringen Zahl außer der Feststellung, daß es eine günstige Wirkung zu haben scheint, noch kein definitives Urteil abgeben.

Nach zahlreichen Schädigungen, z. B. durch Grippe-Viren, ionisierende Strahlen oder Cytostatika werden durch Zellmauserung im Laufe mehrerer Wochen ausreichende Geschmacksreste wiedergewonnen, so daß sich in diesen Fällen eine eigentliche Therapie erübrigt. Die Ausschaltung sensorisch aktiver Noxen (chronische Sinusitiden, Inhalationsnoxen, Zahnpasten) kann den Regenerationsprozeß unterstützen. Eine bleibende totale Ageusie ist hierbei außerordentlich selten.

Patienten können noch relativ geringe Geschmacksreste, bei denen nur wenige Geschmacksknospen funktionstüchtig geblieben sind, durch verstärktes Würzen der Speisen ausreichend kompensieren.

Etwas anders verhält es sich mit den *qualitativen Störungen,* die wir analog den Mißempfindungen anderer Sinnesorgane als Kakogeusie bezeichnen möchten, z. B. permanenter, quälender Salz-, Süß- oder Metallgeschmack oder auch Mischgeschmäcke. In einer Reihe von Fällen haben wir bei solchen Störungen deutliche Besserungen nach Sanierung chronisch entzündeter Nasennebenhöhlen, Oberflächenanästhesie der Zunge mit Pantocain oder Xylocain und gezielter Anästhesie einzelner Geschmacksnerven (auch im Rahmen der Glossopharyngicus-Neuralgie) beobachtet.

In 3 Fällen hat auch das Absetzen einer seit langem verwandten Zahnpastensorte zu einer raschen Besserung geführt. Bei bleibenden, störenden Geschmacksparästhesien nach Stapedektomien infolge Überdehnung und narbiger Abheilung der Chorda tympani wäre ausnahmsweise an die nachträgliche Durchtrennung des Nerven zu denken. Bei den von uns beobachteten nachuntersuchten Fällen war die Mißempfindung allerdings jeweils passager und ein solches Vorgehen nicht erforderlich. Zahnpasta wechseln! ggf. überdehnte Chorda durchtrennen

Für die symptomatische Behandlung der Mißempfindungen mit Süß- oder Bittercharakteristik, z. B. bei Cerebralsklerose oder Diabetes mellitus wird in der älteren Literatur die Gymnema-Säure empfohlen. Wir haben die Substanz bisher jedoch nicht anwenden können, da sie von der pharmazeutischen Industrie in der BRD nicht mehr hergestellt wird.

Bei *sekundären Geschmacksstörungen* als Ausdruck einer lingualen Miterkrankung im Rahmen intestinaler Krankheiten (Gastritis, Duodenitis), oft kombiniert mit Zungenbrennen, ist eine Umstellung auf anabole, eiweißreiche und zugleich kohlehydratarme Kost über mehrere Monate zu empfehlen.

Homöopathie Im homöopathischen Arzneischatz gibt es eine Reihe von therapeutischen Möglichkeiten, die hier der Vollständigkeit halber aufgeführt werden: Bei postinfektiösen Geschmacksstörungen bietet sich besonders die sogenannte Nosodentherapie (z. B. Grippe-Nosode) in Kombination mit entsprechender „Drainagebehandlung" nach homöopathischen Prinzipien an. Posttraumatische Geschmacksstörungen z. B. können zunächst mit Arnica in verschiedener Potenz (D_3-D_6 und höher) behandelt werden. Die weitere Therapie würde sich, soweit erforderlich, an der sogenannten Modalität der Beschwerden und am Symptomenbild orientieren. Sie setzt allerdings längere Erfahrung in der homöopathischen Heilweise voraus.

Stauffer (1965) führt einige erprobte Mittel an: Cyclamen europ. (Alpenveilchen), Ipecacuanha, Natr. mur., Pulsatilla, Sulfur, Zinc. valerian. u. a. Den insgesamt spärlichen therapeutischen Möglichkeiten kommt ausgleichend entgegen, daß die häufigsten und stärksten Geschmacksstörungen, nämlich die radiogenen und virogenen, sich in der weitaus größten Zahl spontan zurückbilden, so daß nur relativ kleine Gruppen einer eigentlichen Behandlung bedürfen.

Literatur:

[1] *Arey, Leslie B.:*
     Quart. Bull. Northwest Univ. Chicago 16 (1942) 100–104
[2] *Barrie, D.:*
     Z. Parfümerie Kosmetik 42 (1961) 326–27
[3] *Beidler, L. M.:*
     Wenner – Gren – Center Int. Symposium Series Vol 1 (1963) 133–148. Pergamon Press Oxford, London, New York, Paris
[4] *Berendes, J. u. G. Theissing:*
     HNO 4 (1953) 15–18
[5] *Bull, T. R.:*
     J. Laryng. Otol. 79 (1965) 479–493
[6] *Chochinow, R. H.:*
     Zit. n. Medical Tribune, 12. Nov. 1971, Nr. 46, S. 12
[7] *Diamant, H.:*
     Colleg. Oto-Rhino-Laryngol. Amicitiae Sacrum Chicago 1967. Zit. n. Wullstein, H. L. (1968)
[8] *Elek, St., R.:*
     War Medicine (Chicago) 6 (1944) 392–394
[9] *Faber, W. u. R. Jung:*
     Nervenarzt 18 (1947) 530–544
[10] *Falk, P. und H. Maurer:*
      Die entzündlichen Erkrankungen des Rachens. In: Kurzgef. Hdb. d. HNO-Heilk. Ed.: J. Berendes, R. Link, F. Zöllner. Georg Thieme Verlag Stuttgart 1963. Bd. II, Teil 1, S. 71–238

[11] *Fischer, R.* u. *F. Griffin:*
Arzneimittelforsch. Aulendorf *14* (1964) 673–686
[12] *v. Heesen, W.* und *H. Schaupp:*
HNO *18* (1970) 137–139
[13] *Kalmus, H.:*
Genetics of taste. In: Handbook of Sensory Physiology Chemical Senses 2 Taste
S. 165–179. Ed. L. M. Beidler. Springer Verlag Berlin–Heidelberg–New York
1971
[14] *Kaplan, A. R., E. V. Glanville* u. *R. Fischer:*
J. Gerontol. *20* (1965) 334–337
[15] *Keiser, H. R., Henkin, R. J., Bartter, F. C.* und *A. Sjoerdsma:*
J. Am. Med. Ass. *203* (1968) 381–383
[16] *Kittel, G.:*
Z. Laryng. Rhinol. Otol. *45* (1966) 589–590
[17] *Kranz, D., H. Berndt* u. *H. Wagner:*
Arch. f. Ohren *192* (1968) 258–267
[18] *Krarup, B.:*
Acta otolaryng. (Stockh.) *49* (1958) 294–305
[19] *Manzella, G.* und *P. Ferrara:*
Boll. Mal. Orecch. *85* (1967) 87–92
[20] *Moeschlin, S.:*
Klinik und Therapie der Vergiftungen. Thieme-Verlag Stuttgart 1965
[21] *Rabe, F.:*
Med. Welt *21* (1970) 711–713
[22] *Rauh, Ch.* und *B. Mros:*
HNO *14* (1966) 179–180
[23] *Rossberg, G., H. Schaupp* und *W. Schmidt:*
Z. Laryng. Rhinol. Otol. *45* (1966) 571–589
[24] *Schaupp, H.* und *J. Seilz:*
Arch. klin. exp. Ohr-, Nas.- u. Kehlk.-Heilk. *195* (1969) 179–191
[25] *Schaupp, H., K. J. Bertram* und *G. Schulz-Freywald:*
Z. Laryng. Rhinol. Otol. *51* (1972) 336–343
[26] *Tarab, S.:*
Pract. oto-rhino-laryng. *17* (1955) 260–262

Zur Therapie:

[27] *Henkin, R. J.* und *I. J. Kopin:*
Life Sci. *3* (1964) 1319–1325
[28] *Henkin, R. J., P. J. Schechter, R. Hoye* und *C. T. F. Mattern:*
J. Am. Med. Ass. *217* (1971) 434–440
[29] *Wolf, S. M.* und *R. J. Henkin:*
J. Pediat *77* (1970) 103–108

Grenzprobleme zwischen Zahnmedizin und Hals-Nasen-Ohren-Heilkunde

Von *Hans-Jürgen Strott*

1. Einführung in die interdisziplinäre Problematik

Mit kaum einem Spezialgebiet der Medizin hat die Zahn-, Mund- und Kieferheilkunde, wie die exakte Fachbezeichnung lautet, mehr Berührungsflächen als mit der Hals-Nasen-Ohrenheilkunde. Es läßt sich eine gewisse Überschneidung diagnostischer und therapeutischer Maßnahmen beider Fächer bei Erkrankungen der Mundhöhle, des Kiefers und des Gesichtsschädels feststellen, welche in der Literatur, Klinik und operativen Tätigkeit mehr als in der Praxis evident wird. Dennoch ergibt sich berufsrechtlich und ausbildungspraktisch zwischen beiden Fächern eine kuriose Situation. Während der Hals-Nasen-Ohrenarzt kraft seiner ärztlichen Approbation befugt und auch im Notfall verpflichtet ist, zahnärztlich tätig zu werden, ist der Zahnarzt zur Zeit noch eng auf sein Fachgebiet festgelegt. Ersterem fehlen weitgehend die Voraussetzungen zum fachgerechten zahnärztlichen Intervenieren. Die Diskrepanz zwischen Klinik und Praxis ist auch hier zwischen Berechtigung und faktischer Befähigung stark spürbar. Außer seiner einsemestrig-einstündigen Vorlesung über Zahn-Mund-Kieferheilkunde während des klinischen Studiums oder den mehr zufälligen interdisziplinären Kontakten im Zuge der Facharztausbildungszeit ergeben sich nur selten Gelegenheiten, mit der Zahnmedizin und Kieferchirurgie enger zusammenzuarbeiten. Dabei wird gerade der Facharzt für HNO-Heilkunde, der in mehr ländlichen Bereichen niedergelassen ist, infolge Fehlens von Kieferchirurgen und operativ weitergebildeten Zahnärzten ungleich häufiger mit zahnmedizinischen Problemen konfrontiert werden. Diese Überweisungsfälle kommen mehr aus der allgemeinärztlichen Praxis (im Zuge der Notfalleinweisung und infolge eingespielter Überweisungsgewohnheiten) als aus der zahnärztlichen Praxis. Die interdisziplinären Kontakte und der Informationsaustausch sind leider nur gelegentlich anzutreffen. Deshalb unterbleibt oft die Abstimmung von Diagnostik und Therapie, was dann zur Verunsicherung der Patienten führen kann. Besonders mißlich sind die Parallelbehandlungen oder gar konträre Behandlungsmaßnahmen. Der HNO-Arzt sollte sich auch nach einer eventuell gleichzeitig durchgeführten zahnärztlichen Behandlung erkundigen.

Der HNO-Arzt darf Zähne behandeln, aber hat es nicht gelernt

Zahnärztliche Fälle beim HNO-Arzt Welche Fälle gelangen nun in die HNO-fachärztliche Praxis? Es sind Patienten mit Nachblutungen nach Zahnextraktionen, nach iatrogenen Nebenverletzungen, mit Mund-Kieferhöhlenperforationen und nach Tuberabriß beim Extraktionsversuch, mit in die Kieferhöhle luxierten Wurzelresten oder unklaren Schmerz- und Schwellungszuständen im Kiefer/Gesichtsbereich und nach Verletzungen der Oberkiefer/Mittelgesichtsregion. Gelegentlich operieren Hals-Nasen-Ohrenärzte Kieferzysten. Eine Abklärung ihrer möglichen Dentogenese unterbleibt dabei meistens. Aus diesen Beispielen läßt sich die Problematik und die Notwendigkeit zum Informationsaustausch sowie zur Koordination von Diagnostik und Therapie zwischen beiden Fächern ablesen. Die hier dargestellten Grenzprobleme sollen dazu beitragen, dem Hals-Nasen-Ohrenarzt in seiner täglichen Praxis und seiner Belegabteilung zahnärztliche Probleme näher zu bringen, unter Berücksichtigung seiner praktischen Möglichkeiten. ^{Zusammenarbeit nötig}

2. Zur Diagnostik von Zahn-Mund-Kieferkrankheiten

a) Die klinische Untersuchung

Wenn der Hals-Nasen-Ohrenarzt im Rahmen seiner speziellen Diagnostik keine Kausalität innerhalb seines Fachgebietes für die vom Patienten angegebenen Beschwerden oder für pathologische Veränderungen feststellen kann, sollten sich seine differentialdiagnostischen Überlegungen auch auf mögliche Ursachen seitens des stomatognaten Systems richten. Seine Aufmerksamkeit sollte sich nicht nur auf den Einzelzahn sondern auch auf das Kauorgan als funktionelles und strukturelles Ganzes richten, wenn er sich nicht von vornherein zur Heranziehung des Hauszahnarztes seiner Patienten oder eines anderen Zahnarztes seines Vertrauens entschließen kann.

In der zahnärztlichen Fachliteratur finden sich relativ selten Beiträge oder Monographien zur systematischen Diagnostik von Zahn-Mund-Kieferkrankheiten. Meistens begnügen sich die Autoren im Rahmen ihrer Beiträge mit kurzen Einleitungen diagnostischen Inhaltes zu Teilproblemen unseres Fachgebietes. Die Darstellungen sind in deduktiver Weise gestaltet und nicht induktiv, wie sich die Probleme in Praxis und Poliklinik darstellen. Die Anstöße zur rationalisierten und dennoch effizienten Diagnostik kommen zunehmend aus der zahnärztlichen Praxis und im Rahmen kassenzahnärztlicher Verträge zustande (z. B. Befundblatt für die systematische Behandlung der Parodontopathien, der Dysgnathien und der Frakturen und Luxationen). Beiträge, aus denen sich eine umfassende Diagnostik von ZMK-Erkrankungen ableiten lassen, finden wir bei *E. Krüger* [1], *J. Brachmann* [2] im deutschen, bei *K. H. Thoma* [3], *Morris* und *Bohannan* [4] im amerikanischen Schrifttum. Ansätze dazu finden sich auch in ergonomischen Publikationen *K. H. Kimmels* [5].

Welche klinischen ZMK-Befunde lassen sich unter den Gegebenheiten der HNO-Fachpraxis abklären? Und welcher methodischen Untersuchungsschritte bedient man sich dabei?
Es sollen hier nur in Schlagworten die zu prüfenden Befunde aufgeführt werden, wobei man nur die positiven Befunde schriftlich fixiert oder sich einer Checkliste bedient.
1) Exploration (Schmerzanamnese zielend auf Lokalisation, Charakteristik und Ausstrahlung).

Lokalisation: Ober- und/oder Unterkieferregion, rechte oder linke Kie-
fer-/Gesichtshälfte (evtl. Kieferquadrant), Ausstrahlung in Richtung Ohr,
Auge, Stirn, Schläfe, Mundboden, Halsregion.
Charakteristik: Auslösbarkeit auf lokale Reizeinwirkungen (kalt, warm,
süß, sauer). Schmerz klingt danach gleich ab oder hinkt nach. – Handelt
es sich um:
Spontanschmerz (ziehend, reißend, drückend, pulsierend), Schmerzschübe
oder Dauerschmerz, gleichbleibende oder zunehmende Intensität mit Abnahme schmerzfreier Intervalle; Schmerzsteigerung oder Linderung auf
Wärme oder Kälte; Schmerzen (begrenzt oder diffus) beim Kauen.

2) Extraorale Inspektion. Suche nach farblichen und/oder topographisch mor-
phologischen Alterationen im Kiefer-Gesichtsbereich: Asymmetrien, vertikalen und transversalen Abweichungen (z. B. Progenie, Mikrogenie,
Prognathie, Akromegalie); Defektbildung; Vorwölbungen im mentalen,
perimandibulären, temporalen, infraorbitalen und perinasalen Bereich
sowie in der Lippenregion, Oberflächendefekte wie Narben, Ulcera und
Fisteln.

3) Extraorale Palpation: Bimanuell oder bidigital; Jochbeinansätze und Joch-
bögen; die Orbitalränder; Nase; Mandibula (Kinn, horizontaler und auf-
steigender Ast); Untersuchung auf Konturabweichungen und/oder De-
fekt- und Überschußbildungen sowie Stufenbildungen; submentale,
submandibuläre Weichteile und Lymphknoten; Nervenaustrittsstellen
(z. B. For. mentale et infraorbitale).

4) Intraorale Inspektion: Mit Lampe und/oder Spiegel; Mundvorhöfe, Wangenschleimhaut, Alveolarfortsätze, Sublingualraum, Zunge, harter und
weicher Gaumen, retromolare Räume; Einsatz des Kehlkopfspiegels
analog dem Zahnarztspiegel; Absuchen nach Kontur- und Farbverände-
rungen, Ulcerationen und Leukoplakien, Abszessen, Fisteln und der-
gleichen, Zahnreihen (geschlossen oder unterbrochen, verkürzt, prothetisch versorgt oder nicht); Zahndystopien (Kippungen, Wanderungen);
Zahndefekte, ausgedehnte Füllungen, Kronen, Wurzeln; Schlußbiß-
kontrolle (normale oder dysgnathe Verzahnung im Sinne von Mesial-
und Distalbiß; Stufenbildungen innerhalb der Zahnreihen; offener Biß
im Front- oder Seitenzahnbereich; breiter oder verengter Zahnbogen.

5) Intraorale Palpation: Prüfung auf Periostdruckschmerz, Fluktuation, eitri-
ges Exprimat, Krepitation, Pergamentknittern, Perkussionsschmerz der
Zähne (mit Spiegelgriff); Lockerungen prüfen; Prüfung auf Sensibilitäts-
ausfälle (Druck, Stich, thermische Reize).

b) Die funktionelle Diagnostik

Während die detaillierte Funktionsdiagnostik ausschließlich Aufgabe des
Zahnarztes ist, der anhand von Messungen am Gesichtsschädel und Kiefer-
modell seine Daten für Diagnostik und Therapie gewinnt, stehen m. E. auch
dem Hals-Nasen-Ohrenarzt klinische Funktions-Untersuchungsmöglichkeiten

offen, die ihm einen Hinweis auf funktionelle Erkrankungen des Kauapparates liefern. Dies geschieht methodisch folgerichtig im Übergang von der extraoralen zur intraoralen Untersuchung.

Folgende Funktionen sollten überprüft werden:

Mund- bzw. Kieferöffnung (Normalwert: 30–40 mm maximale Schneidekantendistanz-SKD)
Prüfung auf Kieferklemme (ersten Grades: Öffnung bis zu 20–25 mm SKD, zweiten Grades: Öffnung 15–20 mm SKD, dritten Grades: Öffnung kaum oder nur um wenige mm möglich).   *Kiefergelenke, Untersuchung*
Kiefersperre: Unmöglichkeit des Zahnreihenschlusses, z. B. bei der Kieferluxation
Prüfung auf Gelenkknacken und/oder auf Reibegeräusche (mit dem präauricular aufgelegten Stethoskop)
initiales oder intermediäres Knacken bei der Mundöffnung (korrelierbar der Arthropathia deformans)
terminales Knacken und SKD über 40 mm, korrelierbar der Subluxation
Schleuderbewegungen oder Lateralabweichungen bei der Kieferbewegung
bidigitales Palpieren der Bewegung der Gelenkköpfchen (von extraoral vor dem Tragus, oder durch den äußeren Gehörgang)
Prüfung auf synchrone Bewegung (Nichtmitbewegung eines der Gelenkköpfchen ist Hinweis auf Fraktur)
Palpation der Kaumuskulatur bei unbestimmten Schmerzzuständen (M. temporalis, M. masseter, M. pterygoideus medialis und lateralis) auf Spasmen und Druckschmerzhaftigkeit
Prüfen auf Knirschen und Pressen der Zunge und Zahnreihen (Bruxismus)

Dysfunktionell bedingte Schmerzen im Kiefergelenkbereich sollten nach Lentrodt und Dieckmann [6] sorgfältig von Neuritiden und Neuralgien unterschieden werden (z. B. Intermediusneuralgie, Glossopharyngicusneuralgie, Trigeminusneuralgie oder Tic douloureux des Nervus facialis). Das klassische   *Kiefergelenk, Schmerzen*
Costensyndrom mit Schmerzen beim Schlucken, im Ohrbereich sowie in Verbindung mit Schall-Leitungsdämpfung bzw. -Schwerhörigkeit muß heute aus   *Costen-Syndrom selten*
zahnärztlicher Sicht und auf Grund der Kenntnisse über die funktionellen Gelenkserkrankungen und des Hineinspielens neuromuskulärer Faktoren als Rarität bezeichnet bzw. angezweifelt werden. Folglich sind auch ungezielte Therapiemaßnahmen (Impletol- oder Cortison-Injektionen oder dgl. in die Gelenkkapsel) ohne Abklärung einer möglichen Dysfunktion (z. B. ausgedehnter Seitenzahnverlust mit sekundärer Bißsenkung bei mandibulärer Rückwärtsverlagerung als Ausdruck stomatognather Autodestruktionsprozesse) abzulehnen. Das trifft auch auf operative Eingriffe am Kiefergelenk zu, die immer nur eine letzte Therapiemöglichkeit bedeuten können. In vielen Fällen läßt sich Beschwerdefreiheit erst erreichen, wenn eine allmähliche Wiederanhebung des Bisses und Vorverlagerung des Unterkiefers mittels Biß-

führungsplatten durchgeführt worden ist. In diesen Fällen ist unbedingt die interdisziplinäre Kommunikation mit dem Zahnarzt zu suchen.

c) Probleme der Röntgendiagnostik

Die Röntgendiagnostik spielt in der Zahnarztpraxis möglicherweise eine größere Rolle als in der HNO-Fachpraxis, denn Erkrankungen der Zähne und der Kiefer sind größtenteils mit Veränderungen an den Hartsubstanzen (Zahnschmelz, Dentin, Wurzelzement und Kieferknochen) verbunden wie bei der Karies, bei den Zahnbetterkrankungen und apikalen Veränderungen. Während bei den Schädelaufnahmen in der HNO-Fachpraxis und/oder Klinikabteilung die Übersichtsaufnahmen dominieren, konzentriert sich die zahnärztliche Röntgenologie auf die Detailaufnahmen (Zahnfilm, Schädelteilprojektionen). Die Aufnahmetechniken, die den Gesichts- *und* Hirnschädel darstellen, spielen in der traumatologischen Diagnostik eine große Rolle. Aber bereits Unterkieferfrakturen sind mit Hilfe der sogenannten isolierten Unterkieferaufnahme besser darstellbar als mit der Schädelübersichtsaufnahme.

Röntgendarstellung des Unterkiefers

Man bedient sich zweier Einstellmethoden, indem man den Kopf einmal seitwärts kippt, ihn aufs Kinn dreht und mit distoventralem Strahlengang exponiert, wobei die Lateralkippung nicht so stark sein darf, daß sich das Zungenbein in den horizontalen Unterkieferast projiziert. Bei der Darstellung der Kieferwinkelregion und des aufsteigendes Astes wählt man einen ventrodistalen Strahlengang, wobei darauf zu achten ist, daß sich die Halswirbelsäule nur am Bildrand darstellt. Man benutzt zu diesen Aufnahmen Filme im Format 9 × 12 cm. Zur Darstellung der Gelenkregion eignen sich die Verfahren nach Schüller, Parma und Steinhardt besser. Um funktionelle Veränderungen (Luxations-, Subluxationsstellung, Randzackenbildung, Entrundungserscheinungen des Köpfchens, Gelenkspaltveränderungen) besser beurteilen zu können, benötigt man je zwei Aufnahmen der erkrankten und der gesunden Seite, einmal bei maximaler Mundöffnung und zum anderen in Schlußbißstellung. Wenn die Beziehungen zwischen Kiefer- und Nasenhöhle zum Alveolarfortsatz und den Zahnwurzeln abgeklärt werden sollen, reichen die Schädelübersichtsaufnahmen mit occipitonasalem oder occipitomentalem Strahlengang nicht aus. Hier bedarf es unbedingt der Ergänzung durch die Zahnfilmaufnahme oder der lateralen oder frontalen Aufbißaufnahme mit ihrer objektnahen Filmlage. Denn nur so ist es möglich, den Verlauf des Parodontalspaltes und der Innencortikalis der Alveole (lamina interna) zu verfolgen gegenüber der Grenze des Kieferhöhlenbodens oder der sog. Alveolarlückenbucht nach v. *Reckow* und *Heuser* [7]. Die exakte Darstellung der Lage einer in die Kieferhöhle luxierten Zahnwurzel gelingt ebenfalls nur entweder mittels Zahnfilmaufnahme und Nebenhöhlenaufnahme oder mit zwei intraoralen Aufnahmen mit zueinander annähernd senkrecht stehenden Strahlengängen – In zunehmendem Maße findet die *Panoramatechnik* Eingang in die Kliniken und Zahnarztpraxen, vor allem bei Kieferorthopäden und implantologisch tätigen Zahnärzten. Zwei Verfahren haben sich herauskristallisiert: Die Panoramix- und Status X-Technik mit in die Mundhöhle einzuführenden Feinstfocusröhren (Koch und Sterzel, Siemens). Hierbei werden der Oberkiefer auf je einem und der Unterkiefer auf einem anderen extraoralbogenförmig angelegten Film im Format 10 × 30 dargestellt. Zum anderen ist das Tomographieverfahren zu nennen, bei dem Filmkassette und Strahlenquelle um den fixierten Kopf des Patienten kreisen oder in zwei Ebenen schwingen (Siemens, Philips, S. S. White). Beim Siemens Orthopanthomogramm lassen sich die Beziehungen der Zähne im Verhältnis zu den Kieferkörpern, zur Nase und den Nebenhöhlen bis hin zu den Gelenken und den Warzenfortsätzen auf einem Film des Formates 15 × 30 cm abbilden, wobei sich die Umlaufbahn von Filmtrommel und Röntgenröhre verändern läßt (Wendepunkte, Schichttiefe). Eine Schwäche der Tomographie des Kiefer/Gesichtsschädels ist die Darstellung des Frontzahnbereiches, während der bei der enoralen Panoramatechnik gerade diese Region scharf dargestellt wird, jedoch die der Gelenkregion ohne Veränderungen des Strahlenganges nicht möglich ist; es sei denn, man dreht die Feinstfocusröhre um 90 Grad nach rechts oder links lateral. So erhält man eine Halbseitenaufnahme des entsprechenden Ober- und Unterkiefers. Die Möglichkeiten und Grenzen der Panoramaverfahren haben *Hauser* [8], *Fleischer-Peters* [9], *Rottke* [10], *Hielscher* [11], *Sonnabend* [12], *Bolstorff* [13] u. a. eingehend untersucht und beschrieben. Die Darstellung der Oberkieferfrontzähne in Beziehung zur Nasenhöhle gelingt auch mit der Aufbißaufnahme im Format 4 × 5, 5× 7 und 7 × 10 cm bei einem Vertikalwinkel von + 60 Grad bis + 85 Grad, wie vorhin schon angedeutet wurde. Als dritte Darstellungstechnik der Kinn- und Unterkieferregion wäre die Kontaktaufnahme in Nuchomentalprojektion im Format 9 × 12 cm querformatig zu erwähnen, wobei infolge der Focusnähe die Halswirbelsäule weitgehend herausgestreut wird. Im Rahmen dieser Abhandlung konnten lediglich die Röntgentechniken sowie die Möglichkeiten und Grenzen der Aussagen im bezug auf die Klärung interdisziplinärer Probleme erwähnt werden. Im übrigen sei auf die Arbeiten und Monographien von *Loepp-Lorenz* [14], *Mittermeier* [15], *Archer* [16], *Stafne* [17], *Worth* [18], *Paerschke* [19], *Winniker-Blank* und *Biedermann* [20], *Sonnabend* [21], *Meschan-Farrer* und *Peisker* [22], *Thoma* [23], *Rösli* [24], *Hauser* [25] und *von Reckow* [26] hingewiesen.

3. Entzündliche Erkrankungen im Zahn-, Mund- und Kieferbereich

Die Zahnkaries, Zahnbetterkrankungen (Parodontopothien) und ihre Folgen, halb- oder vollretinierte Zähne und Zysten gehören zu den häufigsten Ursachen entzündlicher Erkrankungen im Zahn-Mund- und Kieferbereich. Wenn Patienten Anzeichen pyogener Infektionen im Mundhöhlen- und Gesichtsbereich zeigen, sollte der Hals-Nasen-Ohrenarzt auch abzuklären versuchen, ob es sich etwa um dentogene, lokal verursachte Erkrankungen, oder auch um die Mundhöhlenmanifestation von Allgemeinerkrankungen handelt (Differentialblutbild, BSG usw.).

a) Folgezustände der Karies

Als häufigste Erkrankung der Industriestaaten mit einer Morbiditätsquote zwischen 92 und 99 % kann man die Zahnkaries als pandemisch bezeichnen (*Naujoks* [27]). Die Schwankung der statistischen Angaben kommt dadurch zustande, daß einige Autoren die erkrankten Gebisse als Ganzes und andere

die Erkrankungen einzelner Zähne oder Zahngruppen ihren Untersuchungen
zugrunde legen. Der Kariesbefall tritt nach *Naujoks* [28] weitgehend sym-
metrisch auf. Die Morbidität ist beim weiblichen Geschlecht geringfügig höher.
Der Befall von Ober- und Unterkieferzähnen (Prämolaren, Molaren) ist etwa
gleich hoch, während im Frontzahnbereich der Befall der Oberkieferzähne
den der unteren übersteigt. Die Karies ist nach der Theorie *W. D. Millers* [29]
von 1906 ein chemisch-parasitärer Prozeß, der die Zerstörung der Zahnhartsubstanzen zur Folge hat. Ohne in die kariologischen Einzelheiten zu gehen,
sei abschließend auf folgende ätiologische Faktoren wie weiche Zahnbeläge
(Plaques), Ernährungsgewohnheiten (kohlenhydratreiche Kost, hoher Zucker-
Ursachen der konsum) sowie die Mundhygiene als *exogene Faktoren* hingewiesen. Ebenfalls
Karies kann eine erblich bedingte vermehrte oder verminderte Kariesanfälligkeit
festgestellt werden, welche als *endogener Faktor* zu bezeichnen wäre. Lacto-
bakterien spielen bei der Schmelzdemineralisation eine Rolle, während Sta-
phylokokken und Streptokokken erst sekundär Bedeutung erlangen. Dentogene pyogene Infektionen beginnen also mit der Zerstörung der Zahnhartsubstanzen, führen über die partielle und totale Pulpitis zur Pulpannekrose
(Gangrän) und brechen dann über die Apexgrenze hinausgehend in den
Parodontalraum ein.

Die *klinische Symptomatik* verläuft über anfängliche Schmerzen bei thermischen und chemischen Reizen hin zu zeitweilig ziehenden und später pulsie-
renden Schmerzschüben oder Dauerschmerzen. Hinzu treten schließlich Peri-
ostdruck- und Perkussionsschmerz des betreffenden Zahnes, welcher mit
Aufbißschmerz und leichter Zahnlockerung verbunden sein kann. In dieser
Phase ist der apikale Röntgenbefund noch negativ. Erst später zeigt sich in
Folge einer Knocheneinschmelzung im Alveolenfundus im Röntgenbild eine
umschriebene bis diffuse Verbreiterung bzw. Auflockerung des Parodontalspaltes. Die verwaschene oder unterbrochene Zeichnung der alveolären Innencorticalis ist lediglich mittels Zahnfilms darstellbar. Das in der außerzahn-
Wurzelgranulom ärztlichen Literatur so oft angeführte *Zahnwurzelgranulom* stellt eine Sonderform der chronischen, apikalen Parodontitis dar. Es zeichnet sich histologisch
und röntgenologisch durch seine gute Abgrenzung zum umgebenden Knochen
aus, was teilweise noch durch eine perifokale Sklerosierung des Alveolarknochens unterstrichen wird. Die periapikale Osteosklerose wird heute zunehmend als Abwehrleistung des Knochengewebes gegenüber der chronischen
apikalen Ostitis gedeutet. Umgekehrt ist sie ein Hinweis auf eine klinisch
stumme apikale Ostitis. Wenn in dieser Phase nicht interveniert wird, die
Demarkierung ausbleibt, kommt es zum Übergreifen der Infektion in die
benachbarten Hart- und Weichgewebe bzw. Nasen- und Kieferhöhle, wobei
sich die Infektion dem Weg des geringsten Widerstandes nach entwickelt und
ausbreitet. Grundsätzlich kann das den Weg in oraler wie auch vestibulärer
Richtung bedeuten (Vestibulumabszeß oder Palatinalabszeß). Die schmerz-
hafteste Phase tritt beim Durchbrechen der Periostschranke auf. Anschließend
geben die Patienten meist ein rapides Abklingen der Schmerzen an. Über

Nacht oder nach ein -oder zweitägiger Latenz kommt es dann zum Weichteil- *Abszedierung*
infiltrat und/oder anschließender Abszedierung in Form der o. a. Abszesse
sowie Sublingualabszeß, evt. Mundbodenabszeß, Retromolarabszeß, Nasen-
vorhofsabszeß bzw. Nasenbodenabszeß, Peritonsillarabszeß meist in Verbindung mit einem mehr oder weniger ausgeprägten Kollateralödem.

Die *Therapie* besteht in der Innenspaltung in Lokalanästhesie (entweder intra-
muköses Infiltrieren im Bereich der Incisionsstelle oder Leitungsanästhesie im
abszeßfernen Bereich. Anschließend erfolgt Drainage für zwei bis drei Tage
mittels Gazestreifen. Die Extraktion des schuldigen Zahnes ist zu diesem
Zeitpunkt in der Regel unzweckmäßig. Sie erfolgt besser nach Abklingen der
akuten Entzündungszeichen. Der Zahnarzt entscheidet dann über die Art der
Kausaltherapie, die in der Extraktion oder in der Wurzelspitzenresektion
bestehen kann. Die Abszeßeröffnung erfolgt in der Regel am tiefsten Punkt
des Abszesses. Bei Gaumenabszessen wird am besten ein Zweieck exzidiert, *Abszeßeröffnung:*
damit keine vorzeitige Verklebung der Wundränder nach Druckentlastung *Schleimhaut-*
exzision verhindert
erfolgen kann. Wegen der Nähe der Arteria palatina ist Vorsicht geboten! *vorzeitige*
Am elegantesten führt man die intraoralen Abszeßspaltungen mittels Elektro- *Verklebung*
chirurgie durch (z. B. Elektrotom der Fa. Martin, Erbotom, Sirotom), wegen
der ungleich geringeren Blutung. In seltenen Fällen tritt infolge einer apikalen
Ostitis der mittleren Schneidezähne ein Oberlippeninfiltrat und/oder eine
Abszeßbildung im Bereich des Nasenbodens auf. Ebenso kann es ausgehend
von einer Schlupfwinkelinfektion im Bereich der Weisheitszähne des Unterkiefers zur peritonsillaren Abszedierung kommen. Analoge Infektionsausbrei-
tungen von den Oberkieferweisheitszähnen führen entweder zum Velum-
abszeß oder Infratemporalabszeß. Wenn diese Abszesse durch einen Hals-
Nasen-Ohrenarzt eröffnet werden, muß auf alle Fälle die Frage der Dentogenese geklärt und bei Bestätigung der Lokalbefund bereinigt werden. Wenn *zahnloser Kiefer:*
Wurzelreste suchen
Infiltrate oder Abszesse in zahnlosen Kieferabschnitten auftreten, sollte man
zunächst nach Wurzelresten, retinierten und verlagerten Zähnen, Zysten und
auch einmal nach alten, unerkannten Frakturen fahnden. Osteomyelitis und
Aktinomykose, die beide durch rezidivierende Schwellungen und/oder Abszeß-
bildungen imponieren, sind in ihrer akuten Form selten geworden, ebenso
die hämatogene Osteomyelitis der Kleinkinder. Beide Krankheitsbilder können sowohl nach komplizierter als auch glatter Zahnextraktion infolge schlech-
ter Resistenzlage des Patienten, vor allem aber nach Traumatisierung des
Alveolarknochens unter der Extraktion (z. B. mit Wurzelhebel) auftreten.
Ein Aufpfropfen auf eine Kokkeninfektion im Zuge der Dentitio difficilis
des Weisheitszahnes wurde ebenfalls schon beobachtet.

Häufiger ist die primär *chronische Osteomyelitis* anzutreffen. Der Röntgen- *chron. Osteomyeli-*
tis: Infiltrate
befund kann innerhalb der ersten 4–8 Wochen negativ sein. Dann erst treten *in Schüben*
(auf dem Zahnfilm früher als auf der Kieferaufnahme sichtbar) die wolkigen
Destruktionen des Kiefers in Erscheinung. Das klinische Bild ist gekennzeich-
net durch das schubweise Auftreten von Weichteilinfiltraten. Die Therapie be-

steht in hochdosierter Antibiotikagabe, welche nach *Krüger* [30] frühzeitig
einsetzen sollte, womit sich 90 % aller Osteomyelitiden im Frühstadium ab-
fangen lassen. Da ein Antibiogramm sich im Anfangsstadium infolge fehlender Abszeßeiterung nicht gewinnen läßt, sollte mit der Dosierung des Anti-
biotikums (in der Regel Penicillin o. ä.) hoch genug gegangen werden, nicht
unter 3–5 Mega pro Tag per os, wobei den penicillinasefesten Medikamenten
der Vorzug zu geben ist, was Untersuchungen von *Straßburg* [31] und anderen Autoren beweisen. Diese Initialtherapie hat sich auch bei der Behandlung
perimandibulärer, submandibulärer, sublingualer, submentaler, infratempo-
raler, retromaxillärer sowie parapharyngealer Infiltrate durchgesetzt. Sie muß
aber auch ausreichend lange – etwa über 10–14 Tage – durchgehalten werden.
Tritt jedoch eine Weichteilinduration mit Hautrötung und speckig glänzen-
dem Aussehen bei zunehmender Unverschieblichkeit der Haut evtl. kombiniert mit einer Kieferklemme und/oder Schluckbeschwerden in Erscheinung,

Logenabszeß: äußere Inzision, stationäre Behandlung muß ein *Logenabszeß* der entsprechenden Regionen unterstellt werden. Eine
Fluktuation tritt erst auf, wenn der Abszeß subcutan durchbricht. Diese Pa-
tienten sind ambulant nicht mehr zu behandeln. Nach stationärer Aufnahme
wird in Kurz- oder Intubationsnarkose von außen inzidiert. In seltenen Fällen wird auch eine Gegeninzision von intraoral notwendig werden (z. B. beim
Infratemporalabszeß).

Inzisionstechnik Bei der Außenspaltung von Submental-, Submandibular- oder Perimandibular-
abszessen geht man von einem Hautschnitt ein bis zwei Zentimeter caudal und
parallel zum Unterkieferrand ein und sucht mit der Kornzange stumpf vorgehend
den kürzesten Weg zum Einschmelzungsprozeß. Dabei ist zu beachten, daß man den
Bereich der Arteria und Vena facialis meidet. Beide Gefäße verlaufen unterhalb der
Nasomentalfalte. Das Eingehen von einem medianen, craniocaudal geführten Hautschnitt ist beim submandibulären oder perimandibulären Abszeß vor allem im Kieferwinkelbereich unzweckmäßig wegen der großen Strecke des blinden Vorgehens in der
Tiefe. Man sollte auch diese Abszesse stets am unteren Pol eröffnen. Beim Submental-
abszeß legt man einen leicht bogenförmigen Schnitt in der Submentalfalte. Erreicht
man mit der Kornzange die Abszeßhöhle, muß diese u. U. kräftig gespreizt werden.

Abszeßhöhle austasten Die Inzision sollte so breit erfolgen, daß ein Austasten der Abszeßhöhle und ihrer
evtl. vorhandenen Nebenbuchten sowie die Palpationskontrolle des Unterkieferran-
des möglich ist. Danach legt man Gummi- oder Latexröhrchen ein, perforiert oder
mit Jodoformgaze umwickelt. Damit wird eine sichere Orientierung der Drainage-
röhrchen erreicht. Ein Fixieren mittels Naht oder Sicherheitsnadel kann entfallen.
Der Verband kann ein einfacher Mullplatten/Pflasterstreifenverband sein, der u. U.
mehrfach am Tage gewechselt wird. Einen Capistrum-Verband führen wir kaum
mehr durch. Die Drains werden erst entfernt, wenn kein Pus mehr austritt. Anschließend muß die zahnärztliche Bereinigung des Lokalbefundes erwirkt werden.

Rasterelektronenmikroskopische Untersuchungen *Lautenbachs* [32] zur Ultra-
struktur des Unter -und Oberkiefers, über die Beziehungen der Prämolaren-
Kieferhöhlenboden ist „lamina cribrosa" und Molarenalveolen des Oberkiefers zur Kieferhöhle zeigen, daß die Innencorticalis derselben in Wirklichkeit eine Lamina cribrosa darstellt und daß
die Zahnwurzeln teilweise integrierte Bestandteile des Kieferhöhlenbodens
sein können. Daraus erklärt sich die Möglichkeit des Einbrechens periapikaler

Sinuitis

Das zuverlässige
Sekretolytikum

Gelomyrtol® forte

in vitro bakterizid
wirksam*

kein Einfluß auf Blut,
Leber und Nieren bei
Dauerbehandlung**

Zusammensetzung
1 Kapsel enthält 300 mg Myrtol

Bronchitis

Indikationen
Akute und chronische Bronchitiden, Bronchiek-
tasen, Emphysembronchitis, Sekretolyse bei
Sinuitis, Rhinitis, Pneumomykosen und Silikose,
Abhusten der Röntgenkontrastmittel nach
Bronchografie.

Kontraindikationen
Keine

Nebenwirkungen
Durch Gelomyrtol forte können vorhandene
Nieren- oder Gallensteine in Bewegung gesetzt
werden.

Anwendung und Dosierung
Bei akuten entzündlichen Prozessen 3 bis 4mal
täglich 1 Kapsel. Bei chronischen Prozessen 2mal
täglich 1 Kapsel. Diese Dosierung kann unbedenklich über eine längere Zeit angewandt
werden.
Zum Abhusten nach Bronchografie 2-3 Kapseln.
Gelomyrtol forte soll am besten eine halbe
Stunde vor den Mahlzeiten jedoch nicht mit
einem heißen Getränk eingenommen werden.

Handelsformen und Preise
OP 20 Kapseln   DM 7,40
OP 40 Kapseln   DM 13,60
Klinikpackung

* Mülhens, K.J.:
   Therapiewoche 23, 35, 2981 (73)

** Dobrowolski, L. A.:
    Der Informierte Arzt 153.4(73)

Man sieht's ihm an der Nase an....

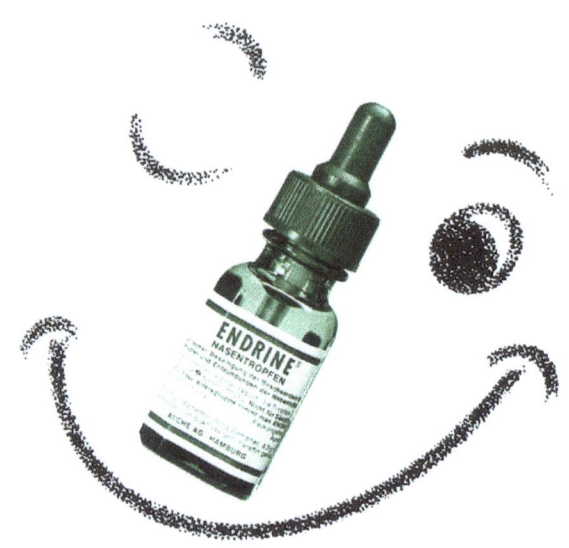

...daß eine schnelle
und zuverlässige Schnupfentherapie notwendig ist:

ENDRINE® und ENDRINE® mild

- enthalten zuverlässig wirksame Stoffe in öliger Grundlage
- besitzen intensives Ausbreitungsvermögen
- wirken stark schleimhautabschwellend
- führen rasch zu subjektiver Erleichterung
- verhindern Austrocknungserscheinungen der Schleimhaut und Borkenbildung

Zusammensetzung: 100 g ENDRINE enthalten
    l-Ephedrin   750 mg
    Eucalyptusöl 250 mg
    Menthol   300 mg
    Campher   300 mg
in dickflüssigem Paraffin gelöst.

100 g ENDRINE mild enthalten
    l-Ephedrin   500 mg
    Eucalyptusöl 500 mg
    Campher   200 mg
in dickflüssigem Paraffin gelöst.

Indikationen: Katarrhalische Entzündungen der Nase und der Nasennebenhöhlen, Schnupfen (Heuschnupfen).

Kontraindikationen: Glaukom

Hinweis: Wie alle paraffinhaltigen Nasentropfen dürfen ENDRINE und ENDRINE mild nicht zur Inhalation verwendet werden.

Dosierung: In jede Nasenöffnung werden beim Erwachsenen täglich 4–5mal 3–4 Tropfen, bei Kindern von 6–10 Jahren 1–2 Tropfen eingeträufelt und bei Kleinkindern unter 6 Jahren

nur 1 Tropfen ENDRINE mild. Kleinkindern bis zu 2 Jahren und Säuglingen wird mit leicht getränktem Wattebausch ENDRINE mild eingetupft.

Packungsgrößen und Preise:
ENDRINE
Flasche mit 15 g DM 3,80 lt. A T
Flasche mit 30 g DM 5,30 lt. A T
ENDRINE mild
Flasche mit 15 g DM 3,80 lt. A T

Weitere Hinweise siehe wissenschaftlichen Prospekt!

ASCHE AG · 2 HAMBURG 50 · POSTFACH 500132

Ostitiden ausgehend von den Eckzähnen bis hin zum dritten Molaren in die Kieferhöhle. Die statistischen Angaben über den Häufigkeitsanteil dentogener Sinusitiden schwanken zwischen 10 % (*Ganz* [33]) und 35 % (*Waßmund* [34]). Nach *Krüger* [35] werden dentogene Sinusitiden in 42 % vom ersten Molaren verursacht, gefolgt vom zweiten Prämolaren mit 20 %, dem zweiten Molaren mit 17 % und dem ersten Prämolaren mit 10 %. Der Rest entfällt auf den dritten Molaren (Weisheitszahn) und den Eckzahn, wenn ein Recessus caninus der Kieferhöhle ausgebildet ist. Ohne in den Streit um die prozentuale Verteilung dentogener und rhinogener Sinusitiden eingreifen zu wollen, sei nochmals betont, daß vor jeder geplanten Kieferhöhlenoperation der zahnärztliche Lokalbefund abgeklärt werden sollte. Auf diese spezielle Problematik soll später nochmals eingegangen werden.

b) Folgezustände der Parodontopathien

Neben der Karies mit ihren Folgen gehören die Parodontopathien zu den zahlenmäßig häufigsten Erkrankungen der Mundhöhle. Nach *Mutschelknauss* [36] ergab eine durch die Deutsche Gesellschaft für Parodontologie durchgeführte Untersuchung bei 75 % – 85 % der untersuchten Personen parodontale Veränderungen, wobei der zunehmende Anteil Jugendlicher besonders auffiel. Wenn auch diese Erkrankungen nur selten für den Hals-Nasen-Ohrenarzt Bedeutung erlangen, so sollte dieser doch grob klinisch die lokal bedingten von den endogen verursachten Parodontopathien unterscheiden können. Die Zahnplaques (weiche Beläge) sowie die Zahnstein- und Konkrementbildung (letztere den Phlebolithen verwandt wegen ihres Hämosideringehaltes) sind ebenso wie die Mundhygiene von Bedeutung. Nach einer Einteilung der Deutschen Gesellschaft für Parodontologie hat man folgende Begriffsbestimmungen für die Zahnbetterkrankungen getroffen (zit. nach *Mutschelknauss* [37]):

Gingivitis – Entzündung des Zahnfleischsaumes ohne vertiefte Zahnfleischtaschen und ohne röntgenologisch erkennbaren Knochenabbau

Parodontitis marginalis – (superfiziale Form): Entzündungen des Zahnfleischsaumes mit supraalveolären Taschen

Parodontitis marginalis – (profunde Form): Entzündung des Marginalsaumes, jedoch mit infraalveolären Zahnfleisch- und Knochentaschen

Parodontosis – Atrophie des marginalen Parodonts ohne klinisch erkennbare Entzündung, kann lokalisiert oder generalisiert auftreten

Gingivahyperplasien – Gewebsvermehrung, die eng begrenzt oder generalisiert entzündlich oder primär nicht entzündlich auftreten kann.

Parodontopathien, Systematik

Die ersten Gruppen dürften den Hals-Nasen-Ohren-Arzt weniger interessieren, weil deren detaillierte Diagnostik und Therapie in die zahnärztliche Praxis gehören. Wenn er bei seinen Untersuchungen Zahnstein (gelb bis gelbbraun gefärbte Auflagerungen), Konkrement (subgingival gelegen, braun bis schwarz gefärbt) und entzündliche Veränderungen im Bereich des Zahnfleischsaumes findet, sollte er seinen Patienten zur Vornahme einer systematischen Parodontalbehandlung an dessen Zahnarzt verweisen.

Die wichtigste Gruppe von Parodontopathien sind für den Facharzt die *hyperplastischen* und *ulcerösen Formen*. Das Vorliegen dieser muß dann unterstellt werden, wenn sich keine lokalen Reizfaktoren und Entzündungssymptome in der oben beschriebenen Weise feststellen lassen. Zahnfleischhyperplasien findet man bei:

Zahnfleisch- hyperplasien

Pubertätsgingivitiden
Schwangerschaftsgingivo-Stomatitiden
Epuliden (siehe auch unter Punkt 6)
Fibromatosis gingivae (nach Hydantoinmedikation)
Lappenfibrosen (infolge schlecht sitzender Prothesen)

Letztere Hyperplasien gehören nicht zu den Tumoren. Sie können infolge Einschneidens scharfer Prothesenränder exulcerieren oder sich sekundär infizieren. Eine maligne Entartung kann jedoch in Ausnahmefällen angetroffen werden. Die *Therapie* besteht zunächst in der Ausschaltung des Reizfaktors Prothese. Nach Abheilung der Decubitalulcera wird der restliche Gewebsüberschuß vor der prothetischen Neuversorgung mittels Skalpell oder Elektrotom abgetragen mit oder ohne Mundvorhofvertiefung. *Peristierende Ulcerationen nach Reizausschaltung sind malignomverdächtig.*

Ulceröse Gingivitis

Bei den ulcerösen, nekrotisierenden Formen müssen folgende Grunderkrankungen in Betracht gezogen werden:

Passagere Leukopenien
Agranulocytose (nach Irgapyrin oder Butazolidin)
Diabetes mellitus
Leukämien (lymphatische oder myeloische Form)

Diagnostische Schwierigkeiten ergeben sich bei der Überlagerung von lokal bedingten und allgemeinen Entzündungssymptomen. Hier führen nur das Differentialblutbild, Diabetestests und evtl. Sternalpunktion zum Ziele. Die Therapie ist selbstverständlich primär keine zahnärztliche.

4. Komplikationen nach zahnärztlichen Eingriffen

a) Die Nachblutung und ihre Behandlung

Die Zahnextraktion ist der häufigste am Menschen ausgeführte operative Eingriff. Komplikationen beispielsweise in Form der Nachblutung, die am ehesten per Noteinweisung zum Hals-Nasen-Ohrenarzt gelangen, können auftreten:

Nachblutung nach Zahnextraktion, Ursachen

• wenn sich ein intaktes Blutkoagulum infolge Spülens und Saugens des Patienten nicht bilden konnte

•• wenn Alveolarknochen und Gingiva erheblich traumatisiert wurden (Alveolarseptumfraktur, Gingivaleinrisse, flottierender Gingivalsaum)

••• wenn eine überschießende Reaktion der Endstrombahn auf den Vaso-
konstriktorzusatz zum Lokalanästhetikum eintritt (reaktive Hyperämie)
•••• wenn fibrinolytische Enzyme des Speichels unbehinderten Zutritt zur
Alveole finden
••••• wenn es zum Abriß ganzer Alveolarfortsatzpartien (z. B. Tuberculum
maxillare) gekommen ist
•••••• wenn über den Alveolenfundus ein Blutgefäß verletzt wurde (Arteria oder Vena alveolaris inferior).*

Zunächst steht die *Lokaltherapie* im Vordergrund. Sie besteht in der chirurgischen Wundexploration, Excochleation frakturierter und vom Periost gelöster
Alveolarfragmente und Absaugung der Wunde; blutende septale Gefäße werden mittels Knochenmeißel unter Handballendruck oder mittels eines anders-
wo abgehobenen Knochenspänchens verstopft und zugebolzt. Man kann die
mechanische Kompression auch mit einer vorsichtig zu schließenden Knochen-
zange oder Stanze erreichen. Eingerissene Gingivalpartien sind mittels Nähten zu vereinigen und auf der Knochenunterlage zu adaptieren. In den meisten Fällen genügt ein festes Austamponieren der Alveole mittels Gazestrei-
fens, der mit gerinnungsfördernden Substanzen (z. B. Thrombotuffon,
Thrombinpulver, Octapressin u. a.) beschickt wurde. Erst wenn diese Maßnahmen nicht zum Ziele führen, muß eine plastische Deckung mittels vestibulären Trapezlappens nach Periostschlitzung analog der von *Rehrmann* 1937
für den Verschluß einer Mund-Kieferhöhlenperforation angegebenen Methode
durchgeführt werden. Flächenhafte, flache Wunden kann man mit der Ballelektrode eines Elektrotoms koagulieren oder mittels Gewebsklebern (z. B.
Cyanoakrylatklebern) oder Verbandsplatten abdecken. Blutende Gingival- *Lokale*
gefäße sind kaum zu unterbinden, sie müssen vielmehr umstochen oder indi- *Unterbindungen*
rekt über eine Klemme oder chirurgische Pinzette elektrokoaguliert werden. *nicht möglich*
Nach *Goßmann* [38] handelt es sich bei den dentoalveolären Blutungen in
über 90 % der Fälle um lokalbedingte Zwischenfälle. Die Infusionstherapie
mittels polysaccharidhaltiger Lösungen oder von Plasmafaktoren ist zwecklos,
wenn lokal nicht interveniert wird. Auch bei Patienten mit einer hämorr-
hagischen Diathese ist die Substitutionstherapie ohne die Bereinigung des
Lokalbefundes insuffizient. Hier wird man allerdings von der plastischen
Deckung Abstand nehmen und sich mit Verbandsplatten begnügen müssen.

b) Die Kieferhöhlenperforation und ihre Therapie

Bei der Extraktion von Molaren, seltener Prämolaren oder Eckzähnen, kann
es infolge der anatomisch-topographischen Gegebenheiten zur Eröffnung der

---

* Anmerkung der Redaktion: Derartige Blutungen können u. U. lebensgefährlich
sein, auch ohne Gerinnungsstörung. Wir erlebten eine arterielle Nachblutung vom
8 infolge Fraktur des Alveolarfortsatzes mit Arterienverletzung, die erst nach
Tracheotomie, Unterbindung der gleichseitigen A. carotis externa und fester Lokal-
tamponade beherrscht werden konnte (Ganz).

Kieferhöhle im Bereich des Recessus alveolaris oder caninus oder der sogenannten Aleolarlückenbucht kommen. Der *Nasenblasversuch* beweist die stattgefundene Eröffnung. Es entweicht die Luft entweder frei über die Alveole, oder es zeigen sich lediglich Luftblasen im austretenden Blut. Im Falle einer polypösen Veränderung der Kieferhöhlenschleimhaut kann der Nasenblasversuch negativ ausfallen. Erst beim umgekehrten Blasversuch entweicht im positiven Falle beim *Wangenaufblasen* Luft über die Nase.

Kieferhöhlenperforation: Nasenblasversuch

Wichtig ist für die Therapie zunächst die zwischen Extraktion und Kieferhöhleneröffnung einerseits und Vorstellung des Patienten beim Hals-Nasen-Ohrenarzt verflossene Zeit. Hinzu tritt das Ergebnis der Untersuchung bezüglich der Lage der Perforation (über die Alveole, vestibulärer oder palatinaler Defekt) sowie die Feststellung, ob nur Weichteil- oder auch Knochendefekte vorhanden sind. Mit heranziehen für die Wahl der Verschlußmethode muß man aber auch den Zerstörungsgrad bzw. die Erhaltungswürdigkeit der zur Perforation randständigen Zähne sowie deren Parodontalbefund.

Lokalbefund

Im Falle einer Perforation bei normal tiefer und nicht oder nur geringfügig traumatisierter Alveole und Gingiva kann man mittels scharfem Löffel oder einer Kürette anfrischen, das Vollbluten der Alveole abwarten, anschließend das Koagulum mittels Gelatine (in Streifen- oder Würfelform) oder Fibrinschaum stabilisieren und die Wundränder mittels Naht auf der Unterlage fixieren. Das Tamponadematerial darf dabei nicht komprimiert werden. Anschließend wird der Patient angewiesen, auf der betreffenden Seite für 8–10 Tage nicht zu kauen, innerhalb von 48 Stunden keine Spülungen vorzunehmen, an der Wunde nicht zu saugen oder zu lutschen, sowie die Nase nicht zu schneuzen. Bei flacher Alveole muß die Deckung des Defektes mittels Vestibulumlappens mit Periostschlitzung gemäß der Rehrmannschen Methode unmittelbar durchgeführt werden. Das Epithel am Gingivalsaum ist zuvor zu exizidieren. Auch das palatinale Wandufer sollte mit dem Raspatorium unterfahren und mobilisiert werden. Vor der Naht muß kontrolliert werden, ob sich die Wundränder zwanglos aneinander legen lassen. Reicht die Länge des Vestibulumlappens nicht aus, so kann man das palatinale Wundufer dem Vorhoflappen dadurch annähern, daß man 1–2 cm vom Marginalsaum eine zu diesem parallele Entlastungsinzision anbringt, den Lappen untertunnelt und ihn gegen die Alveolenmitte verschiebt, wo er dann durch Naht mit dem vestibulären Lappen vereinigt wird (*P. E. Williams* [39]). Vorsicht ist jedoch wegen der Arteria palatina geboten. Bei ausreichender Länge des vestibulären Lappens kann man gemäß einem Vorschlag *Schuchardts* das Lappenende entepithelisieren und unter das mobilisierte palatinale Wundufer schieben, wo es mittels Matrazen- oder Rückstichnähten fixiert wird. Sollte sich bei der Inspektion der Alveole herausstellen, daß ein randständiger Zahn aufgrund seines koronalen und/oder parodontalen Zustandes nicht erhaltungswürdig ist, muß er vor der Verschlußplastik entfernt werden, denn andernfalls wird das Operationsergebnis in Frage gestellt. Diese Forderung trifft auch bei tiefreichenden Wurzelfreilegungen oder Konkrementbildungen an randständigen Zähnen zu. Vestibuläre Perforationen, die meist über Gingivaeinrisse entstanden sind, lassen sich mittels Verschiebelappenplastik in craniocaudaler oder ventrodorsaler Richtung schließen. *Hauser* [40] und der Autor dieser Publikation bevorzugen die letztere Methode, weil erstere ein zu flaches, narbiges und prothetisch ungünstig gestaltetes Vestibulum hinterläßt. Dies gilt auch für die Wangenschwenklappenplastik bei medial oder distal gestieltem Lap-

Verschlußplastiken

Entfernung geschädigter Randzähne

pen. Diese Methode, wie auch die Gaumenschwenklappenplastik, setzt man nur nach Weichteildefektverletzungen im Bereich des Mundvorhofes ein. Aus prothetischen Gründen ist oft ein zweiter, das Vestibulum vertiefender Eingriff notwendig. Der Vollständigkeit halber muß noch die Brückenlappenplastik nach *Schuchardt-Kazanjian* [41] erwähnt werden. Hierbei werden medial der Perforation zwei den Alveolarfortsatz transversal vom Vestibulum zur Gaumenseite übergreifende Schnitte gelegt und der so entstandene Brückenlappen von der Unterlage abgelöst. Nach Anfrischung der Wundränder im Bereich der Perforationsstelle wird der Lappen nach distal verschoben und dort mittels Nähten fixiert. Der medial entstandene Gewebsdefekt bleibt der Sekundärheilung überlassen. Diese Methode ist auf die Fälle mit verkürzter Zahnreihe, d. h. wenn nach distal kein Zahn mehr vorhanden ist, beschränkt.

Eine wesentlich kompliziertere Situation ist dann gegeben, wenn gleichzeitig eine Zahnwurzel in die Kieferhöhle luxiert wurde. Diese sollte – wenn möglich –unmittelbar anschließend entfernt werden, was über die Alveole so gut wie niemals gelingt. In diesen Fällen muß ein großflächiger, vestibulärer Lappen (evtl. in Verbindung mit einem weit nach medial verlängerten horizontalen Vestibulumschnitt analog der Waßmundschen Schnittführung) gebildet werden. Die Kieferhöhle wird nur von weiter cranial (Ansatz des Processus zygomaticomaxillaris) her eröffnet, so daß sich ein guter Einblick in Richtung Kieferhöhlenboden ergibt und man evtl. einen Mundspiegel zwecks Aufsuchens der Wurzel einführen kann. Zuvor sollte unbedingt eine Zahnfilm- und eine Übersichtsaufnahme angefertigt werden. Ist die Wurzel im Recessus alveolaris nicht aufzufinden, muß man auch daran denken, daß sie sich zwischen der Kieferhöhlenschleimhaut und dem knöchernen Kieferhöhlenboden befinden kann. Nur im Falle einer bereits vorliegenden Sinusitis maxillaris kann die Wurzelentfernung verschoben werden, bis die akut-entzündliche Phase abgeklungen ist. Danach lassen sich Wurzelentfernung und Radikaloperation der Kieferhöhle sowohl besser planen als auch unter günstigeren Lokalbedingungen durchführen. Auf folgende Gesichtspunkte sollte zusätzlich geachtet werden: Einmal kann die radikale Schleimhautentfernung am Kieferhöhlenboden zur retrograden Devitalisierung der Zähne führen. Zum anderen resultiert bei zu weit cranial geführtem Horizontalschnitt eine Hypästhesie der gesamten Schleimhaut vom Bereich der Schneidezähne hin bis zu den Prämolaren, die später von neuritischen Beschwerden abgelöst werden können. Bei flachem Vestibulum entstehen nach dieser Schnittführung walzenartige Narben, die sich prothetisch und parodontal nachteilig auswirken, vor allem wenn die Wundränder nicht minutiös mit feinen Nähten (Stärke 00–0000) vereinigt werden.

In diesen Fällen kann auch einmal der *Zahnfleischrandschnitt* eine Verbesserung bedeuten. Der Lappen liegt breitbasig auf der Knochenunterlage auf, eine Schnittführung transversal zu den Rami infraorbitales nervi maxillaris erübrigt sich. Die Fixierung des Lappenrandes geschieht mittels papillärer Nähte, wobei man zweckmäßigerweise kurze und gerade Nadeln benutzt, was auch problemlos gelingt. Selbst eine Verschiebung des Lappens nach distal um etwa eine Alveolenbreite ist möglich. Zum

Zahnwurzel in der Kieferhöhle: sofort entfernen!

bei Sinusitis KH-Operation, Vorsicht am Boden

Frontzahnbereich hin kann der Schnitt dann schräg nach oben oder gestuft zur Apertura piriformis geführt werden. Für den Regelfall ist die von Waßmund angegebene Schnittführung nach wie vor die „handlichste". Vor dem Nahtverschluß wird ein Chlumski-Streifen in Zickzackanordnung in die Kieferhöhle eingelegt und ein Ende über das Nasenfenster zur Nase herausgeführt und mittels Tupfer oder Pflasterstreifen fixiert. So wird im wesentlichen das Einpressen von Luft hinter den Lappen und somit eine Dehiszenz verhindert. Nach einer Woche Liegedauer kann der Streifen, der täglich nach Mobilisation gekürzt wurde, zusammen mit dem größten Teil der Nähte entfernt werden. Die restlichen Nähte entfernt man einige Tage später.

Lokalanästhesie bei zahnärztlichen Eingriffen

Alle oben angeführten Eingriffe werden von uns in der Regel in Lokalanästhesie mit Prämedikation durchgeführt. Die Übersicht im Operationsgebiet ist wesentlich besser als unter Intubationsnarkose. Wenn diese in Ausnahmefällen eingesetzt wird, führen wir sie in Form der Neuroleptanalgesie durch, weil zusätzlich durch Vasokonstriktorapplikation die Übersicht verbessert werden kann (Suprarenin oder Octapressin). Die Frage der stationären Behandlung hängt m. E. vom Umfang des Eingriffes, der Art der Schmerzausschaltung und den Möglichkeiten der häuslichen Nachsorge ab. Sie wird von uns nicht generell zugunsten der stationären Behandlung entschieden.

5. Zysten im Mund-Kieferbereich

Gelegentlich werden durch den Hals-Nasen-Ohrenarzt Kieferzysten, vorwiegend Oberkieferzysten, operativ behandelt, ohne daß in vielen Fällen deren Ätiologie abgeklärt, oder ihre Ursachen (Zahn- oder Wurzelrest z. B.) ausgeschaltet worden wären. Die klinische Symptomatik ist relativ unergiebig. Vielfach ergibt sich die Diagnose „Zyste" als Zufalls- oder Nebenbefund anläßlich einer Röntgenuntersuchung. Erst wenn die Zysten die Konturen im Kiefer-Gesichtsbereich verändern (Auftreibung an Kieferkörper und/oder Alveolarfortsatz), oder wenn eine Infektion hinzutritt und das in den Lehrbüchern stets beschriebene aber selten anzutreffende Pergamentknittern und Fluktuation festgestellt werden, ist die Verdachtsdiagnose „Zyste" naheliegend. Zuvor bestehen laut Aussagen der meisten Patienten lediglich ziehende, dumpf drückende, selten neuralgiforme oder pulsierende Beschwerden, die aber nicht charakteristisch sind. Erst das Röntgenbild (Zahnfilm und/oder Übersichtsaufnahme, besser: Zahnfilm- und Panoramaaufnahme) bringen weitere Klärung. *Differentialdiagnostisch* müssen stets Systemerkrankungen (z. B.

Differentialdiagnose der Zysten

Hyperparathyreoidismus), Tumoren, auch einmal infektionsbedingte Knochenfekte mit in Erwägung gezogen werden. Zysten zeigen eine gute Abgrenzbarkeit gegenüber dem umgebenden Knochen und den Weichteilen. Charakteristisch ist die Verdickung des Knochenrandes und eine röntgenologisch sichtbare Verstärkung der Innencorticalis der Zystenhöhle. Die Einkammerigkeit ist nicht immer zu erkennen, da Septen und Knochenleisten infolge der Darstellung dreidimensionaler Zustandsbilder in einer Ebene die Mehrkammerigkeit vortäuschen können. Infolge des langsam expansiven Wachstums werden die Zähne im Zystenbereich verdrängt. Röntgenologisch läßt sich eine Achsenkonvergenz oder eine körperhafte Verdrängung feststellen. Bei Zysten des Unterkiefers wird auch der Canalis mandibularis mit dem Gefäß-Nerven-bündel nach basal verdrängt. Wurzelresorptionen sind anzutreffen bei infi-zierten Zysten (selten), mehr noch bei den Keratozysten, zentralen Riesen-zellgranulomen, Adamantinomen, Hämangiomen, zentralen Fibromen oder bei malignen enossalen Tumoren. Wenn zusätzlich zur Wurzelresorption dif-fuse Knochendestruktionen, die sich in den Panorama- und Zahnfilmaufnah-men besser als im Übersichtsbild des Schädels feststellen lassen, hinzukommen und klinisch mit Parästhesien, kompletten Sensibilitäts- oder Mobilitätsaus-fällen und Zahnlockerungen vergesellschaftet sind, ist ein Malignom auch dann zu unterstellen, wenn noch kein oberflächlicher Gewebsdefekt oder eine Veränderung der Kieferkontur klinisch evident geworden ist.* Während die Verifizierung der Zysten des Unterkiefers im allgemeinen keine Schwierig-keiten bereitet, ist die Abgrenzung gegenüber der Kieferhöhle nur schwer ab-zuklären. In der Regel wölbt sich die Zyste konvex gegen das Kieferhöhlen-lumen vor und zeigt eine kugelige Gestalt. Dieses Charakteristikum kann fehlen, wenn keine knöcherne Abgrenzung mehr zwischen Kieferhöhle und Zyste vorhanden ist, oder wenn der Zysteninhalt sich über die Kieferhöhle und die Nase entleert hat. Einen Hinweis erhält man dann nur noch über den Zahn oder den ursächlichen Wurzelrest. *Ein vitaler Zahn verursacht in der Regel keine Zystenbildung.* Eine Residualzyste oder Mucocele am Kiefer-höhlenboden abzuklären, gelingt meist nur durch die operative Exploration oder Probepunktion, die sich in Verbindung mit der operativen Entfernung durchführen läßt. Ein histologischer Befund sollte stets die endgültige Klärung der klinischen Verdachtsdiagnose bringen. Kontrastfüllungen von Zyste oder Kieferhöhle sind in der Praxis sehr selten anzutreffende Verfahren. Weich-teilzysten, die nie odontogener Natur sind, werden erst dann diagnostiziert, wenn Schwellungen den Mundboden, Gesichts- oder Halsregion auftreiben, oder wenn es zur Fistelbildung kommt.

Histologische Untersuchung nötig

Von allen Autoren im Rahmen oralpathologischer und Mund-Kieferchirur-gischer Publikationen wird übereinstimmend die histologische Diagnostik ge-fordert (*Archer* [42], *Robinson* [43], *Pindborg* [44], *Colby* – *Kerr* – *Robin-son* [45], *Thoma* [46], *Trauner* [47], *Bethmann* und *Bienengräber* [48], *Harnisch* [49], *Becker* [50] und *Schulte* [51]), weil grundsätzlich alle Zysten maligne entarten können, (selten) vor allem, wenn mehrfache insuffiziente Operationen vorausgegangen sind.

Die Einteilung der Zysten, ihre Systematik, kann nach pathogenetischen, morpholo-gischen, topographischen sowie klinischen Gesichtspunkten erfolgen, wie sie von *Becker* [52], *Thoma* und *Goldman* [53] und *Robinson* [54] angegeben wurde. Die

---

* Anmerkung Redakteur: In seltenen Fällen kann eine Cyste im Bereiche des Un-terkieferwinkels mit einem Parotistumor verwechselt werden (siehe *Ganz* und *Nie-meyer*: Arch. klin. exper. Ohr-, Nas.- u. Kehlk.heilk. *188*, 515, 1967).

hier zugrundeliegende Klassifikation folgt der 1973 von *Becker* angegebenen Methode, der zwischen Knochen-(Kiefer-)Zysten, nicht odontogenen Zysten (sog. dysontogenetischen Zysten- Pseudozysten) und Weichteilzysten unterscheidet, wobei die Kieferzysten eine besondere Betonung erfahren.

Einteilung der Zysten (n. *Becker*):

Knochen-(Kiefer-)Zysten
a) Odontogene Zysten
– radikuläre Zysten (apikal, apicolateral und radikuläre Milchzahnzysten) stehen immer in Verbindung zu einem Zahn oder einem Wurzelrest, Parodontalspalt mündet in das Zystenlumen
– follikuläre Zysten (zahnhaltige Zysten) zentral, zentrolateral und periradikulär gelegen, als Durchbruchszyste, als Zyste mit Zahnrudiment oder als extrafollikuläre Zyste vorkommend
– Follikularzysten (zahnlose Zysten) kommen vor als Primordialzysten (aus der Zahnleiste entstehend, anstelle eines Weisheitszahnes), als mehrkammerige Primordialzyste (ebenfalls anstelle von Zahnkeimen), oder als Keratozyste (semimaligne, in Verbindung mit Wurzelresorptionen)
– Parodontalzysten imponieren als desmodontale oder Gingivazysten
– Residualzysten (Zahn wurde entfernt und Alveole hat sich über Zyste geschlossen) gibt es radikulären und follikulären Ursprungs (klinisch nicht differenzierbar)
– Pulpazyste (Sonderform) = endodontale Zyste.
b) nicht odontogene Zysten
(dysontogenetische Z.)
nasopalatinale Zysten
Zysten der Papilla incisiva
mediale Gaumenzyste
median-alveoläre Zyste
nasoalveoläre Zyste (*Klestadt*-Zyste)
globulomaxilläre oder fissurale Zyste
mediane Unterkieferzyste
Alle Zysten der Gruppe b liegen im Bereiche embryonaler Wachstumsfugen und haben keine Beziehung zu den marginalen, apikalen oder pericoronalen Spalträumen, zu einem Zahnkeim oder einer Zahnwurzel.

Nichtepithelialzysten:
(Pseudo-Zysten)
enthalten kein Zystenepithel, kommen vor als solitäre Knochenzyste, aneurysmatische Knochenzyste oder latente Knochenhöhle des Unterkiefers (wichtiger Hinweis: der Mandibularkanal wird nicht nach caudal verdrängt, sondern verläuft frei durch das Zystenlumen)
c) Weichteilzysten

Retentions- und Extravasationszysten:
– Mucocelen der Mundschleimhaut, vor allem der Lippen
– Ranula (meist im Ausführungsgang der Glandula submandibularis oder der Glandula sublingualis)
– Mucocelen der Kieferhöhle (an Boden oder lateraler Wand adhaerent und schleimgefüllt)

- Okklusionszyste der Kieferhöhle (nur nach Radikaloperation auftretend, Verschluß infolge Narben- und Schwartenbildung, es finden sich Epithelreste, wenn aber Pus oder Schleim, jedoch kein Epithel aufzufinden ist, liegt eine Pyocele vor
- Lymphoepithelialzysten der Mundhöhle
- branchiogene oder laterale Halszysten (sogenannte Kiemengangzysten)
- mediane Halszysten (Zysten des Ductus thyreoglossus)
- Dermoid- oder Epidermoidzysten, submental oder sublingual gelegen, auch am Augenlidrand vorkommend

Die *Therapie* ist immer eine chirurgische. Angestrebt wird stets die totale Ausräumung des Zystenbalges. Bei dentogenen Zysten geschieht dies entweder in Verbindung mit der Zahnextraktion oder der Wurzelspitzenresektion des schuldigen Zahnes, sofern er von sich aus oder im Hinblick auf das Gesamtgebiß erhaltungswürdig ist. Die Entfernung infolge Zystenwachstums verdrängter Zähne ist dann angezeigt, wenn ihre Einordnung, evtl. unter Zuhilfenahme kieferorthopädischer Methoden, nicht mehr wahrscheinlich ist, oder wenn die zweite Dentition abgeschlossen ist. Das setzt voraus, daß der einzuordnende Zahn annähernd in seiner physiologischen Durchbruchsrichtung liegt. Die *Zystektomie (Partsch II – Operation)* beschränkte sich früher auf Zysten bis annähernd Kirschgröße. Heute ist man in der Lage, auch größere Zysten zu enukleieren, wenn die Zystenhöhle allseits knöchern begrenzt ist. In diesen Fällen läß sich der Zystenhohlraum mit einer Eigenblut-Gelatine-Antibiotikapulver-Füllung nach *Schulte* beschicken. Anschließend muß der Zystenhohlraum hermetisch verschlossen werden. Sollte tatsächlich einmal die Organisation des Koagulums ausbleiben, ist eine sekundäre Tamponadebehandlung ohne weiteres möglich. Bei mittelgroßen Zysten reicht meistens auch schon die Anfrischung der Knochenwunde durch Provokation des Vollblutens und die Koagulumstabilisierung mittels Gelatineschwamm oder Fibrinschaum aus, um das Lumen zu füllen. Auch hier ist auf einen guten Wundverschluß zu achten. Die *Zystostomie (Partsch I – Operation)* ist indiziert in der Regel bei großen Unterkieferzysten, wenn die Entfernung des Zystenbalges nur unter Freilegung und Devitalisierung benachbarter Zähne oder mit der Freilegung des Gefäß-Nervenbündels möglich wäre. Im Oberkiefer wird diese Methode der Nebenbuchtbildung wegen der langwierigen Nachbehandlung und der ungünstigen prothetischen Situation post operationem von uns nur in Ausnahmefällen praktiziert. *Nasteff/Rosenthal* haben eine Kombinationsmethode von Zystektomie und Zystostomie angegeben. Sie besteht darin, daß in der ersten Operationsphase der Zystenbalg vollständig entfernt wird, und in der zweiten Phase nach Periostschlitzung das Zystenlumen mit Hilfe perossaler Nähte und eines Tupferknebels verkleinert wird. Die Zystostomie kann aber auch als erste Entlastungsmaßnahme bei der Behandlung sehr großer Zysten mit starker Knochenausdünnung eingesetzt werden, an die sich später nach ausreichender Knochenapposition die Zystenexstirpation anschließt. Große Oberkieferzysten werden zweckmäßiger zu Nebenbuchten der Nasen- oder Kieferhöhle gestaltet, wenn keine knöchernde Abgrenzung mehr vorhanden ist (sog. *Nasenpartsch*). Der Eingriff besteht im wesentlichen in

(Marginalien:) Behandlung

Zystektomie

Zystostomie bei großen Unterkieferzysten

der Absaugung des Zysteninhaltes und der Entfernung der Weichgewebs-
lamelle zwischen Zyste und Kiefer- oder Nasenhöhle. Sind diese Zysten infi-
ziert, muß eine Fensterung zum unteren Nasengang erfolgen. In den anderen
Fällen kann man weitgehend darauf verzichten.

Da die genaue Einordnung der Kieferzysten im wesentlichen nur mit Hilfe
der Zahnfilm- oder Panoramaaufnahme gelingt, und evtl. unter der Operation zahnärztliche Maßnahmen erforderlich sind, sollte die Behandlung dieser
Zysten durch den Zahnarzt oder Kieferchirurgen erfolgen. Denkbar wäre
aber auch, daß Zahnarzt und Hals-Nasen-Ohrenarzt solche größeren Eingriffe gemeinsam durchführen.

6. Hyperplasien des Zahnbettes und Alveolarfortsatzes

Bei allen Alterationen der Gingiva und des Alveolarfortsatzes ist zunächst
die Frage zu klären, ob es sich um ein lokalbedingtes bzw. ausgelöstes (idio-
pathisches) oder ein symptomatisches Krankheitsbild handelt.

Da von berufener Seite umfassende Arbeiten und Monographien über die Pathologie und Klinik der Tumoren des Gesichtsschädels und des Mund-Kieferbereiches
vorliegen, darf hier der Hinweis auf die entsprechende Fachliteratur genügen z. B.
Becker [55], *Wustrow* [56], *Naumann* [57], *Rankow* [58], *Archer* [59], *Rosenthal/
Bethmann/Bienengräber* [60], *E. Krüger* [61], *G. O. Kruger* [62], *Gardner* [63],
Fasske/Morgenroth [64], *Colby/Kerr/Robinson* [65], *Pindborg* [66], *Schlegel* [67]
und *Knolle/Straßburg* [68]. Herausgegriffen seien hier lediglich einige Krankheitsbilder von mehr zahnärztlicher Bedeutung, wie die Epuliden, die peripheren Binde-
gewebshyperplasien sowie die Exostosen.

Epuliden Die *Epuliden* sind gestielt oder meist breitbasig der fixen Gingiva aufsitzende
oder hantelförmig periodontal gelegene Hyperplasien, die infolge mechanisch-
mastikatorischer Insulte auch ulcerieren oder superinfiziert auftreten können.
Sie sind entweder auf wenige Parodontien begrenzt oder können walzenartig
einer gesamten Front- oder Seitenzahnreihe aufsitzen. Ihre Differenzierung
in die Epulis fibromatosa (glatte blassrosa gefärbte Oberfläche, straffe Konsistenz), Epulis granulomatosa (gekörnte Oberfläche) und Epulis gigantocellu-
laris (stark rot bis blaurot gefärbt, von weicher Konsistenz, bei Berührung
leicht blutend) gelingt nur pathohistologisch. Wenn das Röntgenbild (Zahnfilm) eine Osteolyse im Bereich der Epulis zeigt, sollte zur Rezidivvermeidung
mit der großflächigen Abtragung auch die Zahnextraktion und Alveotomie
Behandlung verbunden werden. Ist dies nicht der Fall, kann man sich mit der Abtragung
derselben bis auf den alveolären Knochen, und/oder einer oberflächigen Frä-
sung desselben und einer Abdeckung der Wunde mittels Zahnfleischverbänden
auf Zinkoxyd/Nelkenölbasis oder Kunststoffbasis begnügen. Bei gestielter
Epulis wird der Bindegewebsstiel mittels Scherenschlag oder Elektroschlinge
durchtrennt und die gingivale Basis mit einer Ballelektrode oberflächlich koaguliert. Vor diesen Eingriffen sollte im Zuge der „Parodontaltoilette" Zahn-

steinentfernung und Konkrementbeseitigung zwecks Ausschaltung lokaler Reizfaktoren durchgeführt werden.

Bei der *Fibromatosis gingivae* handelt es sich um eine mehr generalisierte Hyperplasie unbekannter Genese. Die Vererbbarkeit konnte von *Straßburg* wiederholt nachgewiesen werden. Die Therapie besteht in der Abtragung des Gewebsüberschusses und modellierender Neubildung des marginalen Gingivareliefs. Die ebenfalls erblichen, symmetrischen Fibrome dorsal der Oberkiefer und/oder Unterkiefermolaren (sog. *Tuberfibrome*) werden operativ entfernt einmal aus parodontalhygienischer und zum anderen aus prothetischer Indikation, wenn sie nämlich ein absolutes Einschubhindernis für eine Prothese bedeuten. Tuberfibrome können so voluminös sein, daß der zweite und dritte Molar bedeckt sind, oder daß der Patient anstelle auf Zähnen auf diesen Hyperplasien kaut.

Tuberfibrome

Knochenhyperplasien (Exostosen) finden sich im Bereich der Mediane des Gaumendaches, des Tuberculum maxillae oder mandibulae sowie auf der lingualen und/oder vestibulären Alveolenwand als kugelige, mehrhöckrige oder walzenförmige Auftreibungen. Die Schleimhautbedeckung ist in der Regel blaßrosa und unauffällig, wenn keine mechanischen Verletzungen durch harte Speisen oder Prothesenränder erfolgen. Vor einer prothetischen Versorgung mit schleimhautgetragenem Zahnersatz, in Einzelfällen aber auch bei zahn- und schleimhautgetragenem Ersatz müssen zuvor die Exostosen abgetragen werden. In Lokalanästhesie wird über einen Winkel-, Trapez- oder ausreichend langen Zahnfleischrandschnitt bei vorsichtigem Vorgehen der Mucoperiostlappen präpariert, und mittels Fräse wird die Exostose bis auf das normale Alveolarfortsatzniveau abgetragen. Nach Überschußentfernung oder Apikalverschiebung des Lappens zwecks Vestibulumextension wird dieser mittels Knopfnähten oder Papillennähten fixiert. Die Operation der medianen Gaumendachexostose, des sog. *Torus palatinus*, wird mittels Türflügelschnittes oder bei großer Ausdehnung mittels oralem Zahnfleischrandschnitt unter Umgehung der Papilla incisiva und flächenhafter Abfräsung der Hyperplasie durchgeführt.

Torus palatinus

Beim *Tuberfibrom* (symmetrischem Fibrom) wird in der Kieferkammlinie (Mittellinie des Alveolarfortsatzes) ein breites Zweieck entfernt. Gelingt die zwanglose Vereinigung beider Wundufer nicht, so sind im vestibulären und palatinalen Lappen sekundäre Zweieckexsisate vorzunehmen. In seltenen Fällen kann es aus prothetischer Indikation notwendig sein, auch den Alveolarfortsatz vertikal zu verkürzen, selbst wenn dabei die Kieferhöhle eröffnet werden muß. Um einen Zahnersatz eingliedern zu können, bedarf es einer bestimmten Mindestdistanz zwischen beiden Kieferkammlinien im Seitenzahnbereich oder zwischen Zahnreihe des Gegenkiefers und Kammlinie des prothetisch zu versorgenden Kiefers. Denn mit Rücksicht auf das Kiefergelenk ist eine beliebige Erhöhung des Bisses (des vertikalen Kieferabstandes) nicht möglich wie aus phonetischen und ästhetischen Gründen nicht angebracht. Ebenso kann die vertikale Dimensionierung der Prothesensättel nicht beliebig reduziert werden, da sonst eine sehr große Bruchgefahr bestehen könnte.

Therapie des Tuberfibroms

Auch hier sei nochmals betont, daß sich alle parodontalchirurgischen und präprothetischen Eingriffe am besten in *Lokalanästhesie* durchführen lassen.

Das gilt auch selbst für die *Traunersche* Mundbodenplastik, die im Tieferlegen des Musculus mylohyoideus und der Abtragung der hyperplastischen Linea mylohyoida besteht. Desgleichen gelingt das Tieferlegen des Musculus genioglossus und Abtragung einer evtl. ossifizierten Insertionsstelle in Lokalanästhesie. Die Indikation ergibt sich aus der Tatsache, daß schleimhautgetragene Unterkieferprothesen auf eine hinreichend große Alveolarfortsatzfläche aufgelagert werden müssen, da es anderenfalls zu einem weiteren, u. U. exessiven Vertikalabau des Kieferkammes kommt.

Aus dem oben Gesagten ergibt sich, daß der Operateur, sei es nun der Zahnarzt, Kieferchirurg oder Hals-Nasen-Ohrenarzt über hinreichende Kenntnis der prothetischen und/oder parodontologischen Indikation sowie der Operationsmethodiken verfügen sollte. Wenn ein Zahnarzt oder Kieferchirurg für solche Eingriffe nicht zur Verfügung steht, können Hals-Nasen-Ohrenarzt und Zahnarzt gemeinsam sich dahingehend ergänzen, daß ersterer den Eingriff durchführt und letzterer die zahnärztlich-prothetischen Vorbereitungsmaßnahmen trifft.

7. Funktionelle Störungen des Kauorgans

Da unter Punkt 2b diagnostische Hinweise bezüglich der funktionellen Störungen des Kauorgans bereits gegeben wurden, dürften an dieser Stelle einige ergänzende Hinweise genügen. Bevor man der Funktionsdiagnostik näher tritt, sollten zahnärztlicherseits dentogene Erkrankungen mit Ausstrahlung zum Ohr und zur Schläfenregion, sowie seitens des Hals-Nasen-Ohrenarztes otogene Erkrankungen ausgeschlossen werden können. Charakteristisch für funktionelle Störungen ist das myofaziale Schmerzsyndrom. Einen weiteren Hinweis liefern die Angaben des Patienten, daß er beim Kauen oder beim morgentlichen Erwachen Muskelschmerzen (wie „Muskelkater") verspüre. Die Ursache ist festes Aufeinanderpressen der Zahnreihen und Knirschen bei geistigen und körperlichen Anstrengungen (als Bruxismus bezeichnet). Myalgien kommen auch als Folge psychisch und streßbedingter Parafunktionen (Leerkauen) zustande. Das myofaziale Schmerzsyndrom hat nach *Engelhardt* [69] folgende mögliche Ursachen:

Morgendlicher „Kaumuskelkater"

Kaumuskelschmerz, Ursachen

arthrogene Störungen (Arthrosis deformans, Subluxation, Luxation)
neuromuskuläre Störungen (Druckschmerzhaftigkeit einzelner oder aller Kaumuskeln, oder neuralgiforme Schmerzen)
Parafunktionen
sekundäre neuromuskuläre Störungen
mandibulo-dentale Störungen
Okklusionsstörungen (bei Schlußbißbewegungen)
Artikulationsstörungen (bei Seitbißbewegungen)
Verlust der seitlichen Stützzonen (Prämolaren und Molaren – siehe Punkt 2b)
Dysgnathien (nicht kieferorthopädisch korrigierte Zahnstellungs- und Bißlageanomalien)

8. Verletzungen der Zähne und der Kiefer

Bei der Abhandlung traumatologischer Probleme soll die Diagnostik im Vordergrund stehen und die Therapie mehr zusammenfassend besprochen werden, da die Kieferbrüche nicht selten mit cerebraler Beteiligung und anderweitigen Verletzungen kombiniert und deshalb nur ausnahmsweise in der Praxis zu bewältigen sind. Im Klinikbereich steht in der Regel ein Kieferchirurg oder zahnärztlicher Konsiliarius zur Verfügung.

Für den traumatologisch interessierten Hals-Nasen-Ohrenarzt sei auch hier auf die spezielle Fachliteratur verwiesen, wie die Publikationen von *Reichenbach* „Traumatologie im Kiefer-Gesichtsbereich" [70], *Lehnert* „Traumatologie im Bereich der Kiefer und des Gesichtes" [71], *Spiessl/Schroll* in „Spezielle Frakturen- und Luxationslehre" [72], *Mårtenson* in „Kopf-Hals-Chirurgie" [73].

Zu den Ursachen von Frakturen stellt *Lehnert* anhand einer Literaturübersicht fest, daß in den Jahren 1933–1966
zwischen 19–52 %/o auf Verkehrsunfälle
zwischen 11–34 %/o auf Betriebsunfälle
zwischen 15–32 %/o auf Schlägereien
zwischen 5–17 %/o auf Stürze
zwischen 3– 8 %/o auf Sportunfälle
zwischen 2–20 %/o auf sonstige Unfälle
zurückgeführt werden konnten, wobei der Unterkiefer 4–5mal häufiger als der Oberkiefer betroffen war. Über 80 %/o der Frakturen waren beim männlichen Geschlecht zu verzeichnen. Verletzungen der Zähne und der Kiefer können isoliert und kombiniert auftreten, in Form von Luxationen und Frakturen einzelner Zähne bis hin zu solchen der Kiefer mit oder ohne Beteiligung der umgebenden Weichteile. *Spiessl* [74] stellt folgende Handgriffe und Überprüfungsmethoden zur Feststellung von Unterkiefer- und/oder Mittelgesichtsfrakturen heraus, die neben Ödem- und Hämatombildung, Blutung und Gewebsdehiszenz wertvolle diagnostische Hinweise liefern:

Unterkieferfraktur 4–5mal häufiger als Oberkieferverletzung

Handgriffe zur Feststellung von Unterkieferfrakturen:
Prüfung durch dorsalwärtige Stauchungsbewegung
Prüfung mit beiden kleinen Fingern im Gehörgang, ob die Gelenkköpfchen beidseitig, einseitig oder nicht der Kieferöffnung folgen
Prüfung der abnormen Beweglichkeit im Kieferwinkelbereich von außen
Prüfung der abnormen Beweglichkeit im Frontzahnbereich, dem horizontalen Ast des Angulus von intraoral
Prüfung auf Krepitation und Stufenbildung

Diagnose der Kieferbrüche

Handgriffe zur Feststellung von Mittelgesichtsfrakturen:
Palpation des Margo infraorbitalis (beidseits) caudal und lateral
Palpation des Margo infraorbitalis und der Jochbogenoberkante
Palpation des Processus zygomaticomaxillaris und des Jochbogens

Prüfung abnormer Beweglichkeit des Oberkiefers und Infraorbitalrandes (bezüglich Le Fort II-Fraktur)
Prüfung auf Oberkieferbeweglichkeit an der lateralen Orbita (bezüglich Le Fort III-Fraktur)
Palpation der Crista zygomaticoalveolaris und des Nasenbeines.

Frakturen der Zähne und der Kiefer ergeben bei der Perkussionsprüfung einen dumpferen Klopfschall im verletzten gegenüber dem unverletzten Kieferabschnitt. So gibt z. B. der frakturierte Oberkiefer ein- oder doppelseitig beim Perkutieren mit einem Spiegelgriff, einem Zungenspatel oder einem Pinzettengriff einen pappschachtelartigen Ton (sog. *Schlamppscher* Schachtelton). Am auffälligsten ist neben den Weichteilverletzungen der Haut und Schleimhaut (Hämatombildung, Suffusion, Sugillation, Einriß, Blutung, Defektbildung von Hart- und Weichgeweben) die *traumatogene Okklusionsstörung.* Darunter versteht man das Klaffen der Zahnreihen und die Unfähigkeit zur Einnahme der Schlußbißlage. Man unterscheidet den traumatisch offenen Biß im Front -und/oder Seitenzahnbereich, sowie traumatische Dorsal-, Ventral- oder Lateralverlagerung der Kiefer oder Kieferanteile. Luxierte Zähne (bei der Luxatio incompleta) verlieren beim durchscheinenden Licht (z. B. Taschenlampe und oralseitig gegenübergehaltenem Kehlkopfspiegel) ihre hellrote Transluzenz. Zahnfrakturen mit Pulpeneröffnung oder totale Zahnluxationen (Luxatio completa: Zahn aus der Alveole herausgeschlagen oder in diese wie ein Nagel im Sinne einer Intrusion hineingetrieben) bedürfen sofortiger zahnärztlicher Versorgung, in Form der Überkappung der freigelegten Zahnpulpa, evtl. der Wurzelbehandlung und/oder Replantation oder der kieferorthopädischen Behandlung meist in Verbindung mit zahnärztlich-chirurgischen Maßnahmen.

Schachtelton bei Perkussion

Okklusionsstörung

Folgende *Komplikationen* bedürfen der besonderen Aufmerksamkeit: Neben den arteriellen und venösen Gefäßblutungen stellt die vollständige Kinnaussprengung mit Rückverlagerung der Zunge und Epiglottis die bedrohlichste lokale Situation dar. Sie macht sofortiges Vorziehen von Zunge und Kinnfragment erforderlich oder, wenn dies nicht möglich ist, eine Tracheotomie (wenn das Kinnfragment keine Bezahnung mehr aufweist). Meist kann jedoch mit einer Drahtligatur an den Front- und Seitenzähnen ein Zurücksinken des Kinns verhindert werden. Die eigentliche Kieferbruchversorgung kann dann bis zur Sicherung der Vitalfunktionen, bis zum Abschluß der Reanimation und Schocktherapie zurückgestellt werden.

Komplikationen

Im Zuge der Definitivversorgung geht man danach zweckmäßigerweise von innen nach außen vor:

Einschienen des unverletzten Kiefers
Einschienen des verletzten Kiefers mittels geteilter oder ungeteilter Schiene
Reposition der Fragmente, evtl. in Verbindung mit operativer Mobilisation

Definitive Bruchversorgung

Einstellen der individuellen Okklusion (maximale Intercuspitation bzw. habituelle Okklusion)
intermaxilläre Fixation und Inmobilisation (evtl. mittels craniofazialer Drahtaufhängung)
Verschluß von Schleimhaut- und/oder Hautwunden.
Sonst besteht die Gefahr, daß die Weichteilnähte beim Einschienen ausreißen. Wenn zweiphasig vorgegangen werden muß, sollte mit dem Einschienen etwa eine Woche abgewartet werden. Oberkieferfrakturen müssen innerhalb von 8–10 Tagen versorgt sein, während man mit Unterkieferfrakturen in Ausnahmefällen 10–14 Tage warten kann. Dann aber ist eine operative Bruchspaltrevision meist unvermeidlich. Im Oberkiefer gelingt die Fragmenteinstellung nur noch unter erschwerten Umständen (Rüttelung mittels *Walsham*-Zange, Vorziehen mittels *Strohmeyer*-Hakens).

Zeitgrenzen bis Versorgung

In der *Therapie* unterscheidet man die konservative, kombiniert konservativ-operative, sowie die rein operative Methode. Die ersten beiden Verfahren werden mehr von Zahnärzten, letztere eher von Kieferchirurgen bevorzugt. Bei Abwägung aller Gesichtspunkte sollte man derjenigen Methode den Vorzug geben, die den Patienten physisch und psychisch am wenigsten belastet, sowie ein morphologisches und funktionelles Optimum im Therapieergebnis anstrebt bei größtmöglicher Rationalisierung auch der Nachsorge (Vermeiden mehrfachen Operierens, wie z. B. bei der Druckplatten-Osteosynthese). Wir bevorzugen die konservative oder die kombinierte Methode, wenn diese im konkreten Behandlungsfall gegenüber der rein chirurgischen Methode Gleiches leistet. In Fällen unbezahnter oder schwach bezahnter Kieferfragmente oder zur Fixierung des aufsteigenden, elevierten Unterkieferastes (distal vom Ende der Zahnreihe) bevorzugen auch wir die chirurgische Methode. Ebenso führen wir die Behandlung der Oberkieferfrakturen mit Rückverlagerung des Oberkiefers nicht mehr mittels Kopfgips, Außenstrebe oder Hirschgeweihschiene mit Gummizügen durch, sondern verdrahten am lateralen oder unteren Orbitalrand oder fixieren an dem craniolateralen Orbitalrand. Desgleichen kommt bei der Le Fort I-Fraktur die Drahtumschlingung am Processus zygomaticomaxillaris zur Anwendung.

Konservative oder operative Kieferbruchbehandlung?

Folgende Schienungsmethoden haben sich im Rahmen der konservativen Frakturbehandlung durchgesetzt:
– Kunststoff-Schienen nach *Schrudde*
– *Schuchardt*-Schiene
– Äsculap-Schiene
– Rocky Mountain-Schiene
– Individuelle Drahtbogen oder Gußschienen
Weniger gebräuchliche Schienen sind:
– Schlaufendrahtschiene nach *Hauptmeyer*
– Gußkappenschiene nach *W. Meyer*
– Ösenschiene nach *Schlampp* oder *Jantzen*
Zusätzlich lassen sich prothetische und/oder kieferorthopädische Hilfsmittel zur Kieferbruchbehandlung heranziehen.

An Kombinationsmethoden werden oben angeführte Schienen in Verbindung mit Drahtumschlingung oder Knochendrahtnaht geübt. Die Druckplattenosteosynthese mittels DCP-Platten, *Luhr*'schen-Schienen, AO-Platten wird außerhalb der Universitätskliniken und großen Fachabteilungen selten oder nicht durchgeführt. Vollständigkeitshalber müssen noch die Fixationsmethoden nach *Roger/Anderson* und *Becker* erwähnt werden, die in unserer Abteilung jedoch nicht praktiziert werden. In seltenen Fällen ist bei der Jochbogenfraktur die Hakenextension erforderlich. Bei der Jochbeinansatzfraktur kommt die operative Reposition von außen oder durch die Kieferhöhle (Supramidspan oder Tamponade) in Frage.

Die *Ernährung* des eingeschienten Patienten geschieht in Form von Infusionen, über Magensonde oder Schnabeltasse mit Verlängerung (Trinkröhrchen oder Schlauch). Aus Sicherheitsgründen hat es sich als zweckmäßig erwiesen, wenn nach dem Einschienen und/oder der operativen Behandlung der nasotracheale Tubus für zwei bis vier Tage liegenbleibt, bis feststeht, daß die Fragmente voll eingestellt und in Schlußbißstellung fixiert sind. Wenn bei polytraumatisierten Patienten primär tracheotomiert wird, ist die oben angeführte Sicherheitsmaßnahme natürlich nicht notwendig.

Bei einfachen und/oder geschlossenen Frakturen des Unterkiefers können die intermaxillären Gummizüge oder Drahtligaturen nach 3–4 Wochen gelöst werden. Bei Gelenkkopf- und hohen Gelenkhalsfrakturen muß die Verschnürung bereits nach 10–14 Tagen gelöst werden, damit der Patient anschließend Bewegungsübungen durchführen kann. Auf diese Weise können Ankylosen vermieden werden. Bei mehrfachen oder komplizierten und/oder kombinierten Brüchen des Ober- und Unterkiefers werden die Verschnürungen erst nach 5–6 Wochen entfernt. Während dieser Zeit ist auf eine konsequente *Mundpflege* zu achten (Spray-Reinigung), da anderenfalls die Zahnhartsubstanzen und die Parodontien nachhaltig geschädigt werden können. *E. Krüger* [75] empfiehlt vor dem Einschienen die Touchierung der Zahnoberflächen mit Fluorid enthaltenden Lacken oder Lösungen.

Auf Mundpflege achten!

Literaturnachweis

[1] *Krüger, E.:*
    Lehrbuch der chirurgischen Zahn-Mund- und Kieferheilkunde Bd. I S. 13–69, Buch- und Zeitschriften Verlag „Die Quintessenz" Berlin 1973
[2] *Brachmann, J.:*
    Die Untersuchung, in Praxis der Zahnheilkunde Bd. I/A 3. S. 1–15 Herausg. Haunfelder, Hupfauf, Ketterl, Schmuth; Verlag Urban und Schwarzenberg 1970
[3] *Thoma, K. H.:*
    Examination and Diagnosis, in Oral Surgery Bd. I S. 119–177, 5 th Edition, Mosby, Saint Louis 1968
[4] *Morris, A. L. u. H. M. Bohannan:*
    Diagnostik und Therapie der gesamten Zahn-Mund- und Kieferheilkunde, Medica-Verlag, Stuttgart 1972

[5] *Kimmel, K. H.:*
    „Rationelle Methoden in der zahnärztlichen Praxis" Verlag „Die Quintessenz"
    Berlin 1970; *ders.,* in: Schön/Kimmel „Ergonomie in der zahnärztlichen Praxis"
    Verlag „Die Quintessenz" 1. + 2. Auflage 1968 und 1972
[6] *Lentrodt, J. und H. Dieckmann:*
    DZZ 29, S. 938–941, 1974
[7] *v. Reckow, J. F.:*
    in Heuser „Klinik der Zahn-Mund- und Kieferkrankheiten" S. 311–320, Dr. A.
    Hüthig Verlag Heidelberg 2. Aufl. 1963
[8] *Hauser, P.:*
    „Der Radiologe" *4*, S. 319–324, 1964
[9] *Fleischer-Peters, A.:*
    Fortschritte Kieferorthopädie *24*, 150, 1963
[10] *Rottke, B.:*
    DDZ 27, 961–964, 1972
[11] *Hielscher, W.:*
    Deutscher Zahnärztekalender *28*, 69–88, 1969
[12] *Sonnabend, E.:*
    DZZ 27, 965–969, 1972
[13] *Bolstorff, Chr.:*
    Deutscher Zahnärztekalender *32*, 115–125, 1975
[14] *Loepp, W. u. R. Lorenz:*
    Röntgendiagnostik des Schädels, 2. Aufl. Georg Thieme, Stuttgart 1971
[15] *Mittermaier, R.:*
    Hals-Nasen-Ohrenkrankheiten im Röntgenbild, 3. Aufl. Georg Thieme, Stutt-
    gart 1969
[16] *Archer, H.:*
    Beitrag L. E. Etter („Röntgenanatomie des Gesichtsschädels und der Zähne",
    Beitrag J. C. Eselman „Spezialaufnahmen der Kiefer und der Zähne zur Lage-
    bestimmung" in „Die Chirurgie des Mundes und der Zähne" S. 893–907 und
    908–925 Bd. II, 3. Aufl. Medica Verlag 1966
[17] *Stafne, E. C.:*
    Oral Röntgenographic Diagnosis, 3 rd Edition. W. B. Saunders Company 1969
[18] *Worth, H. M.:*
    Principles and Practice of Oral radiologic Interpretation; Year Book Medical
    Publishers Inc. Chicago 1963
[19] *Paerschke, E.:*
    (und Dietze R.) Zahnärztliche Röntgenologie, G. Fischer, Jena 1963
[20] *Winniker-Blank, E. und F. Biedermann:*
    Röntgendiagnostik in der Kiefer-Gesichtschirurgie, VEB Verlag Volk und Ge-
    sundheit, Berlin 1969
[21] *Sonnabend, E.:*
    Das Röntgenbild in der Zahnärztlichen Praxis, R. Pflaum Verlag München 1958
[22] *Meschan, J., R. M. F. Farrer-Meschan und H. Peisker:*
    Synopsis der Röntgendiagnostik, Medica Verlag Stuttgart 1970, S. 159–192
[23] *Thoma, K. H.:*
    Oral Surgery 5th edition. Bd. I/8, S. 125–139, Mosby 1969
[24] *Rösli, A.:*
    in Nigst „Spezielle Frakturen- und Luxationslehre" Bd. I/1 – Spiessl/Schroll,
    S. 21–54, Georg Thieme, Stuttgart 1972

[25] *Hauser, P.:*
Der Radiologe *4.*, 325–326, 1964

[26] *v. Reckow, J. F.:*
Der Radiologe *4.*, 9, 305–318, 1964

[27] *Naujoks, R.:*
Ursachen der Zahnkaries, in Haunfelder, Hupfauf, Ketterl, Schmuth „Praxis der Zahnheilkunde" Bd. I/A 7, S. 1–27, Urban und Schwarzenberg 1968

[28] *Naujoks, R.:*
s. 27 (oben)

[29] *Miller, W. D.:*
Zit. nach Hoffmann – Axthelm „Geschichte der Zahnheilkunde" Verlag „Die Quintessenz" Berlin 1973

[30] *Krüger, E.:*
Lehrbuch der chirurgischen Zahn-Mund- und Kieferheilkunde Bd. I./D. S. 172 bis 194 „Die Quintessenz" Berlin 1973

[31] *Straßburg, M.:*
Über Probleme der Antibiotika-Therapie in der zahnärztlichen Praxis, Vortrag vor der Bez.-Stelle Siegen-Olpe-Wittgenstein, Nov. 1974

[32] *Lautenbach, E.:*
Strukturen des Kieferknochens im Raster-Elektronenmikroskop, Bildreihe I–XI in „Die Quintessenz" Heft 5 Juli 1973 bis Heft 6 Juni 1974, Berlin

[33] *Ganz, H.:*
Grenzprobleme zwischen ZMK und HNO Heilkunde, Vortrag vor der zahnärztl. Bezirksstelle Siegen-Olpe-Wittgenstein Nov. 1974

[34] *Waßmund, M.:*
zitiert nach E. Krüger, Lehrbuch der chirurg. Zahn-Mund- und Kieferheilkunde Bd. I/5 S. 319–343. Verlag „Die Quintessenz" Berlin 1973

[35] *Krüger, E.:*
s. oben und Nr. 1 und 30

[36] *Mutschelknauss, R.:*
„Die Klinik der marginalen Parodontopathien und ihre pathohistologischen Grundlagen", in Praxis der Zahnheilkunde Bd. I–A 14 S. 1–76, Herausg. Haunfelder, Hupfauf, Ketterl, Schmuth – Urban und Schwarzenberg 1973

[37] *Mutschelknauss R.:*
s. Nr. 36

[38] *Goßmann, H. H.:*
Internistische Grenzfragen in der zahnärztlichen Praxis, Vortrag gehalten anläßlich der 11. Herbstfortbildung der Bez. St. Siegen-Olpe-Wittgenstein, Nov. 1974

[39] *Williams, P. E.:*
in G. O. Krüger, Textbook of Oral Surgery 3rd Edition, C. V. Mosby, 1968

[40] *Hauser, P.:*
persönliche Mitteilung

[41] *Schuchardt, K. u. Kazanian:*
zit. nach E. Krüger „Operationslehre für Zahnärzte", Verlag „Die Quintessenz" S. 193 Berlin 1970

[42] *Archer, H.:*
Beitrag H. B. G. Robinson „Zysten der Mundhöhle" und „Operative Behandlung von Zysten im Bereich der Mundhöhle in „Die Chirurgie des Mundes und der Zähne" Bd. I, C. V. Mosby; deutsch: Medica Verlag 1966

[43] *Robinson, H. B. G.:*
in Archer S. 42
[44] *Pindborg, J. J.:*
mit E. Hjorting-Hansen „Atlas of Diseases of the Jaws", Munksgaard/Saunders 1974
[45] *Colby, R. A., D. A. Kerr und H. B. G. Robinson*
Farbatlas der Pathologie des Mundes, Medica-Verlag Stuttgart 1968
[46] *Thoma, K. H.:*
Oral Surgery 5 th Edition Bd. II, S. 884–924, Verlag C. V. Mosby, Saint Louis, 1969
[47] *Trauner, R.:*
Zahnärztliche Chirurgie, S. 242–291, Urban und Schwarzenberg, Wien 1972
[48] *Bethmann, W. und A. Bienengräber:*
in Rosenthal/Bethmann/Bienengräber: Spezielle Zahn-Mund- und Kieferchirurgie Joh. Ambr. Barth, Leipzig 1971
[49] *Harnisch, H.:*
Klinik und Therapie der Kieferzysten. Verlag „Die Quintessenz" Berlin 1971
[50] *Becker, R.:*
Zysten in Kiefer-Gesichtsbereich in „Praxis der Zahnheilkunde" Herausg. Haunfelder, Hupfauf, Ketterl, Schmuth; Urban und Schwarzenberg, 1973
[51] *Schulte, W.:*
Deutscher Zahnärztekalender 1970, S. 88–117
[52] *Becker, R.:*
s. Angabe zu Nr. 50!
[53] *Thoma, K. H. und H. M. Goldman:*
Cysts of the jaws, oral floor, and neck (mit R. J. Gorlin) in Oral Pathology Bd. I. 445–480, Mosby, Saint Louis 1970
[54] *Robinson, H. B. G.:*
s. Nr. 42, 43, 45 und Zitat nach Becker Nr. 50
[55] *Becker, R.:*
(mit A. Pertl) Dtsch. ZMK-Heilkd. 49, 423, 1967
ders.: (mit Th. Wilker) Zur Klinik und Therapie extrem stark verhornender Plattenepithelkarzinome. In: „Fortschritte Kiefer- und Gesichtschirurgie" (Herausg. K. Schuchardt) Bd. 13, S. 187 Georg Thieme 1968
[56] *Wustrow, Fr.:*
Die Tumoren des Gesichtsschädels (Topographie, Pathologie und Klinik), Urban und Schwarzenberg 1965
[57] *Naumann, H. H.:*
Kopf- und Hals-Chirurgie, Band II/1 und II/2 Beiträge: Rankow, Spiessl und Tschopp, Georg Thieme, Stuttgart 1974
[58] *Rankow, R. M.:*
Atlas of Surgery of the Face, Mouth and Neck; W. B. Saunders Comp. 1968
[59] *Archer, H.:*
Die Chirurgie des Mundes und der Zähne, Bd. II, Beiträge H. B. G. Robinson und J. C. Gaisford, Medica-Verlag Stuttgart 1966
[60] *Rosenthal, W., W. Bethmann, A. Bienengräber:*
Spezielle Zahn-Mund- und Kieferchirurgie, Joh. Ambr. Barth 1971
[61] *Krüger, E.:*
Lehrbuch der chirurg. ZMK-Heilkd. Bd. II, S. 305–478, Verlag „Die Quintessenz" Berlin 1974

[62] *Kruger, G. O.:*
Textbook of Oral Surgery, Beitrag C. S. La Dow, S. 517–538; C. V. Mosby Comp. 1968
[63] *Gardner, A. F.:*
Pathologie in der Zahnheilkunde, Verlag Zahnärztl. Medizin. Schrifttum, München 1972
[64] *Fasske, E. und K. Morgenroth:*
Pathologische Histologie der Mundhöhle, S. Hirzel Verlag Leipzig 1964
[65] *Colby/Kerr/Robinson:*
s. Nr. 45 Lit. Verzeichnis
[66] *Pindborg, J. J.:*
Atlas der Erkrankungen der Mundschleimhaut, Hanser Verlag 1969
[67] *Schlegel, D.:*
„Die Tumoren im Bereich der Mundhöhle und der Kiefer" in „Praxis der Zahnheilkunde", Haunfelder, Hupfauf, Ketterl, Schmuth, Bd. II/B 11, S. 1–81, Verlag Urban und Schwarzenberg, 1969
[68] *Knolle, G. und M. Straßburg:*
Farbatlas der Mundschleimhauterkrankungen, Verlag „Die Quintessenz" Berlin 1968
[69] *Engelhardt, J. P.:*
Funktionsstörungen des Kiefergelenkes, in: „Praxis der Zahnheilkunde" Bd. II, Urban und Schwarzenberg 1969
[70] *Reichenbach, E.:*
Traumatologie im Kiefer-Gesichtsbereich, Joh. Ambr. Barth Verlag, München 1969
[71] *Lehnert, S.:*
Traumatologie im Bereiche der Kiefer und des Gesichtes in „Praxis der Zahnheilkunde" Bd. II/B 9, S. 1–59, 1971
[72] *Spiessl, B. und K. Schroll:*
Spezielle Frakturen- und Luxationslehre. Herausg. H. Nigst; Bd. I/1, Georg Thieme, Stuttgart 1972
[73] *Mårtenson, G.:*
Chirurgie der Verletzungen des Gesichtsskelettes und der Weichteile, in H. H. Naumann: Kopf-Halschirurgie Bd. II/2, S. 581–627, Georg Thieme, Stuttgart 1974
[74] *Spiessl, B.:*
s. Literaturang. zu Nr. 72, S. 18–19
[75] *Krüger, E.:*
Chirurgische ZMK-Heilkde. Bd. II, S. 61–175, Verlag „Die Quintessenz", Berlin 1974

Die Lärmschwerhörigkeit und andere Schallschäden des Gehörs

Von *Wolfhart Niemeyer*

Unser Hörorgan ist in Jahrhunderttausenden der Phylogenese für die Verarbeitung von Schallereignissen ausgelegt worden, die in der belebten und unbelebten Natur vorkommen. Den Geräuschen, die der Mensch selbst beim Waffengebrauch, bei der industriellen Bearbeitung von Metallen und in anderen Bereichen der Technik erzeugt, ist es nur bedingt gewachsen. Die wenigen Generationen, während derer solche akustischen Überlastungen wirksam geworden sind, reichen für eine „Anpassung" um so weniger aus, als bis vor kurzem immer nur ein eng begrenzter Personenkreis betroffen war. Mit *Rüedi* und *Furrer* [23] unterscheiden wir drei Typen von Gehörschädigungen durch Schall:

Typen der Schallschädigung

1. Das Knalltrauma, z. B. durch den Mündungsknall von Feuerwaffen, durch ohrnahe Zündung von sog. Kanonenschlägen, durch leichtere explosionsartige Schallstöße wie das Platzen von unter Überdruck stehenden Schlauchverbindungen etc.
2. Das Explosionstrauma; die hierbei einfallenden Druckwellen unterscheiden sich vom Knall durch größere Intensität, längere Dauer und stärkere Energie im tiefen Frequenzbereich.
3. Die Gehörschädigung durch Dauerlärm von über 85 bis 90 dBA, wie er in zahlreichen Industriebetrieben auftritt.

In der Praxis ist eine saubere Differenzierung oft nicht leicht. Zwischen Knall- und Explosionstrauma gibt es begreiflicherweise fließende Übergänge, und Dauerlärm kann von knallähnlichen Impulsspitzen überlagert sein „(Impulslärm"). Auf Gehörschäden durch Knalle und Explosionen soll in diesem Beitrag aus Platzgründen nicht näher eingegangen werden; die weitaus größte Bedeutung kommt der Schwerhörigkeit durch Industrielärm zu. Sie ist in der Anlage der zur Zeit gültigen 7. Berufskrankheitenverordnung (BKVO) unter Nr. 26 als „Lärmschwerhörigkeit und Lärmtaubheit" aufgeführt.

Fließender Übergang Knall-/Explosionstrauma

Diese Bezeichnung ist in zweifacher Hinsicht wenig glücklich gewählt. Einmal stellt Schwerhörigkeit keine Krankheit sui generis dar, sondern lediglich ein Krankheitszeichen, nämlich ein Symptom pathologischer Veränderungen des Gehörorgans. Im Falle der Lärmschwerhörigkeit spielen sie sich am Sinnesepithel des Cortischen Organs, an den Hörsinneszellen, ab und erfassen weniger als $1/2$ mm^3 Gewebe je Ohr. Der Terminus „Lärmschwerhörigkeit" verbindet Noxe und Symptom unter Überspringen des entscheidenden krankhaften Prozesses. Richtiger wäre also „Innenohrschädigung durch Lärm". Wir wollen indessen der Einfachheit halber beim eingefahrenen schlechten Sprachgebrauch bleiben.

Zum anderen entsteht durch Dauereinwirkung von Industrielärm, um die es hier geht, keine Taubheit, sondern nur eine Schwerhörigkeit verschiedenen Grades. Im Regel-

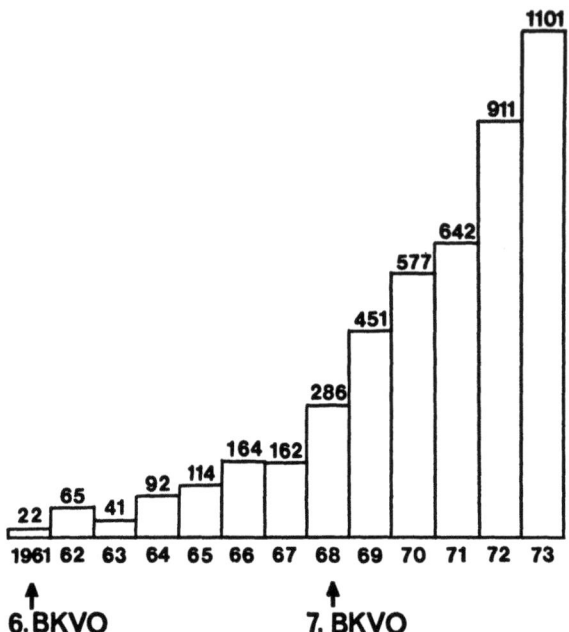

Abb. 1: Neu entschädigte Erkrankungen an Lärmschwerhörigkeit im Bundesgebiet 1961–1973 (ohne landwirtschaftliche Berufsgenossenschaften, Unfallversicherungsträger des Bundes, der Länder und Gemeinden, der Bundesbahn und der Bundespost). Nach Angaben von *Bernhardt* (1974). Der Anstieg nach Inkrafttreten der 7. BKVO ist besonders deutlich. Die Zahl der gemeldeten – und damit gutachtlich zu untersuchenden –, aber nicht entschädigten Fälle kann in jedem Jahr 3- bis 5mal so hoch angesetzt werden wie die Entschädigungsfälle; BK-Anzeigen wegen Lärmschwerhörigkeit 1973 z. B. 6081.

Lärmschwerhörigkeit (L.S.) selten mehr als mittelgradig — fall überschreitet die Lärmschwerhörigkeit nicht einen mittleren Grad im Sinne der Begutachtungsrichtlinien; hochgradige Lärmschwerhörigkeiten zählen schon zu den Ausnahmen, und bei an Taubheit grenzender Schwerhörigkeit eines Lärmarbeiters sind fast immer weitere ätiologische Faktoren im Spiel.

Doch auch ohne „Taubheit" zeigt die Morbidität an Lärmschäden des Gehörs eine alarmierende Entwicklung, die den HNO-Facharzt als zuständigen Organspezialisten besonders eng tangiert.

Meldungen wegen L.S. vervielfachen sich — Während die Häufigkeit anderer Berufskrankheiten zurückgeht, vervielfachen sich seit 1961 die BK-Anzeigen und Entschädigungen wegen Lärmschwerhörigkeit. Abbildung 1 zeigt, daß die Zahl der Neuentschädigungen seit 1961 um das 50fache zugenommen hat. Die Rentenleistungen der Unfallversicherungsträger werden auf durchschnittlich DM 142 000.– je Entschädigungsfall geschätzt [3]. Gerechnet nach neuen Berufskrankheitsanzeigen und neuen Entschädigungsfällen liegt die Lärmschwerhörigkeit weit an der Spitze, gerechnet nach der Gesamtzahl der Versicherungsfälle an zweiter Stelle auf der Häufigkeitsskala der Berufskrankheiten; wahrscheinlich wird sie 1974 oder 1975 auch hier auf den ersten Platz vorrücken. Sicher sind in den jährlichen Zugangsraten auch Fälle enthalten, in denen die Erkrankung schon länger bestand, aber jetzt erstmals erfaßt wurde, oder die infolge Änderung der Bestimmungen der Berufskrankheitenverordnung (BKVO) erstmals entschädigt werden konnten. Die seit der Intensivierung der betrieblichen Lärmmessungen und Hörtests zu erkennende rasche Zunahme macht eine beträchtliche Dunkelziffer bereits eingetretener und drohender Schädigungen wahrscheinlich.

Begutachtung und *Prävention* der Lärmschwerhörigkeit sind heute dringliche Aufgaben: Die ärztliche Begutachtung, weil erst sie die versicherungsrechtlich relevanten schwereren Schädigungen und damit die tatsächliche Morbidität an Lärmschwerhörigkeit aufdeckt – woran sich wiederum die Gegenmaßnahmen orientieren –; die Prävention, weil keine Lärmschwerhörigkeit heilbar, aber jede Lärmschwerhörigkeit vermeidbar ist.
L.S. nicht heilbar, aber vermeidbar

Lärm kann die Strukturen des Innenohres auf zweierlei Art schädigen, durch mechanische Zerstörung und durch metabolische Erschöpfung. Eine mechanische Zerstörung tritt bei protrahierter Geräuschimmission mit Schallstärken etwa ab 130 dB$_A$ ein; das Innenohr ist ja der einzige Schwingungsrezeptor des menschlichen Organismus mit vorgeschaltetem mechanischen Verstärker. Gegen Dauerlärm von $\geq$ 130 dB$_A$ bieten die Schmerzempfindungen, die er über die Rezeptoren des Trommelfells auslöst, einen gewissen Schutz, weil sie den Betroffenen zum alsbaldigen Verlassen des Lärmmilieus, zum Zuhalten der Ohren usw. veranlassen. Mit grobmechanischer Destruktion ist daher viel seltener zu rechnen als mit dem zweiten Entstehungsmodus durch metabolische Erschöpfung. Dieser werden die Haarzellen des Cortischen Organs durch akustische Überlastung mit Schallstärken zwischen 85–90 und 130 dB$_A$ ausgesetzt. Die Hörsinneszellen empfangen die Schallwellenenergie in Form einer Auslenkung der 1–2 µm langen Härchen auf ihrer Deckmembran. Die mechanische Eingangsenergie wird in der Sinneszelle transformiert und von der Nervenfaser als bioelektrische Energie fortgeleitet. Die Ausgangsenergie ist, wie v. *Békésy* [2] und *Keidel* [12] gezeigt haben, wesentlich größer als die Eingangsenergie. Die Hörsinneszelle arbeitet also nicht nur als Transformator, sondern auch als Verstärker. Hierfür ist ihr Stoffwechsel Energielieferant. Dauergeräusche von über 85–90 dB$_A$ überfordern den Metabolismus, was nach Wochen, Monaten oder Jahren zu degenerativen Veränderungen der Hörsinneszelle bis zur Atrophie führt.
Mechanismus der Lärmschädigung

Als *Indikator der metabolischen Überforderung* können wir die unangenehme Lautstärkeempfindung ansehen, die beim Normalhörigen etwa 100 dB über der Hörschwelle beginnt („Unbehaglichkeitsschwelle") und beim Innenohrschwerhörigen in Form der bekannten Intensitätsbreitenprüfung nach *Zangemeister* zum Nachweis einer eingeengten Dynamikbreite des Gehörs benutzt

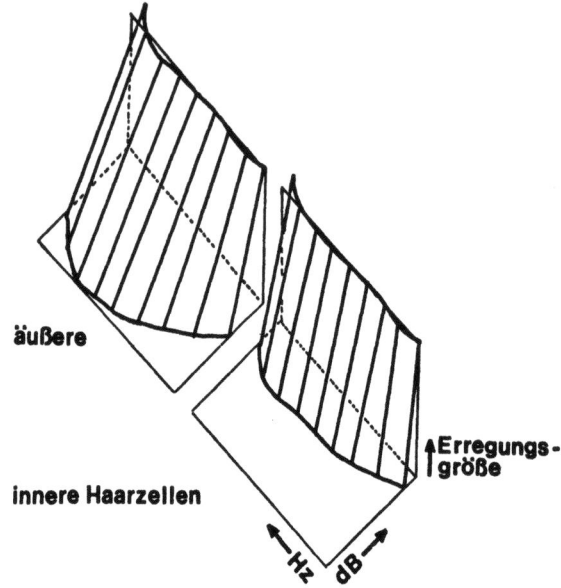

Abb. 2: Schematisierte Erregungskennlinien der äußeren und inneren Haarzellen (in Anlehnung an *Keidel*).

Unbehaglichkeits- wird. Leider bietet sie dem Lärmarbeiter nur wenig Schutz. Denn die senso-
schwelle   rische Unbehaglichkeitsschwelle kann durch zentrale Habituation erheblich
            verschoben werden, bis nahe an die sensibel bedingte Schmerzschwelle, so daß
            gehörschädigende Geräuschstärken nicht mehr das warnende sensorische Signal
            „unangenehm laut" auslösen [20].

Auditive Habitua- Die Bedeutung dieser wenig beachteten auditiven Habituation kann schwerlich über-
tion des Innenohres schätzt werden: Ohne die Fähigkeit unseres Hörsystems, primär höchst unangenehme
            Schallstärken im Gefolge eines Lernprozesses oder durch Motivation zu tolerieren,
            hätte kein Kesselschmied, kein Stanzer, Presser, Schleifer oder wer auch immer, jahr-
            zehntelang an seinem Arbeitsplatz ausgehalten, wäre eine auf Metallbearbeitung ba-
            sierende industrielle Evolution so wenig denkbar gewesen wie der weltweite Sieges-
            zug elektronisch hochgepeitschter Beat-, Rock- und Popmusik; ohne auditive Habi-
            tuation hätte sich aber auch die Lärmschwerhörigkeit nicht zu einem medizinischen
            Problem solcher Größenordnung auswachsen können, wie wir ihm heute konfrontiert
            sind.

metabolische Die metabolische Überforderung der Hörsinneszelle manifestiert sich zunächst
Erschöpfung in einem O_2-Mangel, womit ein Absinken der bioelektrischen Potentiale ein-
der Sinneszellen hergeht. Der Hypoxydose folgen Störungen des Eiweißstoffwechsels und Fer-
            menthaushalts. Die Kerne der Sinneszellen zeigen teilweise Schwell- und
            Schrumpfformen, die Struktur der Mitochondrien ändert sich. Diese Folgen

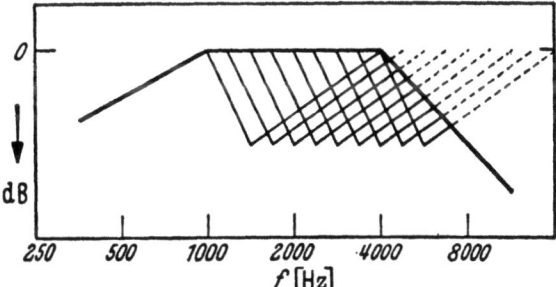

Abb. 3: Erklärung der c⁵-Senke nach *Lehnhardt* (13, 14).

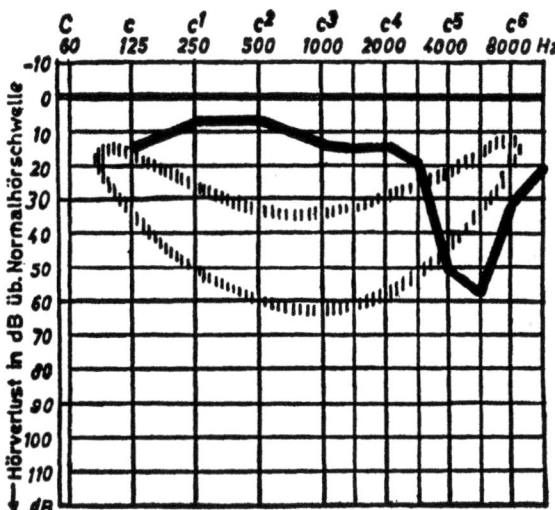

Abb. 4: Hörsenke im oberen Frequenzbereich. Typisches Frühsymptom der chronischen Lärmschwerhörigkeit, aber nicht pathognomonisch.

der akustischen Überlastung sind zunächst noch reversibel. Bei fortgesetzter Lärmexposition kommt es dann aber zur Quellung und Deformierung sowie schließlich zum Zerfall der ganzen Sinneszellen, d. h. zu irreparablen Ausfällen im Sinnesendorgan. Wenn auch der Stützapparat der Sinneszellen degeneriert, sintert das Cortische Organ zu einem flachen Zellhügel zusammen.

Von den beiden Typen von Haarzellen werden zunächst die äußeren betroffen, die inneren erst sehr viel später. Möglicherweise liegt hierin eine teilweise Erklärung für das positive Recruitment, das sich bei Lärmschwerhörigkeit im Frequenzbereich der stärkeren Hörverluste immer nachweisen läßt:

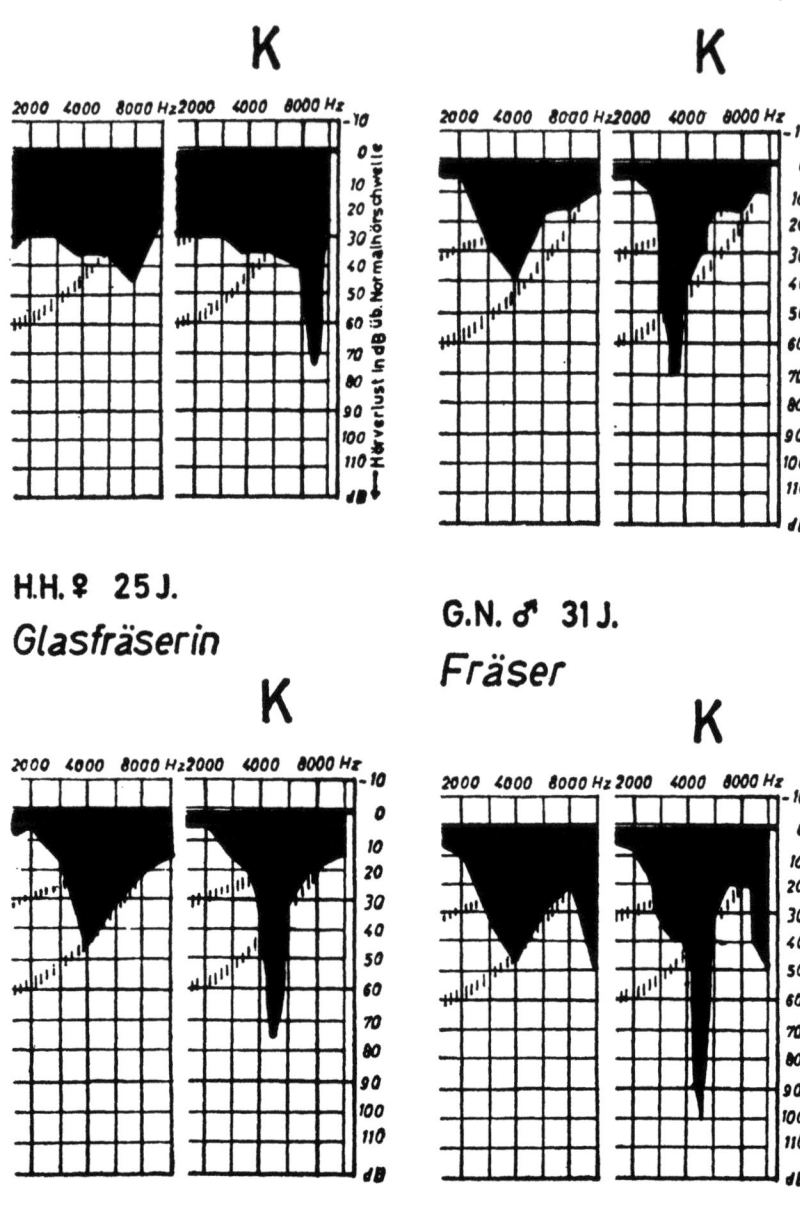

H.H. ♀ 25 J.
Glasfräserin

G.N. ♂ 31 J.
Fräser

M.K. ♂ 55 J.
Schlosser

S.N. ♂ 58 J.
Schlosser

Abb. 5: Hörsenken im Frühstadium der chronischen Lärmschwerhörigkeit. Der tatsächliche maximale Hörverlust ist erst bei kontinuierlicher Frequenzaudiometrie (K) erkennbar.

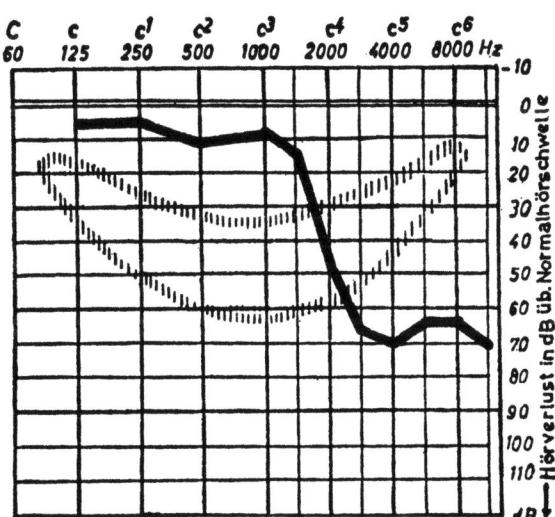

Abb. 6: Steilabfall der Hörschwellenkurve zwischen mittlerem und oberem Frequenzbereich bei Lärmschwerhörigkeit.

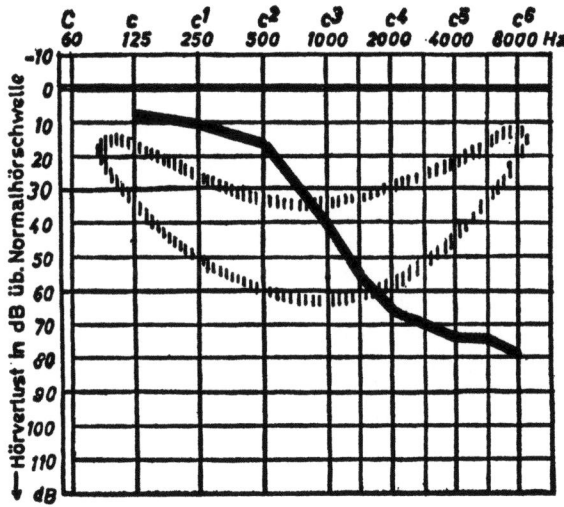

Abb. 7: Schrägabfall im mittleren Frequenzbereich.

Nach Ausfall der äußeren Haarzellen kommt die steilere Erregungskennlinie der inneren Haarzellen zum Tragen (Abb. 2).

Ein audiometrisch erfaßbarer Hörverlust erscheint zunächst im Bereich derjenigen Frequenzen, die in der Basalwindung der Cochlea nahe dem Übergang zur mittleren Windung perzipiert werden. Dort kommt es infolge der hydrodynamischen Energieverteilung längs der Basilarmembran nach *Lehnhardt* [14] zu einer Kumulation der Erregung, die noch in einen Bereich höchster Hörschärfe fällt; oberhalb 4 bis 6 kHz nimmt die physiologische Empfindlichkeit des menschlichen Ohres bekanntlich ab (Abb. 3). Dementsprechend ist das Initialsymptom des Lärmhörschadens eine Senkenbildung der Hörschwellenkurve zwischen 3000 und 8000 Hz. Die Audiometrie mit Stichprobenfrequenzen in Oktav- und Halboktavabständen zeigt die Senke meist bei 4000, oft aber auch bei 6000 Hz (Abb. 4). Den stärksten tatsächlichen Hochton-Hörverlust erfaßt man damit nicht unbedingt. Mittels kontinuierlicher Frequenzveränderung bei gleichbleibender Schallstärke von 10, 20, 30, 40 dB usw., also durch horizontale Schnitte durch das Hörfeld, lassen sich nicht selten weit tiefere, eng umschriebene Hörskotome zwischen den Standardfrequenzen 3, 4, 6 und 8 kHz nachweisen (Abb. 5). Für Lärmschäden pathognomonisch sind Senken im hohen Frequenzbereich übrigens nicht, sie werden auch nach Knalltraumen, Schädeltraumen, gelegentlich bei toxischen Innenohrschädigungen, ja sogar bisweilen bei der hereditär-degenerativen Innenohrschwerhörigkeit oder ganz ohne eruierbare Ursache beobachtet.

Im weiteren Verlauf dehnt sich die Hörverlustzone beiderseits des initialen Schädigungsbereiches aus. Die Hörschwellenkurve fällt dann bei 1,5 oder 2 kHz steil ab und verläuft oberhalb der Abbruchfrequenz bis zur oberen Hörgrenze ungefähr bei gleichen Hörverlustwerten (Abb. 6). Später werden auch die mittleren Frequenzen in den Hörverlust einbezogen, im Audiogramm sieht man einen bei 1 kHz oder 500 Hz beginnenden Schrägabfall (Abb. 7). Ein stärkerer Hörverlust in den tiefen Frequenzen, wie ihn Abb. 8 zeigt, gehört nicht zum charakteristischen audiologischen Bild der Lärmschwerhörigkeit. Er mag sich ausnahmsweise nach stärkster jahrzehntelanger Impulslärmbelastung entwickeln – womit heute nach weitgehendem Ersatz des Nietens durch Schweißverfahren nur noch selten zu rechnen ist –, jedoch fahnde man sehr eingehend nach lärmunabhängigen Mitursachen der Schwerhörigkeit. Dies gilt vor allem dann, wenn die Hörschwellenkurve vor dem Steil- oder Schrägabfall einen ebenen oder gar leicht ansteigenden Verlauf erkennen läßt (Abb. 9). Bei älteren Probanden läßt ein solches Audiogramm an den metabolischen Typ der Presbyakusis denken, der mehr einen leichten pankochleären Hörverlust präsentiert als den wohlbekannten Winkelabfall ab 1 kHz, den die durchschnittlichen Altershörkurven aufweisen (Abb. 10).

Die überschwelligen audiometrischen Tests decken bei Lärmschädigung einen kochleären Typ der Perzeptionsschwerhörigkeit auf: Haarzelltyp im Geräuschaudiogramm, SISI-Test im Bereich der stärkeren Hörverluste positiv gegenüber negativem Ergebnis in den nicht oder wenig betroffenen Frequenzen, verkleinerte Differenzpegel zwischen Hörschwellen und akustischen

Erregungs-
kumulation
Übergang mittlere
Windung

Hörsenken nicht
pathognomonisch
für L.S.

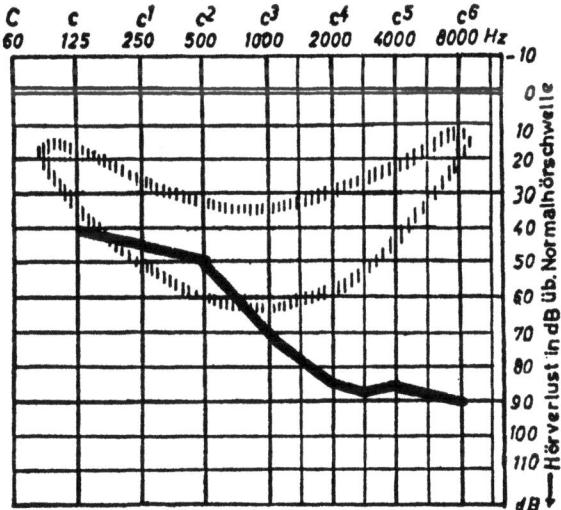

Abb. 8: Spätstadium der Lärmschwerhörigkeit. Schrägabfall im mittleren Frequenzbereich noch deutlich erkennbar, aber auch in den tiefen Frequenzen stärkerer Hörverlust. Ausschließlicher Lärmschaden nicht sicher.

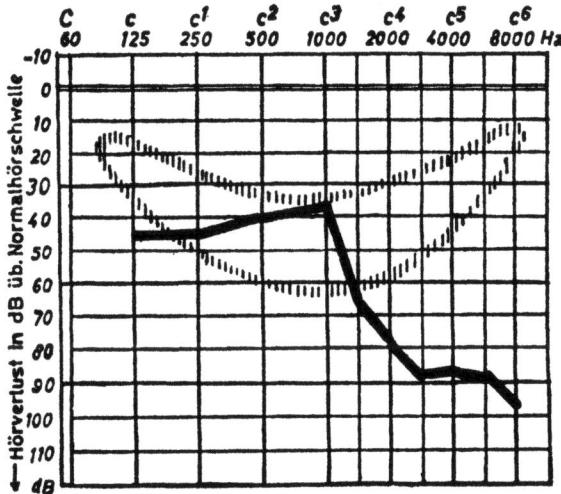

Abb. 9: Audiogramm eines älteren Lärmschwerhörigen. Steilabfall oberhalb 1000 Hz. In den unteren Frequenzen etwa 40 dB Hörverlust mit sanft ansteigender Audiogrammkurve. Ausschließlicher Lärmhörschaden sehr fraglich. Überlagerung durch metabolische Komponente der Presbyakusis?

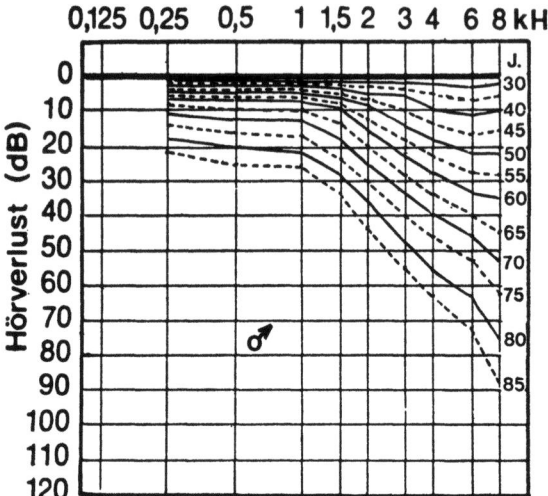

Abb. 10: Mittlere Altershörkurven für Männer.

Stapediusreflex-Schwellen in der Hörverlustzone bzw. Konvergenz von Hörschwellenkurve und Reflexschwellenkurve usw.

Die Intensitätsbreite läßt bei Lärmschwerhörigen oft im Stich, weil diese an
die hierbei benutzten hohen Ton- und Geräuschstärken habituiert sind (*Niemeyer* [20]). Die Unbehaglichkeitsschwelle für Töne und Geräusche kann
dann außerhalb des Audiometer-Meßbereichs liegen. Auch bei anderen über-

Retrocochleäre Teilsymptomatik mit L.S. vereinbar schwelligen Prüfungen spricht eine diskrete retrocochleäre Teilsymptomatik
nicht gegen eine Lärmgenese der Schwerhörigkeit, wenn sonstige Befunde und
Anamnese keine Hinweise auf eine andere Ursache bieten. Das pathologisch-
anatomische Substrat des Innenohr-Schallschadens ist eine umschriebene Degeneration der Haarzellen und eine aufsteigende Degeneration der Ganglien-
zellen des Ganglion spirale und der zugehörigen Nervenfasern [8]. Retrocochleäre Zeichen im Audiogramm Lärmschwerhöriger hat *Püttmann* [22]
bereits 1952 beschrieben.

Die anfängliche Hochtonsenke im Audiogramm ist noch nicht mit einer merk-
baren Behinderung des Sprachverständnisses im täglichen Leben verbunden;
der Geschädigte empfindet sich nicht als irgendwie schwerhörig. Allenfalls
stellt man bei der Sprachabstandsprüfung eine Einschränkung der Hörweite
für Flüsterzahlen fest. Erst wenn der Hörverlust für 3000 Hz 40 dB oder
mehr beträgt, klagen die Patienten über Schwierigkeiten bei der lautsprach-
lichen Kommunikation, und zwar charakteristischerweise zunächst nur bei
Gruppengesprächen oder bei Gesprächen in geräuschvoller Umgebung. Zwie-
gespräche in ruhigerem Milieu können dagegen noch ohne weiteres geführt
werden. Im Sprachaudiogramm sieht man in diesem Stadium meist nur eine
stärkere Neigung der Einsilber-Diskriminationskurve, die meist noch keine

Klassifizierung der Schwerhörigkeit als „geringgradig" im Sinne der Begut- Bei beginnender
achtungsrichtlinien impliziert. Erst die Satzverständnisprüfung im Geräusch L.S. Satztest wichtig
(*Niemeyer* [18, 19], *Schultz-Coulon* [24]; siehe auch *Groen* [11]) deckt die
reale Behinderung auf und macht sie damit glaubhaft.
In fortgeschrittenen Stadien der Lärmschwerhörigkeit, d. h. bei Steil- oder Die fortgeschrittene
Schrägabfall der Hörschwellenkurve (siehe Abbildung 6 und 7) sind die L.S.
Klagen der Betroffenen gravierend und nahezu stereotyp: „In einem ruhigen
Raum kann ich einen einzelnen Gesprächspartner noch ganz leidlich verstehen,
wenn er deutlich und einigermaßen laut spricht. Sobald ich mich aber in geräuschvoller Umgebung unterhalten muß, etwa in einem Zimmer nach der
Straße hin bei Verkehr, höre ich die Sprache wohl, verstehe aber nichts und
muß dauernd nachfragen. Ebenso geht es mir bei Gruppengesprächen, Betriebs-
besprechungen usw."
Unter dieser Kommunikationsbehinderung, die einen weitgehenden Ausschluß
vom geselligen Gespräch und eine außerordentliche Erschwerung des mit dem
Besuch von Schulungskursen, Vorträgen usw. verbundenen beruflichen Auf-
stiegs bedeutet, leiden die Patienten beträchtlich. Psychologische Faktoren
kommen hinzu.

Bekanntlich ist der Hörbehinderte der diskriminierenden Verkennung als intellekt-
schwach hauptsächlich deswegen ausgesetzt, weil er auf lautsprachliche Botschaften,
Fragen usw. falsch oder nicht reagiert; wird schon der Schwerhörige, der nicht versteht, weil er nicht hört, nur zu oft als dumm abgelehnt – wieviel näher liegt diese
Fehleinschätzung gegenüber einem Menschen, der die Sprache zugegebenermaßen
hört und trotzdem nicht zu „begreifen" vermag, was man ihm sagt.

Welchen Grad der Schwerhörigkeit die Lärmschädigung erreicht und in welcher Zeit, hängt im Einzelfall von der Lärmimmission und der individuellen
Disposition des Exponierten ab. Auf seiten der Lärmimmission sind die Intensität, die Dauer, der Zeitgang und die spektrale Energieverteilung von Bedeutung:
1. Intensität: Je mehr der Lärmpegel die kritische Schädlichkeitsgrenze über- Wichtige Kausal-
schreitet, desto eher tritt der Innenohrschaden ein. faktoren a) exogene
2. Dauer: Je länger der Lärm einwirkt, desto stärker prägt sich der Hörverlust aus, namentlich in den wichtigen mittleren Frequenzen.
3. Zeitgang: Impulslärm ist für das Innenohr gefährlicher als gleichmäßiger
Lärm.
4. Spektrale Energieverteilung: Eine auf den mittleren Frequenzbereich kon-
zentrierte Schallenergie des Lärms oder Lärm mit tonalen Komponenten
wirken stärker gehörschädigend als tieffrequenter Lärm.

Das Einlegen von Lärmpausen, in denen sich das Innenohr von der akustischen Überlastung erholen kann, scheint einen gewissen Schutz gegen Lärmschwerhörigkeit zu bieten.
Auf seiten des Exponierten spielen das Lebensalter bei Beginn der Lärm- b) endogene
arbeit, Vorschäden, das Geschlecht und offenbar auch eine genetisch bedingte

Lärmfestigkeit oder erhöhte Empfindlichkeit des Rezeptorepithels eine Rolle:
1. Lebensalter bei Beginn der Lärmarbeit: Wer mit über 35 oder 40 Jahren
an einen lärmintensiven Arbeitsplatz kommt, ist (statistisch) stärker gefährdet
als ein jüngerer Lärmanfänger.
2. Vorschäden: Infektiös-toxische, medikamentös-toxische, schädeltraumatische
und andere Innenohraffektionen scheinen in der Regel eine erhöhte Lärm-
empfindlichkeit zu hinterlassen. Der Einfluß von Erkrankungen des Schall-
leitungsapparates ist unterschiedlich.
3. Geschlecht: Frauen sind bezüglich des Gehörs geringfügig lärmresistenter
als Männer.
4. Genetische Faktoren: Auch bei Berücksichtigung von 1.–3. und bei gleicher
Exposition sind erhebliche interindividuelle Unterschiede in der zeitlichen Entwicklung und im Schweregrad des Lärmhörschadens möglich. Eine stärkere
Lärmschwerhörigkeit tritt nur bei einer Minderheit von Exponierten auf.
Hierfür gibt es bisher keine bessere Erklärung als genetische Faktoren, ohne
daß diese mit dem heutigen Rüstzeug der Humangenetik beweisbar wären.

Die Anzahl der Lärmhörschäden ist groß, die Kapazität der fachärztlichen
Gutachter in Klinik und Praxis begrenzt. Das erfordert eine Konzentration
auf Erkrankungsfälle, die mit einer subjektiven Hörbeeinträchtigung einher-
gehen, Krankheitswert gewinnen und damit versicherungsrechtlich relevant
werden, also eine MdE von mindestens 10 v. H. bedingen. Erfahrungsgemäß
ist dies noch nicht zu befürchten, solange der Lärmhörverlust in der Frequenz
3000 Hz unter 40 dB liegt (*Dieroff* [7], *Lehnhardt* [13]). Es wird daher
empfohlen, solche auf die hohen Frequenzen beschränkten, dem Patienten
meist nicht bewußten Lärmhörverluste nicht auf dem vorgeschriebenen For-
mular als Berufskrankheit anzuzeigen, sondern dem Gewerbearzt oder der
Berufsgenossenschaft als beginnenden Lärmhörschaden ohne Krankheitswert
mitzuteilen. Auch damit ist der Befund dokumentiert und die Einleitung von
Präventivmaßnahmen in Gang gesetzt, während ein aufwendiges Begut-
achtungsverfahren, an dessen Ende doch nur die Folgerung „keine meßbare
MdE" stände, vermieden wird.

*geringe Hoch-
tonverluste:
keine Anzeige!*

Auf Einzelheiten der Begutachtung kann hier nicht eingegangen werden. Das
Berufsgenossenschaftliche Institut für Lärmbekämpfung bei der Süddeutschen
Eisen- und Stahlberufsgenossenschaft Mainz hat, federführend für alle gewerblichen Berufsgenossenschaften, ein „Merkblatt für die Begutachtung der beruflichen Lärmschwerhörigkeit" (sog. Königsteiner Merkblatt) herausgebracht,
das in Zusammenarbeit mit einem audiologischen Arbeitskreis erstellt worden
ist. Es befaßt sich im wesentlichen mit der Erhebung der klinischen und audiologischen Daten. Kernstück jedes Lärmschwerhörigkeits-Gutachtens sind die
Bestimmung des Schwerhörigkeitsgrades und die Erörterung der Zusammen-
hangsfrage.

*Königsteiner
Merkblatt*

Die *quantitative Klassierung der Schwerhörigkeit* erfolgt nach den neuen
Boenninghaus-Röserschen Tabellen für die Ermittlung des prozentualen Hör-

GEERS verkauft nicht einfach Hörgeräte.
GEERS betreut den Hörbehinderten kontinuierlich:
Von der Hörvorsorge mit Hörtests
und Lärmschutz Otostop®
über die Hörgeräteanpassung
bis zur Hörnachsorge mit
Hörtraining, Nachkontrollen
und Nachsorgetests.

Die GEERS-Akustiker be-
treuen den Patienten bis
zum Hörerfolg.

GEERS hat das richtige
System. Und 25 Jahre
Erfahrung.

GEERS
hat das richtige
System.

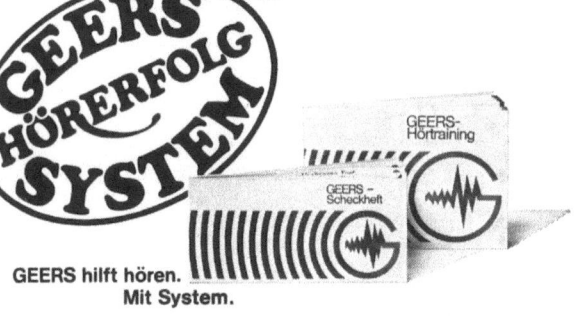

**GEERS hilft hören.
Mit System.**

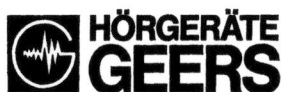

HÖRGERÄTE
GEERS

Deutschlands größtes Fachunternehmen für Hörgeräte-Akustik

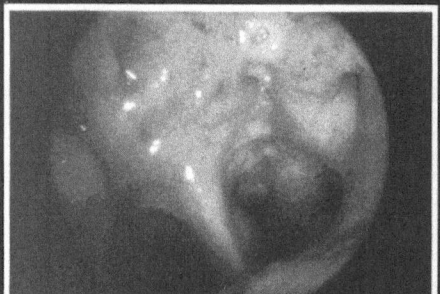
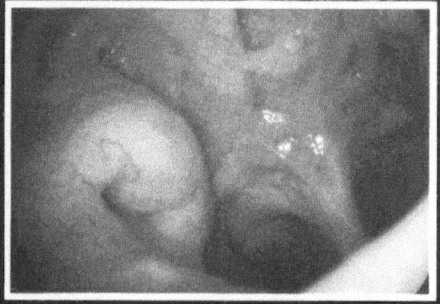
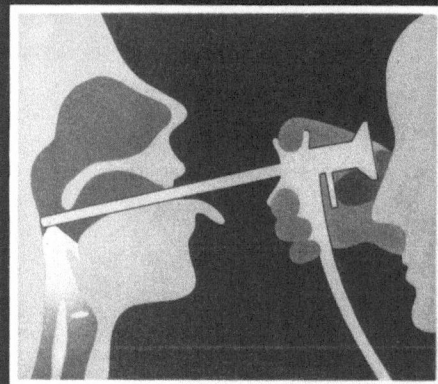
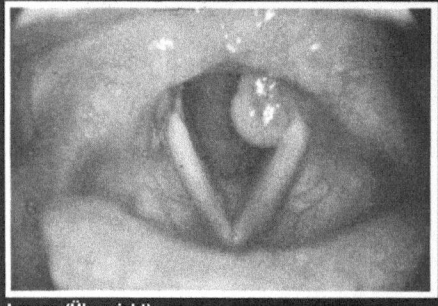
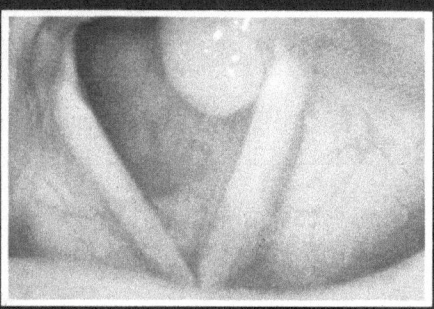
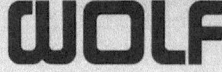

verlusts aus dem Sprachaudiogramm und aus der Hörweitenprüfung (*Boen-* Schwerhörigkeits-
ninghaus und *Röser* [6], siehe Anhang). Hierbei sollte nicht rein schematisch grad
vorgegangen werden. Man sei sich bewußt, daß die sprachaudiometrischen
Daten unter unnatürlich störschallfreien Bedingungen gewonnen werden und
daher nur eine beschränkte Aussage über die Hörbeeinträchtigung im geräusch-
erfüllten täglichen Leben erlauben. Gerade bei fortgeschrittener Lärmschwerhörigkeit mit Steilabfall in den mittleren Frequenzen ist die tatsächliche Behinderung oft stärker, als die Tabellen anzeigen. Nachweisen läßt sich dies
mittels der sprachaudiometrischen Satzverständnisprüfung in einem standar-
disierten Umweltgeräusch (*Niemeyer* [19, 20]).

Für die Bejahung des ursächlichen Zusammenhangs zwischen Schwerhörigkeit Ursächlicher
und Lärm genügt es nicht, daß der Untersuchte in Lärm von über 90 dB_A Zusammenhang
gearbeitet hat. Conditio sine qua non ist darüber hinaus, daß
1. sich die Schwerhörigkeit in unmittelbarem zeitlichem Zusammenhang mit
der gehörschädigenden Lärmexposition allmählich entwickelt hat,
und
2. im audiologischen Befundmuster dem typischen Bild der chronischen Lärmschwerhörigkeit entspricht; dies gilt auch für Ausmaß und Grad der Schwerhörigkeit (s. o.).

Die durch jahre- oder jahrzehntelange Lärmeinwirkung verursachten Innen-
ohrschäden sind nicht heilbar, eine einmal zugrunde gegangene Hörsinneszelle
fällt lebenslang aus. Die einzige Waffe gegen die Lärmschwerhörigkeit ist die
primäre und sekundäre Prävention. Die primäre Prävention liegt im tech- Präventiv-
nischen und medizinischen Bereich, ihr Ziel ist die Verhütung einer gehör- maßnahmen
schädigenden Lärmimmission durch a) primäre
1. Bekämpfung der Lärmentstehung, wobei indessen der Einführung weniger
geräuschintensiver Produktionsverfahren vor allem in der Metallverarbeitung
und -bearbeitung Grenzen gesetzt sind;
2. Verminderung der Lärmausbreitung durch Abschirmen der Lärmerzeuger
und bauakustische Maßnahmen;
3. Abschwächung der Lärmimmission am Ohr mittels persönlichen Schall-
schutzes, der in Form von Gehörschutzstöpseln aus Spezialwatte oder Kunststoff, Gehörschutzkapseln, Gehörschutzhelmen und Schallschutzanzügen zur
Verfügung steht (VDI-Richtlinie 2560);
4. Einlegen von Lärmpausen.

Die sekundäre Prävention ist eine vorwiegend ärztliche Frage, ihre Realisie- b) sekundäre
rung ein organisatorisches Problem. Sie bezweckt die *Früherkennung* von
Lärmhörschäden, genauer: die Diagnose in einem Stadium, wo der Lärmhörschaden noch keinen Krankheitswert erreicht hat, und die Identifikation besonders lärmempfindlicher Personen durch audiometrische Eignungs- und
Überwachungsuntersuchungen. Einzelheiten regeln die am 1. 12. 1974 in Kraft
getretene Unfallverhütungsvorschrift Lärm und die berufsgenossenschaftlichen
Grundsätze für arbeitsmedizinische Vorsorgeuntersuchungen „Gehörgefährdung durch Lärm". *Eignungs-* und *Ergänzungsuntersuchungen* werden in zwei

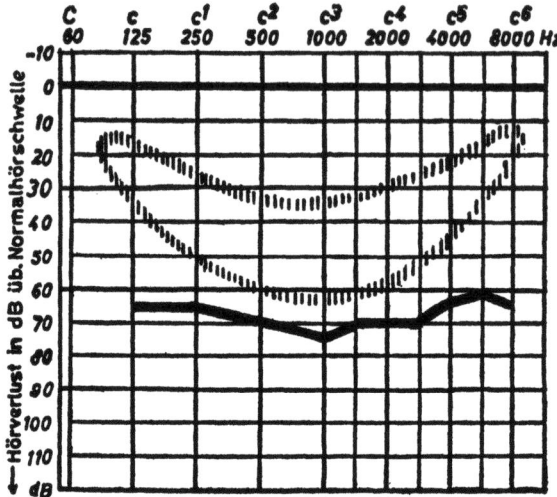

Abb. 11: Pankochleäre Innenohrschwerhörigkeit mit muldenförmiger Audiogrammkurve bei sog. akutem Lärmtrauma.

Stufen durchgeführt, einem sog. Siebtest und einer Ergänzungsuntersuchung.
Die Ergänzungsuntersuchungen umfassen eine gezielte Anamnese, eine oto-
skopische Untersuchung, einen Hörtest für Luft- und Knochenleitung in den
Testfrequenzen 0,5 kHz bis 8 kHz, den Weber-Test und – nach ärztlichem
Ermessen – den SISI-Test; ihre sachgerechte Durchführung dürfte somit dem
HNO-Facharzt vorbehalten sein, bedarf indessen einer „Ermächtigung", die
bei den regionalen Verbänden der Berufsgenossenschaften beantragt werden
muß. Hier kommen also wichtige, interessante, wenn auch in ihrer Größen-
ordnung bisher schwer abzuschätzende neue Aufgaben auf uns zu.

Neben der geschilderten chronischen Lärmschwerhörigkeit mit ihrem allmählich sich entwickelnden, typischerweise auf den oberen und mittleren Frequenzbereich beschränkten Hörverlust gibt es noch eine seltene, ganz andersartige
Form der Innenohrschwerhörigkeit, bei welcher der Arbeitslärm ebenfalls
eine – möglicherweise nur auslösende – Rolle spielt: Die „akute Hörverschlech-
terung während einer Lärmexposition" (*Lehnhardt* [14]), auch als „akusti-
scher Unfall" (*Becker* u. *Matzker* [1]), „akute Hörstörung bei einer besonderen
Arbeitssituation mit Lärmeinwirkung" (*Maurer* u. *Mehmke* [15]) oder als
Akutes   „akutes Lärmtrauma" (*Niemeyer* [17]) bezeichnet. Die Synonyme lassen er-
Lärmtrauma kennen, daß der zeitliche Zusammenhang zwischen Lärmimmission und Hör-
verschlechterung nicht von allen Autoren auch als unzweifelhafte Kausalität
bewertet wird. Die Schwerhörigkeit entwickelt sich innerhalb einer einzigen
Arbeitsschicht und ist in der Mehrzahl der Fälle einseitig. Das Audiogramm
zeigt einen pankochleären Hörverlust von Menière-Typ, oft mit Muldenform

der Hörschwellenkurve (Abb. 11). In der Anamnese läßt sich häufig eine
Fehlbelastung der Halswirbelsäule während der Lärmeinwirkung eruieren, Fehlbelastung
worin *Boenninghaus* [4, 5] fast eine Vorbedingung des „akuten Lärmtraumas" der HWS
gesehen hat. Alle eigenen Patienten gaben mehr oder weniger starke Ohr-
geräusche von rauschendem Klangcharakter an, während vestibuläre Beschwerden fehlten oder nur ganz flüchtig auftraten. Die Verwandtschaft mit dem Verwandtschaft
Hörsturz liegt auf der Hand. Daraus folgt auch – ein weiterer wichtiger Unter- mit Hörsturz
schied zur chronischen Lärmschwerhörigkeit – die Notwendigkeit der sofor-
tigen Therapie. Sie entspricht den Maßnahmen beim Hörsturz, die *Ganz* [9]
im vorigen Bande dieses Almanachs besprochen hat.

Literatur:

[1] *Becker, W. und J. Matzker:*
    Z. Laryng. Rhinol. *40*, 49 (1961)
[2] *v. Békésy, G.:*
    Experiments in Hearing. McGraw-Hill, New York 1960
[3] *Bernhardt, H.:*
    Persönl. Mitteilung 1974
[4] *Boenninghaus, H.-G.:*
    Z. Laryng. Rhinol. *38*, 585 (1959)
[5] *Boenninghaus, H.-G.:*
    Z. Laryng. Rhinol. *41*, 661 (1962)
[6] *Boenninghaus, H.-G., und D. Röser:*
    Z. Laryng. Rhinol. *52*, 153 (1973)
[7] *Dieroff, H.-G.:*
    Die Lärmschwerhörigkeit in der Industrie. Barth, Leipzig 1963
[8] *v. Dishoeck, H. A. E.:*
    Akustisches Trauma. In: Hals-Nasen-Ohren-Heilkunde. Hrsg. v. *Berendes, J.,*
    R. Link und *F. Zöllner.* Bd. 3 T. 3. Thieme, Stuttgart 1966
[9] *Ganz, H.:*
    Plötzliche Störungen der Innenohrfunktion. In: Almanach für Ohren-, Nasen-,
    Rachen- und Kehlkopfkrankheiten 1972. Hrsg. v. *H. Ganz*, J. F. Lehmann,
    München 1972
[10] Gehörgefährdung durch Lärm (Entwurf Jan. 1974). In: Berufsgenossenschaft-
    liche Grundsätze für Arbeitsmedizinische Vorsorge-Untersuchungen
[11] *Groen, J. J.:*
    Int. Audiol. *8*, 182 (1969)
[12] *Keidel, W.-D.:*
    Physiologie des Innenohres. In: Hals-Nasen-Ohren-Heilkunde. Hrsg. v. *Beren-*
    des, J., R. Link und *F. Zöllner.* Bd. 3 T. 1. Thieme, Stuttgart 1965
[13] *Lehnhardt, E.:*
    Die Berufsschäden des Ohres. Arch. Ohren-Nasen- und Kehlk.-Heilk. *185*, 11
    (1965)
[14] *Lehnhardt, E.:*
    HNO (Berlin) *14*, 45 (1966)
[15] *Maurer, R., und S. Mehmke:*
    HNO (Berlin) *11*, 288 (1963)

[16] Merkblatt für die Begutachtung der beruflichen Lärmschwerhörigkeit (Königsteiner Merkblatt). Berufsgen. Inst. für Lärmbekämpfung, Mainz 1974
[17] *Niemeyer, W.:*
HNO (Berlin) *10*, 320 (1962)
[18] *Niemeyer, W.:*
Int. Audiol. *6*, 42 (1967)
[19] *Niemeyer, W.:*
Arch. Ohren-, Nasen- u. Kehlk.-Heilk. *194*, 508 (1969)
[20] *Niemeyer, W.:*
HNO (Berlin) *20*, 198 (1972)
[21] *Niemeyer, W.:*
Audiology (Basel). Im Druck.
[22] *Püttmann, R.:*
Disk.-Bem. HNO (Berlin) *3*, 274 (1952)
[23] *Rüedi, L.,* und *W. Furrer:*
Pract. oto-rhino-laryng. (Basel) *8*, 177 (1948)
[24] *Schultz-Coulon, H.-J.:*
HNO (Berlin) *21*, 26 (1973)
[25] Unfallverhütungsvorschrift Lärm (VGB 121) 1974
[26] VDI-Richtlinie 2560 Persönlicher Schallschutz. Beuth, Berlin 1974

Tabellen zur Bestimmung von Schwerhörigkeitsgrad und Erwerbsminderungsgraden

I. Bestimmung des prozentualen Hörverlustes (Aus *Boenninghaus, H.-G.* und *D. Röser,* Z. Laryng. Rhinol. *52*, 153 [1973])

Tabelle 1   Prozentualer Hörverlust aus der Hörweitenprüfung.

		Hörweite für Umgangssprache (m)										
		64	32	16	8	4	2	1	0,5	0,25	0,1	a.c.	Ø
Hörweite für Flüstersprache (m)	Ø	10	20	30	40	50	60	70	80	87	93	95	100
	a.c.	10	20	30	40	50	60	70	77	83	90	95	
	0,1	10	20	30	40	50	60	67	73	80	87		
	0,25	10	20	30	40	50	57	63	70	77			
	0,5	10	20	30	40	47	53	60	67				
	1	10	20	30	37	43	50	57					
	2	10	20	27	33	40	47						
	4	10	17	23	30	37							
	8	7	13	20	27								
	16	3	10	17									
	32	0	7										
	64	0											

Anmerkung: Durch eine Hörweitenprüfung kann in Räumen, die nicht mindestens 8 m lang sind, keine Unterscheidung getroffen werden zwischen einer Normalhörigkeit (0–20% Hörverlust) und einer geringgradigen Schwerhörigkeit (20–40%). Deshalb sollte bei nur geringen Hörstörungen allein die Sprachaudiometrie angewendet werden. Die Hörweitenprüfung soll *ohne* Sprachaudiometrie nicht mehr zur Grundlage der Bewertung einer Schwerhörigkeit gemacht werden. Sie hat nur bei einer Übereinstimmung mit den Hörverlustprozenten der Sprachaudiometrie im Sinne einer Bestätigung Aussagekraft.

Tabelle 2   Prozentualer Hörverlust aus dem Sprachaudiogramm.

w_a = Gesamtwortverstehen *	a_1 = Hörverlust für Zahlen in dB											
	< 20	ab 20	ab 25	ab 30	ab 35	ab 40	ab 45	ab 50	ab 55	ab 60	ab 65	ab 70
< 20	100	100	100	100	100	100	100	100	100	100	100	100
ab 20	95	95	95	95	95	95	95	95	95	95	95	100
ab 35	90	90	90	90	90	90	90	90	90	90	95	100
ab 50	80	80	80	80	80	80	80	80	80	90	95	100
ab 75	70	70	70	70	70	70	70	70	80	90	95	100
ab 100	60	60	60	60	60	60	60	70	80	90	95	
ab 125	50	50	50	50	50	50	60	70	80	90		
ab 150	40	40	40	40	40	50	60	70	80			
ab 175	30	30	30	30	40	50	60	70				
ab 200	20	20	20	30	40	50	60					
ab 225	10	10	20	30	40	50						
ab 250	0	10	20	30	40							

* Das Gesamtwortverstehen (w_a) wird aus der Wortverständniskurve errechnet. Es entsteht durch Addition der Verständlichkeitswerte bei 60, 80 und 100 dB Lautstärke. (Gilt für Formulare mit a_1 = 0 dB bei *15 dB Laustärke*. Liegt a_1 = 0 dB bei geringerer oder größerer Lautstärke, müssen die Bezugslautstärken 60, 80 und 100 dB um den Differenzwert verschoben werden.)

II. MdE-Tabelle nach *Feldmann*. Abgeänderte Fassung, entnommen aus: Geschäftsbericht der Deutschen Gesellschaft für Hals-Nasen-Ohrenheilkunde, Kopf- und Halschirurgie, 45. Jahresversammlung, Bad Reichenhall 1974.

Normalhörigkeit	0-20	0	0	10	10	15	15
Geringgradige Schwerhörigkeit	20-40	0	15	20	20	30	30
Mittelgradige Schwerhörigkeit	40-60	10	20	30	30	40	40
Hochgradige Schwerhörigkeit	60-80	10	20	30	45	50	50
An Taubheit grenzende Schwerhörigkeit	80-95	15	30	40	50	60	60
Taubheit	100	15	30	40	50	60	70
Grad der Schwerhörigkeit	Hörverlust in %	0-20	20-40	40-60	60-80	80-95	100
		Normalhörigkeit	Geringgradige Schwerhörigkeit	Mittelgradige Schwerhörigkeit	Hochgradige Schwerhörigkeit	An Taubheit grenzende Schwerhörigkeit	Taubheit

Diagonalwerte: 10 — 20 — 35 — 50 — 65

Linke Spalte: 4 m / 1 m / 0,25 m / a. c. / ∅

Rechtes Ohr

Hörweite für Umgangssprache

Hörweite für Umgangssprache ← 4 m ← 1 m ← 0,25 m ← ac ← ∅

Linkes Ohr

Zur Fluoridtherapie der Otosklerose

Von *W. K. Jung*

Das Krankheitsbild Otosklerose

Das im deutschen und angelsächsischen Sprachgebrauch mit der historischen Bezeichnung „Otosklerose" apostrophierte Krankheitsbild bedeutet – morphologisch und histologisch richtig gesehen – eine Oto-Osteospongiose.

Die „Otosklerose" ist eine auf die Labyrinthkapsel und ihre Umgebung begrenzte, höchstwahrscheinlich lysosomal-enzymatische Erkrankung des Grund- und Kollagengerüstes (Osteodystrophia fibrosa) [1, 2] und nimmt von den mesenchymalen Knorpellagern (Globuli interossei) des unreifen enchondralen Strähnenknochens ihren Ausgang [3, 4]. Jene bis zur adulten Phase verbleibenden mesenchymalen Knorpellager sind eine Eigenart des menschlichen Felsenbeins, weshalb die Otosklerose – vielleicht vom Resultat raffinierter experimenteller Kunstgriffe abgesehen – im Tierreich offenbar nicht gefunden wird. Die Primärherde liegen nahezu immer in der Fissula ante fenestram oder der Fossula post fenestram, also im Bereich des ovalen Fensters.

Nach *autoptischen Befunden* treten otosklerotische Veränderungen des Felsenbeins insbesondere bei der weißen (kaukasischen) Rasse auf, als „histologische Otosklerose" mit 7–10 % Wahrscheinlichkeit. Etwa jeder hundertste Angehörige dieser Rasse leidet unter klinischen Otosklerose-Symptomen, wobei eine familiäre erbliche Disposition außer Zweifel steht, selbst hinsichtlich Startalter und Progredienzgrad. Zur Disposition muß offenbar jedoch eine auslösende Ursache hinzukommen, wie metabolische Störungen, Intoxikationen, Durchblutungsstörungen, Infektionen, mechanischer Streß usw. So beobachtet man Otosklerose-Schübe bei endokrinen Störungen, in der Pubertät und Schwangerschaft, nach Traumen oder nach Radiotherapie. [7–10 % histologische, aber nur 1 % manifeste Otosklerosen]

In der Regel folgt einer Nischenotosklerose eine Ringbandsklerose und früher oder später – und meist beidseitig – die klassische Stapesankylose. Hier kann der Operateur zwar mit einer imponierenden Erfolgsquote von etwa 95 % meist dauerhaft Abhilfe schaffen, jedoch nur palliativ, denn die Ursache der Erkrankung wird nicht angegangen. [Stapesplastik: 95 % Erfolge]

Versuche zur causalen nicht-operativen Otosklerose-Therapie

Fälle jugendlicher Otosklerosen mit rascher Progredienz, Fälle von Reankylosen, Fälle allgemeiner Operations-Kontraindikation, Phasen inoperabler aktiver Schübe, sowie insbesondere vestibuläre und cochleäre Otosklerosen, also Kapsel-Otosklerosen mit Insult des Innenohres, und ferner die Aspekte einer

rechtzeitigen Prophylaxe, haben das Interesse an einer causalen Therapie der
Otosklerose wach gehalten.

Da bei einer auf derart kleine Bezirke beschränkten Knochenerkrankung keine
globalen Stoffwechselstörungen zu erwarten und in der Tat auch nicht zu
finden waren, hat man sich zu einer Therapie an morphologisch ähnlichen
generalisierten Knochenerkrankungen, die gleichfalls das Felsenbein in Mit-
leidenschaft ziehen können, orientiert: Ostitis fibrosa generalisata (M. Recklinghausen), Osteogenesis imperfecta (Lobstein-Syndrom), Osteomalazie,
fibröse Dysplasie, Diabetes mellitus, Osteoporose, Ostitis deformans (M.
Paget) und Mucopolysaccharidose. Behandlungsversuchen mit Calcium- und
Phosphatsalzen, Calcitonin, Thyroxin, Vitaminen, Mineralocorticoiden und
Androgenen sowie Anabolika und Citronensäure war aber kein Erfolg be-
schieden [12].

Einer an sich erstrebenswerten medikamentiven Lokaltherapie – etwa durch
Perfusion des Perilymphraumes oder durch Applikation in das Mittelohr –
stehen zur Zeit noch methodische Schwierigkeiten im Wege, die selbst im Tierversuch ungelöst sind.

Es ist daher das große Verdienst *Shambaughs*, die in der Kariesprophylaxe
und Osteoporose-Behandlung eingeführte Fluorid-Therapie [12] für die Oto-
sklerose-Probleme der Otologie entdeckt und systematisch angewendet zu
haben. Über die Ergebnisse der grundlegenden Arbeiten amerikanischer und
französischer Forschergruppen aus den letzten Jahren soll im folgenden refe-
riert werden. Besonderes Augenmerk wird den möglichen Fluorid-Nebenwirkungen geschenkt, welche viele Arbeitskreise zu einer zögernden und ab-
wartenden Haltung bezüglich der Fluorid-Medikamentierung veranlaßt hat.

Das Fluorid-Ion im Organismus

Als mit einer Häufigkeit von 0,25 ‰ in der Erdkruste ubiquitär vorhandenes
Element findet sich Fluor unvermeidbar im Pflanzen- und Tierkörper; ob als
essentielles oder lediglich als accidentelles Spurenelement ist noch dahin-
gestellt [6, 9]. Fest steht indes, daß kleine Fluoridmengen unter anderem die
Knochenneubildung und -regeneration fördern und zu dichterem Zahnschmelz
führen, während hohe Fluorid-Konzentrationen zu einem brüchigen Knochen,
zu minderwertigem Zahnschmelz und – sowohl in vitro wie in vivo – zu
mannigfaltigen Enzymhemmungen Anlaß geben.

*Fluorid-
wirkungen*

Allgemein wird akzeptiert, daß ein Fluoridgehalt des Trinkwassers von etwa
1 mg F/l* optimal sei. Eine solche Konzentration wird jedoch von den wenigsten Wässern erreicht (z. B. Würzburg 0,25–0,45 mg F/l), weshalb ein Fluorid-
zusatz vielerorts diskutiert und – so in den USA – auch praktiziert wird. In
der Schweiz und in Schweden hat man durch Zusatz von Natriumfluorid
(90–250 mg/kg) bzw. des weniger toxischen Dinatriumfluorphosphats

*Fluorid-(F)-
zusatz zum
Trinkwasser*

---

* notabene: 0,452 mg F = 1 mg NaF

(Na_2PO_3F) zum Speisesalz versuchsweise einen anderen Weg der globalen Fluorsubstitution beschritten. Ernstzunehmende Gegner argumentieren insbesondere gegen dieses „Gießkannenprinzip für ganze Populationen" und plädieren für gezielte Fluorid-Substitution im Bedarfsfall, etwa im Dentitionsalter bis zum 15. Lebensjahr, oder bei idiopathischen, senilen oder neoplastischen Knochenerkrankungen [5].

Neben dem Hartgewebe haben epitheliale Drüsengewebe selektive Fluorid-Speichereigenschaften, was sich an der Schilddrüse mit einem Jod-Fluor-Antagonismus in einer Hypothyreose äußern kann. Fluorid wird ebenfalls im Epithel der Nierentubuli und vom Fe^{III}-Myoglobulin des Muskels gespeichert. Bei einer Fluorid-Zufuhr von 0,5–1,5 mg/Tag sind Resorption und Ausscheidung praktisch im Gleichgewicht; eine Fluorid-Anreicherung läßt sich allein aus dem Vergleich jugendlicher und alter Knochen erkennen (von 0,049 g F/100 g trockenem, fettfreiem Knochen des Kleinstkindes auf etwa das 10fache des älteren Erwachsenen). Bei Trinkwassergehalten von 0,15–2,5 mg F/l sind die Serumkonzentrationen (ca. 0,01–0,1 mg F/l) wenig von jenen abhängig; erst bei höheren Trinkwasserkonzentrationen, entsprechend einer Tagesaufnahme von mehr als 5 mg Fluorid, kommt es zu einer merklichen Fluorid-Rückhaltung und damit Anreicherung im Körper [7]. Im Wachstum oder Umbau begriffene Knochenzonen (z. B. Metaphyse, Callus, otosklerotischer Stapes) weisen stets erhöhte Fluoridgehalte auf [12]. *F-Speicherung*

Fragen von Toxizität bzw. Nebenwirkungen des Fluorids

Die Grenzdosis für unerwünschte Fluorid-Nebenwirkungen hängt ganz offensichtlich vom Ernährungszustand ab, so wie allgemein Mangelernährung zu einer Spurenelement-Retention führt [6]. Unter dem Aspekt der Ernährungs- und Gesundheitssituation sind die divergierenden Ergebnisse endemischer Untersuchungen über die Folgen chronischer Fluorid-Aufnahmen aus verschiedenen Ländern verständlich. USA (Vergleiche aus Trinkwasserzonen mit 0,5 und 8,0 mg F/l); für die 8,0 mg-Zone ergaben sich: verminderter Kariesbefall, weniger senile Osteoporosen, weniger Aorten-Calcifikationen, weniger Stapesankylosen, keine Osteopetrosen, keine Skelettfluorosen – bei bestem Allgemeinzustand. Italien (Ischia; 2,4–13,0 mg F/l Trinkwasser): gesprenkelter Zahnschmelz (mottled teeth) und Kropfbildung. Indien (Madras; 2–18 mg F/l Trinkwasser): mottled teeth, Fluorosen und Osteopetrosen aller Schweregrade, Paraplegien. Südafrika (Kap-Provinz; 3,6–13 mg F/l Trinkwasser): mottled teeth, Anämien, Hypothyreosen mit Kropfbildung, Herzmuskelschäden. *Ernährungszustand Parameter für F-Nebenwirkungen*

Im einzelnen sind noch mindestens folgende fluorid-bedingte Schäden an Mensch und Tier beschrieben worden: Eisenmangel, Hämoglobin- und Erythrocyten-Abnahme, Leukocytosen, Neutropenien; Hämorrhagien; verzögertes Wachstum, verzögerte Metamorphose und Zellteilung; Knochenbrüchigkeit und Gelenksteife; allgemeine Schwäche, Gewichtsverlust, Tremor, Sali- *Fluoridschäden*

vation, Diarrhöe, verringerter Grundumsatz; Magenirritationen bis zum
Erbrechen und Ulcerieren (hier eine durchschaubare Ursache: die Magensalz-
säure setzt die schwächere Flußsäure frei, welche außerordentlich leicht dif-
fundiert und dann in Mucosa und Submucosa in hoher lokaler Konzentration
vorliegt); Glykogen-Ausschwemmung aus Leber und Muskel; Leber- und
Nierenschäden; Kretinismus; nervöse Erregungsminderung; Entgleisung des
Kohlenhydrat-Stoffwechsels; Myokard-Schäden (Kammererweiterung, Untergang von Muskelzellen und Rundzell-Infiltration nach 2–50 mg/kg Nahrung
im Tierversuch); Atemdepression und -lähmung.
Die wenigsten dieser chronischen Fluorid-Nebenwirkungen könnten mit
einem möglichen Calcium-Mangelsyndrom oder der eventuellen Änderung
der mechanischen und Löslichkeits-Eigenschaften des Hartgewebes in Zusammenhang gebracht werden. Eine Verringerung der Calcium-Konzentration
des Serums wird in der Tat analytisch auch nicht oder nur minimal gefunden –
und sollte nach einer überschlagsmäßigen Bilanz auch nicht eintreten. Ob die
für reine Mineralphasen gegenüber dem Hydroxid-Apatit verringerte Lös-
lichkeit des Fluorid-Apatits am kombiniert organisch-anorganischen Knochen-
material überhaupt zutrifft, ist nicht gesichert [11]. Die letztlich im zellulären
und makroskopischen Bereich manifesten Fluorid-Schäden gehen offenbar auf

F ist Enzym-   Enzym-Schädigungen zurück. Fluorid ist als „indiscriminate enzyme poison
       gift   [9]" zu bezeichnen, d. h. es hemmt – zumindest in vitro – nachgewiesener-
              maßen mehr oder weniger stark Dutzende sehr verschiedener Enzyme.
              Fluorid-empfindlich sind in erster Linie Enzyme, welche Metall-Ionen als
              Aktivatoren oder Coenzyme benötigen. Das Fluorid-Ion besetzt Koordina-
              tionsstellen an den Metall-Ionen (hauptsächlich an Mg^{2+} und Mn^{2+}, aber auch
              an Co^{2+}, Cu^{2+}, Ca^{2+}, Fe^{2+} und Fe^{3+}) – adjuvierend oder konkurrierend
              wirkt vielfach das Phosphat-Ion – und stört so die Bindung Metall–Enzym
              oder Metall–Substrat, also die Bildung des Enzym-Substrat-Komplexes. Je-
              doch auch bei wichtigen Enzymen, für die Metallbedürftigkeit fraglich ist
       Saure (z. B. saure Phosphatasen), wird Inhibierung beobachtet, vielleicht als Folge
  Phosphatase der durch das kleine Fluorid-Ion erzwungenen Konformationsänderung.
 wird gehemmt

Betroffen sind insbesondere Enzyme* des Kohlenhydrat-Stoffwechsels (Enolase
5×10^{-4},45; Phosphoglucomutase $1,5 \times 10^{-3}$,58; Malat-, Isocitronensäure-, Glyce-
rinaldehyd-3-phosphat-, Glucose-6-phosphat-Dehydrogenase; Succinat-Dehydroge-
nase $9,1 \times 10^{-3}$,36) und der Phosphorylierung (Phosphorylasen, ATPasen, Kinasen,
saure Phosphatasen 2×10^{-4},55; alkalische Phosphatasen 10^{-2},50; Pyrophosphata-
sen 2×10^{-5},52). Betroffen sind weiterhin Esterasen (z. B. Plasma-Acetylcholinester-
ase 5×10^{-5},61), die Glutamin-Synthetase (5×10^{-5},50), Peroxidasen (10^{-2},50),
einige Lipasen (5×10^{-3},50) und Häm-Synthetasen [9b].

---

* Die Zahlen in Klammern sind Richtwerte aus in vitro-Messungen und bedeuten in
dieser Reihenfolge: F⁻-Konzentration in mol/l, Hemmung in % [9b].

Zum möglichen Mechanismus des Fluoridschutzes bei Otosklerose

Wenn also die Otosklerose mit einer inflammatorischen Reaktion unreifen Bindegewebes der Labyrinthkapsel ihren Ausgang nimmt, so hängt es weiter davon ab, ob ein die Lysosomen-Membranen schädigendes Ereignis folgt; beispielsweise abnehmender pH-Wert in der Inflammationszone, oder zunehmende O_2-Spannung als Folge der häufig verstärkten Vaskularisation. Lytische Enzyme insbesondere aus eingewanderten Histiocyten gewinnen dann die Oberhand, und der otosklerotische Abbau setzt ein – sofern nicht über den Kreislauf herangeführtes oder in der Reaktionszone des Knochens eingebautes Fluorid selektiv abstufend die Enzymaktivitäten bremst.

Das theoretisch einfache, klinisch aber um so schwierigere Therapie-Problem würde dann darin liegen, am otosklerotischen Herd gerade eine solche Fluorid-Konzentration einzustellen, daß die empfindlichste saure Phosphatase ausreichend gehemmt, die anderen fluorid-sensitiven Enzyme aber noch hinreichend funktionsfähig bleiben. Histochemische Enzym-Untersuchungen nach NaF-Intoxikation am Innenohr des Meerschweinchens lassen in der Tat eine Modifizierung der Enzym-Aktivitäten in der erwünschten Richtung erkennen (erhebliche Abnahme der sauren Phosphatasen; mäßige Abnahme der Peroxidasen, unspezifischen Esterasen und Glucosaminidasen; die alkalischen Phosphatasen sind erhalten oder sogar erhöht) [10].

Methoden und Ergebnisse bisheriger Fluorid-Behandlungen

Die Arbeitsgruppe um *Chevance* [14] hat 224 bei Stapesoperationen gewonnene Perilymph-Proben mikroelektrophoretisch sowie mit einem Gelatine-Abbautest auf Enzymgehalte untersucht. Gerade bei neurosensorieller Beteiligung (das ist bei etwa 75 % der Otosklerosen!), wenn also die otosklerotischen Herde das cochleäre Endost erreichen ,sind hydrolytische und proteolytische Enzyme wie die saure Phosphatase, α-Chymotrypsin und Collagenase und des weiteren Lactat-Dehydrogenase und Ribonuclease erhöht. In über 90 % dieser Fälle ist die Hydrolasen-Aktivität mit Anomalitäten des Elektronystagmus korreliert (Schlaganzahl erhöht; Irregularitäten). Die Elektronystagmographie bietet sich damit als verspreche Diagnosehilfe bei labyrinthärer Otosklerose an. Nach elektronenmikroskopischen Untersuchungen finden sich in aktiven otosklerotischen Herden zahlreiche einkernige lysosomenreiche Histiocyten, welche für die virulente Knochenresorption verantwortlich zu machen sind; Osteoklasten fehlen nahezu völlig. Die otosklerotische Lösungsfront ist reich an sauren Phosphatasen. Zur Therapie geben die Autoren etwa 45 mg NaF/Tag und berichten über Besserungen bei 55–70 % ihrer nicht operierten Patienten, wobei ohne Therapie für die Hälfte dieser Fälle mit Sicherheit eine progressive Verschlechterung zu erwarten gewesen wäre.

Lösungsfront reich an sauren Phosphatasen

Die Arbeitsgruppe *Shambaugh* hat ihre Medikamentierung inzwischen opti-
F-Dosierung miert: Vor der Morgen- und der Mittagsmahlzeit werden je 0,5 g Calcium-
gluconat, nach den Mahlzeiten jeweils 20 mg NaF in Kapseln oral verein-
nahmt. Bei mittlerweile mehr als 1600 Fällen, die teilweise seit 6 Jahren
NaF-therapiert werden (früher bis zu 3 × 40 mg NaF/Tag!), gab es nur ver-
einzelt Beschwerden, welche nach Absetzen des Medikamentes verschwanden
(3 × Allergie, 2 × Dermatitis, 1× Asthma, 3 × Skelettfluorosen; Magenirritationen, arthritische Schmerzen). *Shambaugh* vertritt die Ansicht, daß Er-
haltungsdosen über Jahre hin, gegebenenfalls für das ganze Leben, erforderlich sein können (ca. 20 mg NaF/Tag). Analytisch ist gesichert, daß die
otosklerotische Fußplatte nach 60 mg NaF/Tag-Therapie mit 3,8 µg/mg Kno-
F in Fußplatte chen etwa die dreifache F-Menge enthält wie die des nicht therapierten Oto-
angereichert sklerotikers. Knochenproben von Gehörgangswand und Stapesschenkel weisen
demgegenüber nur einen um wenige Prozent erhöhten Fluorgehalt auf.
Die Methoden der Arbeitsgruppen *Shambaugh, Lindsay, Linthicum* und *Chevance* [12, 13, 14] haben zweifelsohne neue Toxizitätsmaßstäbe für das Natriumfluorid gesetzt, damit einmal mehr den Beweis liefernd, wie sehr es auf
die Applikationsform eines Medikamentes ankommt. Der von *Shambaugh*
etwas euphorisch angegebene Sicherheitsfaktor 1:100 zwischen optimalem
Nutzeffekt und Toxizität* sollte allerdings mit Zurückhaltung gewertet werden! Letale Ereignisse sind ungünstigstenfalls schon mit etwa 1 g NaF oral
eingetreten.
Eine erfolgbringende Alternative zur Fluorid-Therapie der Otosklerose ist
derzeit nicht bekannt. Deshalb sei abschließend – nach Abwägen einer Vielzahl von Arbeiten, die hier gar nicht diskutiert werden konnten, – ein Vorschlag zur risiko-armen Langzeit-Therapie** der Otosklerose erlaubt.

Vorschläge für Langzeittherapie und Verlaufskontrollen

Vorbedingungen

1. strenge und eindeutige Indikation (siehe die einleitend aufgezählten Situa-
tionen); möglichst frühe Diagnosestellung unter Wertung der Familien-
Anamnese
Bei Nieren- 2. normale Nierenfunktion (sonst Gefahr erhöhter Fluorid-Retention); Cal-
schaden F-   cium- und Phosphat-Homöostasie
retention

Überdosierung, * nota bene für Notfälle (z. B. irrtümliche Einnahme): Emetika; Analeptika und iso-
Notfall- tone Salzlösungen i.v.; Aluminium-, Magnesium- oder Calcium-Lactate oder Glu-
therapie conate oral; künstliche Beatmung. LD$_{akut}$ 4–5 g NaF/oral für den Menschen [8].

** In unserer Klinik wurde bisher in Einzelfällen NaF-therapiert, mit 1×–3×10 mg
NaF/Tag in Enterokapseln unter zusätzlicher Gabe von Vitaminen sowie Calcium-
und Phosphat-Salzen. Nebenwirkungen wurden nicht beobachtet.

3. Aufklärung des Patienten über mögliche Nebenwirkungen; seine Zustimmung zur Therapie
4. NaF-Tagesmengen in drei Einzeldosen nach den Mahlzeiten in dünndarmlöslicher Verkapselung (in 2 h ist mit etwa 80 %iger Resorption zu rechnen)
5. adjuvierende Medikamentierung, möglichst vor den Mahlzeiten: Vitamine, Spurenelemente, Mineralkomponenten
6. Entscheidung über die Fortsetzung der Therapie alle 3–6 Monate, je nach Ergebnis der Therapie-Überwachung. Die bisher durchgeführten Therapieprogramme erstrecken sich über minimal 3 Monate bis maximal 6 Jahre.

Therapie-Überwachung

Überwachung des
a) subjektiven Befindens
b) audiometrische und – insbesondere wenn die Otosklerose mit Tinnitus und Vertigo verbunden – vestibulometrische Kontrolle
c) Blutbild (Ery -und Leuko-Anzahl; Hämoglobin, Hämatokrit, Gerinnung und Hämolyse
d) Röntgenkontrolle der Mittelphalanx des Mittelfingers, oder der Lenden- oder der Halswirbel; wenn möglich Felsenbein-Tomographie nach Valvassori. Durch Bildverstärker-Geräte kann die Strahlenbelastung minimal gehalten werden
e) Calcium-, Phosphat- und Fluorid-Bilanz aus Serum und Harn, sowie eventuell aus dem Parotis-Speichel
f) Enzym-Bestimmungen:
alkal. und saure Phosphatasen aus dem Serum, in Sonderfällen aus einer Knochenbiopsie
Cholinesterasen aus Serum und Erys
Lipasen aus dem Serum
Glucose-6-phosphat-Dehydrogenase aus den Erys
Isocitronensäure-Dehydrogenase aus dem Serum
g) eventuell Schilddrüsen- und Nierenfunktionstests
Die Überwachungsvorschläge sind so gewählt, daß gegenüber den in Otologie und Innerer Medizin üblichen Routineuntersuchungen nur wenige zusätzliche Maßnahmen getroffen werden müssen.
Es versteht sich, daß die Therapie-Überwachung am einzelnen Patienten zu orientieren ist; d. h. man wird in der Regel mit der Kontrolle weniger Parameter in relativ großen Zeitabständen auskommen.

Literatur:

zum neuesten Stand der Osteologie:

[1] Proceedings of the 3. (10.) European Symposion on Calcified Tissues, 1965 (1973). Herausgeb. H. Fleisch. Springer Berlin, Heidelberg, New York.

[2] Verhandlungen d. Deutschen Gesellschaft f. Pathologie. Interlaken 1974. Erscheint demnächst beim Verlag Gustav Fischer, Stuttgart.

zu Labyrinth und Otosklerose:
[3] *Friedmann, I.:*
  Pathology of the Ear. Blackwell Scientific Publications, Oxford 1974
[4] *Engström, H., H. Röckert:*
  Normal Histology of the Labyrinthine Capsule and Oval Window Area. In:
  „Otosclerosis". Herausgeb. H. F. Schuknecht. Little, Brown & Co., Boston 1962.

zur Fluorid-Toxizität:
[5] *Le Moan, G.:*
  Med. Tribune 9 (1974) Nr. 11a, 9.
[6] *Bersin, Th.:*
  Biochemie der Mineral- und Spurenelemente. Akad. Verlagsgesellschaft, Frankfurt 1963.
[7] *Hauschild, F.:*
  Pharmakologie und Grundlagen der Toxikologie. VEB Verlag Thieme, Leipzig 1973.
[8] *Waldbott, G. L.:*
  Acta med. scand. Suppl. 400, Stockholm 1963.
[9a/b] Handbuch der experimentellen Pharmakologie. Bd. XX/1, 1966 und Bd. XX/2, 1970. Springer Berlin, Heidelberg, New York.
[10] *Schätzle, W., B. von Westernhagen:*
  Arch. klin. exper. Ohren-Nasen-Kehlkopf-Heilk. 200 (1971) 292.

zur Fluorid-Therapie der Otosklerose:
[11] *Minder, W.:*
  Fluor als Bestandteil der anorganischen Knochensubstanz. In: „Toxikologie des Fluors", Symposium Bern 1962. Schwabe & Co., Basel 1964.
[12a] *Shambaugh, G. E.:*
  J. Laryng. Otol. (London) 85 (1971) 301.
[12b] *Shambaugh, G. E.:*
  Ann. Otolaryng. (Paris) 90 (1973) 129.
[12c] *Shambaugh, G. E.:*
  Arch. Otolaryng. 97 (1973) 30.
[12d] *Daniel, H. J., G. E. Shambaugh, U. Fisch:*
  Arch. Otolaryng. 98 (1973) 327.
[13] *Linthicum, F. H.* et al.:
  Ann. Otol. 82 (1973) 609.
[14a] *Bretlav, J. Causse, J. Jorgensen, L. G. Chevance:*
  Arch. klin. exp. Ohren-Nasen-Kehlkopf-Heilk. 198 (1971) 301.
[14b] *Causse, J., L. G. Chevance:*
  Ann. Otolaryng. (Paris) 90 (1973) 139.
[14c] *Causse, J., L. G. Chevance* et al.:
  Ann. Otolaryng. (Paris) 89 (1972) 563.

Intratemporale Fazialislähmungen, Diagnostik und Therapie

Von *W. Schätzle*

A. Ursachen intratemporaler Fazialislähmungen

Abgesehen von den seltenen kongenitalen Fazialislähmungen durch knöcherne Einengung des Nerven im eng angelegten Falloppi'schen Kanal (im Rahmen von Mißbildungssyndromen) sind es hauptsächlich Traumen, Entzündungen, Ischämie oder Tumoren, die zu Schädigungen des N. facialis in seiner intratemporalen Verlaufsstrecke Anlaß geben.

1. Traumen

Geburtstraumatisch entstandene Lähmungen können zentrale oder periphere Ursachen haben. Im letzten Fall ist meist eine Blutung in den Fazialiskanal die intratemporale Ursache, seltener eine Impression des Knochen im vertikalen Verlaufsabschnitt.

Eine Hauptursache bilden die laterobasalen Schädelfrakturen (Frakturen der Otobasis nach *Wullstein*). Etwa die Hälfte der Pyramidenquerfrakturen geht mit Fazialislähmungen einher, während Längsfrakturen nur in 10–20 % der Fälle mit Fazialisparesen vergesellschaftet sind.

Fazialislähmung beim Felsenbeinbruch

Iatrogene Traumen betreffen den Fazialis an 3 Prädilektionsstellen: Bei der Mastoidektomie kann es zu Verletzungen des Nerven in der hinteren Gehörgangswand nahe dem Foramen stylomastoideum kommen, bei der Radikaloperation unterhalb des lateralen Bogengangs beim Durchschlagen der Brücke oder beim Abtragen des Fazialissporns, bei Stapes- und Tympanoplastiken im tympanalen Nervenverlauf oberhalb des ovalen Fensters, besonders bei freiliegendem oder in Granulationen eingebettetem Nerven.

iatrogene Lähmungen

Direkte Gesichtsnervenverletzungen durch Projektile, Bomben- oder Granatsplitter sind in Friedenszeiten selten.

2. Entzündungen

Es handelt sich hier meist um otitische Fazialislähmungen. Schon in den ersten Tagen einer akuten Otitis media kann es in knapp 1 % zu Fazialislähmungen durch infektiös-toxisches Ödem des Nerven kommen. Die Mastoiditis macht nicht selten eine Fazialislähmung, meist sind es aber chronische Knocheneiterungen – in der Regel mit Cholesteatom – die zu einer Fazialisparese Anlaß geben können.

Otitische Fazialisparesen (F.P.)

Eine zweite Gruppe von Fazialislähmungen hat andere entzündliche Ursachen. Hierher zählt die Fazialisbeteiligung bei Herpes zoster oticus durch das Varizella-Zoster-Virus, wobei die Nervenschädigung allerdings nur teilweise intratemporal liegt, da es sich beim Zoster pathologisch-anatomisch um eine enzephalo-radikulo-neuro-ganglionäre Erkrankung handelt.

Zoster oticus

Unter die entzündlichen Ursachen ist wohl auch die rezidivierende Fazialislähmung im Rahmen eines Melkersson-Rosenthal-Syndroms einzuordnen, das

Melkersson-
Rosenthal S.

nach heutiger Auffassung eine ödematöse Granulomatose (autoallergischer
Natur?) darstellt. Die Fazialisveränderungen finden sich hauptsächlich extra-
aber auch intratemporal.

3. Ischämie

In diese Gruppe zählt die sogenannte rheumatische Fazialislähmung (Bell'sche
Lähmung), bei deren Genese rheumatische Ursachen aber ganz zurücktreten.
Französische Autoren sprechen von einer „Paralysie faciale a frigore", da sie
dem Kältereiz entscheidende ursächliche Bedeutung zumessen. Jedenfalls sind
vasomotorische (vegetativ gesteuerte) Einflüsse für die Entwicklung des
Krankheitsbilds bestimmend, so daß man am besten die pathogenetische Bezeichnung „Ischämische Fazialisparese" wählt.

Ischämische
Parese

Durch Vasokonstriktion zuführender kleiner Arterien kommt es zur Stase im
Endstromgebiet mit Flüssigkeitsaustritt aus den Kapillaren und zum Ödem
des Nerven. Da der Nerv sich im Falloppi'schen Kanal nicht unbegrenzt ausdehnen kann, erfolgt eine zusätzliche Kompression der abführenden Venen,
was das Ödem noch verstärkt (Selbststrangulation des Nerven durch diesen
Circulus vitiosus). Der Grad der Ischämie im Rahmen der resultierenden Mi-

Selbst-
strangulation
des Nerven

krozirkulationsstörung ist bestimmend für das Ausmaß der Nervenschädigung.
Bei geringgradigem Ödem besteht nur eine funktionelle Blockade der Nerven-
leitfähigkeit (Neurapraxie), bei hochgradiger Störung kommt es dagegen zum
Markscheidenzerfall mit Axonunterbrechung (Axonotmesis). Diese anatomische Schädigung macht eine spätere Regeneration der betroffenen Neurone
notwendig. Auf den Gesamtnervenquerschnitt bezogen liegt meist eine ge-
mischte Lähmung vor, wobei viele Fasern nur funktionell blockiert sind, andere aber bereits anatomisch geschädigt erscheinen. In ungünstigen Fällen
nimmt die Zahl der definitiv geschädigten Fasern im Verlauf von einigen Tagen ständig zu.

4. Tumoren

Diese Schädigungsursache spielt intratemporal nur eine bescheidene Rolle. Abgesehen von Raritäten wie Fazialisneurinomen (solitär oder bei einer Neuro-
fibromatosis generalisata v. Recklinghausen) wären bei den gutartigen Tumo-

Tumoren
mit F.P.

ren hauptsächlich Akustikusneurinome im inneren Gehörgang zu nennen sowie Glomustumoren des Mittelohres ausgehend vom Glomus tympano-jugu-
lare.
Klinisch zu beachten sind auch die durch embryonale Keimversprengung ent-
standenen Epidermoide des Felsenbeins, die nicht selten zu Fazialislähmungen
führen. Es sind die sogenannten echten oder wahren Cholesteatome, die man
besser als kongenitale Cholesteatome (*Zöllner*) bezeichnen sollte.
Das glücklicherweise seltene Mittelohr-Karzinom kann ebenfalls zu Fazialislähmungen Anlaß geben.

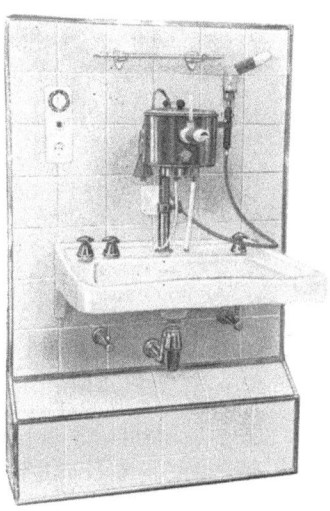
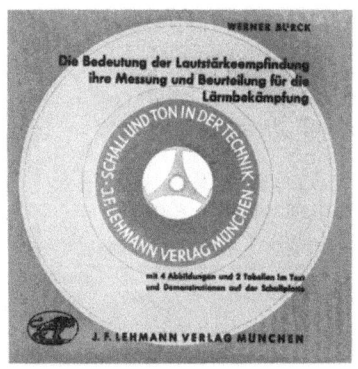

B. Diagnostik intratemporaler Fazialislähmungen

Die Diagnostik dieser Lähmungen stellt eine ganze Reihe sehr verschiedener Aufgaben. Ich will die für den praktizierenden Facharzt wichtigsten Gesichtspunkte in den Vordergrund stellen und mich sonst darauf beschränken, in der Klinik übliche Verfahren kurz zu skizzieren.

Am Anfang einer jeden Diagnostik sollte die sorgfältige *Anamnese* stehen. Hier ergeben sich schon Hinweise auf mögliche Schädigungsursachen. Bei Traumen ist neben der Abklärung des Frakturtyps (Quer- oder Längsfraktur) vor allem die Frage wichtig, ob die Fazialislähmung von vornherein bestanden hat (Sofortlähmung) oder ob sie sich erst nach Stunden oder Tagen entwickelt hat (Spätlähmung). Bei bewußtlosen Patienten oder starken Gesichtsschwellungen wird das manchmal unmöglich sein, man sollte sich aber beim Gros der Fälle um diese Unterscheidung bemühen, da bei Spätlähmungen (Ursache: Ödem oder Hämatom im Nervenkanal) immer eine konservative Behandlung möglich ist, während bei Sofortlähmung (Ursache: Impression des Knochenkanals oder gar Versetzen der Bruchkanten mit Abriß des Nerven) immer die Frage eines baldmöglichen operativen Eingriffs diskutiert werden muß. Durch die Anamnese ergeben sich auch schon Hinweise auf eine akut-entzündliche (Schmerzen) oder chronisch-entzündliche Genese (Ohrsekretion). Auch die Angaben über plötzliches Auftreten der Lähmung sozusagen über Nacht oder nach Luftzug bei Autofahrten können im Hinblick auf eine mögliche ischämische Lähmung aufschlußreich sein. Bei Tumoren läßt die Anamnese allerdings meist im Stich oder gibt nur uncharakteristische Hinweise (z. B. blutiges Sekret aus dem Ohr).

Trauma: Sofort- oder Spätlähmung

Der nächste Schritt ist – für den Hals-Nasen-Ohrenarzt sowieso obligat – die eingehende *Untersuchung* des Kopfes, insbesondere die Spiegelung des *Trommelfells*. Hierdurch lassen sich oft entzündliche Paresen (Rötung des Trommelfells, Perforationen etc.) von nicht entzündlichen abgrenzen. Auch für Traumen können sich Hinweise ergeben (Trommelfellrand- und Gehörgangswandfrakturen, Hämatotympanon). Bei Glomustumoren sieht man einen rötlichen Schimmer hinter dem Trommelfell oder eine rot erscheinende, unter dem Mikroskop pulsierende Vorwölbung des Trommelfells, wenn nicht bereits ein Durchbruch des Mittelohtumors in den Gehörgang erfolgt ist und dort zu leicht blutenden „Polypen" oder telangiektatischen „Granulationen" Anlaß gibt .Auch die Mittelohr-Karzinome haben in der Regel das Trommelfell zerstört, bevor sie diagnostiziert werden. Es ist selbstverständlich, daß auch Audiometrie, Vestibularisprüfung und Röngenaufnahmen die Diagnostik vervollständigen müssen.

Trommelfellbefund

Bei der *speziellen Fazialisdiagnostik* kann man
1. die klinische Funktionsprüfung,
2. die elektrischen Erregbarkeitsprüfungen und
3. die topische Diagnostik unterscheiden.

Funktionsprüfungen

Aufgabe der klinischen Funktionsprüfung ist zunächst die Beurteilung des *Ruhetonus* der Gesichtsmuskulatur. Bei vollständigen und schweren Lähmungen ist dieser aufgehoben (glatte Stirn ohne Runzeln, weite Lidspalte durch Schlaffheit des Unterlids, Verstrichensein der Nasolabialfalte, Tieferstehen des Mundwinkels auf der gelähmten Seite). Dann prüft man Ast um Ast die *Willkürinnervation* (Stirn runzeln lassen, Augenschluß, Naserümpfen, Zähnezeigen, Lippen spitzen lassen). Ist eine Restfunktion vorhanden oder eine Funktion einzelner Äste, so handelt es sich um eine partielle, anderenfalls um eine komplette Lähmung. Der Schweregrad einer Lähmung läßt vor allem bei der ischämischen Parese, bis zu einem gewissen Grad aber auch bei traumatischen und entzündlichen Paresen, Rückschlüsse auf die Prognose zu. Bei-

Inkomplette F P.: gute Prognose spielsweise haben inkomplette Bell'sche Lähmungen immer eine gute Prognose, bei inkompletten traumatischen Lähmungen kann es sich nicht um vollständige Kontinuitätsunterbrechungen des Nerven handeln.

Die hier geschilderten intratemporalen Fazialislähmungen sind alle periphere Lähmungen. Im Rahmen der Untersuchung müssen natürlich zentrale Fazialislähmungen abgegrenzt werden, was jedoch wegen der andersartigen Anamnese, der hier oft zusätzlich bestehenden zentralen neurologischen Symptomatik und der erhaltenen Funktion des Stirnastes bei zentralen Paresen im allgemeinen keine Schwierigkeiten bereitet.

An *Elektrodiagnostik* sollte zunächst der Erregbarkeitstest (excitability test,

Excitability test Cawthorne-Test) durchgeführt werden. Wir benutzen ihn in der von *Jongkees* beschriebenen Form. Dieser Test ist auch mit einfachen Batteriegeräten durch galvanischen Strom durchführbar. Bei regelbarer Intensität (Stromstärke bis zu 15 mA) gibt man über eine bipolare Elektrode Rechteckimpulse von 100 msec Dauer. Kathode und Anode dieser Elektrode liegen nebeneinander. Die Kathode sollte möglichst über dem Nerven (Stamm und später einzelne Äste) liegen, so daß die Kathodenschließungs- und -öffnungszuckung im nachgeschalteten Muskel beobachtet werden kann. Man vergleicht die perkutane elektrische Erregbarkeit der Nerv-Muskeleinheit der gesunden mit der der kranken Seite. Normale Differenzen der Schwellenerregbarkeit liegen bei 0,4 mA ($\pm$ 0,2 mA). Ist die Schwelle der Erregbarkeit der kranken Seite deutlich höher als die der gesunden Seite (kritische Differenz > 3,5 mA) und nimmt die Erregbarkeit bei wiederholten Prüfungen von Tag zu Tag noch ab, so spricht das für eine fortschreitende Degeneration der Nervenendstrecke d. h. für eine anatomische Leitungsunterbrechung im intratemporalen Bereich.

Das *Elektromyogramm* der Fazialismuskulatur ist in den ersten Tagen einer frischen Fazialislähmung nur bedingt aussagekräftig. Noch erhaltene innervierbare Potentiale sprechen für eine unvollständige Leitungsunterbrechung. Es sind dies aber Fälle, welche klinisch ohnehin eine Restfunktion erkennen lassen, so daß die Anfertigung eines EMG eigentlich entbehrlich ist. Bei Fehlen innervierbarer Potentiale kann es sich um eine vollständige aber funktionelle Blockade (z. B. durch Ödem) handeln oder aber um eine anatomische Leitungsunterbrechung. Im EMG läßt sich beides erst nach 10–14 Tagen differenzieren, wenn nämlich bei definitiver Leitungsunterbrechung sogenannte Spontanaktivität (Fibrillationen, positive scharfe Wellen) als Zeichen einer Denervation auftritt.

EMG erst nach 10–14 Tagen sinnvoll

Die *topische Diagnostik* hat für die Lokalisation einer Nervenschädigung und für die Frage einer operativen Erreichbarkeit der Läsion Bedeutung. Gleichzeitiger Labyrinthausfall spricht für eine Schädigung des Fazialis im inneren Gehörgang oder in seiner labyrinthären Verlaufsstrecke (Querfrakturen). Die Tränensekretion gibt Auskunft über eine Nervenverletzung proximal oder distal des Ggl. geniculi, wo die entsprechenden Intermediusfasern den Fazialis über den N. petrosus superior verlassen. Bei Leitungsunterbrechung vor Abgang der Tränenfasern versiegt die Tränensekretion, bei Störungen peripher vom Ggl. geniculi bleibt die Tränensekretion erhalten. Mit einem einfachen Test (Schirmer-Test) läßt sich durch Einhängen von Lackmuspapier-Streifchen in den unteren Konjunktivalsack beider Augen ein Seitenvergleich in Minutenabständen vornehmen.

Schirmer-Test

Der Ausfall des vom N. facialis versorgten M. stapedius macht subjektiv das Phänomen der Hyperakusis, objektiv läßt er sich mit Hilfe der Stapediusreflexmessung im Rahmen einer Impedanzmessung des Trommelfell-Gehörknöchelchenapparates nachweisen. Letztes Glied der topisch-diagnostischen Kette ist die Chorda tympani. Bei Ausfall des Geschmacksvermögens in den homolateralen vorderen $2/3$ der Zunge liegt die Schädigung des Fazialis zentral vom Abgang der Chorda tympani, anderenfalls besteht keine Geschmacksstörung. Vergleichbare Ergebnisse bringt der Salivationstest nach *Magielski* und *Blatt*, er soll jedoch empfindlicher als die Geschmacksprüfung sein. Beim Salivationstest wird nach Schleimhautanästhesie der Wharton'sche Gang bds. mit Bowman-Sonden gedehnt. Anschließend führt man feinste Polyäthylenkatheter ein und mißt vergleichend die Tropfenzahl und Speichelmenge pro Minute nach Anregung der Salivation durch ein Zitronenscheibchen. Alle diese Untersuchungen lassen sich nur im Zusammenhang mit dem klinischen Bild und nur als Hinweise verwerten, da z. B. bei inkompletten Lähmungen – auch wenn ihr Sitz vor dem Abgang der Chorda tympani ist – Geschmacksstörungen ausbleiben können.

Stapediusreflex

Chordafunktion und Salivation

C. Therapie intratemporaler Fazialislähmungen

1. Traumen

Hier sind zwei Gesichtspunkte maßgebend: a) der Zeitpunkt des Auftretens der Fazialislähmung, b) die operative Erreichbarkeit der Läsion mit vertretbarem Risiko bzw. die Wahl des Zugangsweges. Es wurde schon erwähnt, daß man sich nach Möglichkeit um die zeitliche Diagnose „Sofortlähmung" oder „Spätlähmung" bemühen sollte. Handelt es sich um eine Spätlähmung, so darf man konservativ behandeln (Corticoide, Tanderil oder Tantum, antibiotische

Abschirmung). Allenfalls käme hier ein operatives Vorgehen im Sinne der Revision mit Dekompression des Nerven bei den wenigen Fällen in Frage, bei denen sich nach 3–4 Monaten keine oder nur eine völlig ungenügende Funktionsrückkehr gezeigt hat. Komplette Sofortlähmungen sollte man möglichst bald – d. h. in den ersten Tagen nach Abklingen eines eventuellen Schockzu-

Kompl. traumat. Sofortlähmung: bald revidieren!

standes – operativ revidieren. Hier liegt in der Regel ein mehr oder weniger vollständige Kontinuitätsunterbrechung des Nerven (Neurotmesis), teilweise mit Impression von Knochensplittern, teilweise mit Abriß durch Versetzung der Bruchkanten vor. Iatrogene Fazialisverletzungen sollten immer umgehend operativ versorgt werden.

Die *Wahl des Zugangsweges* richtet sich nach dem Ort der Verletzung. Bei den häufigen Längsfrakturen genügt ein mastoidaler Zugang, ebenso bei manchen Querfrakturen, bei denen das Labyrinth sowieso ausgefallen ist und bei denen die Nervenverletzung in der Nähe des Ggl. geniculi bzw. im Bereich der medialen Paukenwand liegt. Bei den intralabyrinthären Fazialisverletzungen wird der transtemporal-extradurale Zugangsweg nach Kraniotomie erforderlich. Um für die Anastomose der angefrischten Nervenstümpfe Raum zu gewinnen, reseziert *Fisch* [1] das Ggl. geniculi. Der Wegfall der starken Fazialiskrümmung am äußeren Knie ermöglicht dann meist ein Stoß-an-Stoß-Aneinanderfügen der Stümpfe nach der unten beschriebenen Technik ohne Zwischenschaltung eines Autonerventransplantats.

Bei Kompression des Nerven durch Knochensplitter ohne Kontinuitätsunterbrechung genügt u. U. schon die Entfernung des Knochenfragments und eine kleine Teildekompression der möglicherweise ödematösen Umgebung der Verletzungsstelle.

Bei einfacher Durchtrennung ohne Substanzverlust können die angefrischten Nervenstümpfe nach Mobilisation des N. facialis in seinem Kanal „Stoß-an-Stoß" zusammengefügt werden. Man achtet streng darauf, das Epineurium nicht zwischen die Stümpfe zu interponieren, da es sonst das Aussprossen von Axonen verhindern würde. Zwischen die adaptierten Nervenenden wird

Plasmanaht

jedoch etwas Blutplasma vom Patienten eingebracht (sog. Plasmanaht). Das gelierte Plasma bildet für die Regeneration von Axonen kein Hindernis. Die Anastomosenstelle wird mit etwas Kollagenfolie bedeckt, welche auf den beiden Nervenenden und auf der knöchernen Unterlage anastomosenfern mit je einem Tropfen Nervenkleber (z. B. Histoacryl) fixiert wird. Eine eigentliche Naht ist intratemporal nicht erforderlich, da die Nervenstümpfe in der knöchernen Halbrinne guten Halt finden. Das Aufbringen von Kollagenfolie dient der Sicherung der Anastomose durch Fixierung auf der Unterlage. Es soll außerdem die Interposition von Bindegewebe (Granulations- bzw. Narbengewebe) zwischen die Stümpfe verhindern helfen (Abb. 1).

Sofern größere Substanzdefekte eingetreten sind, welche sich nicht durch begrenzte Mobilisation des Nerven ausgleichen lassen, verwenden wir heute

Autonerventransplantate

meist ein Autonerventransplantat, das zwischen die voneinander entfernten Stümpfe eingepaßt und nach der gleichen Technik (Plasmanaht, Kollagenfolie, Nervenkleber) fixiert wird (Abb. 2).

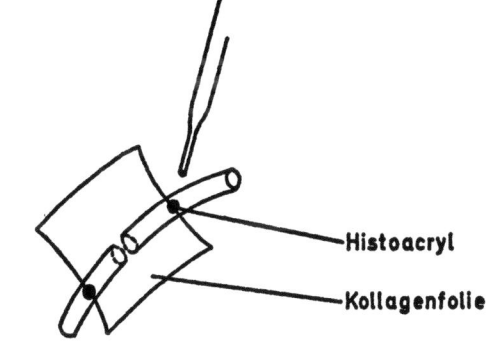

Abb. 1:

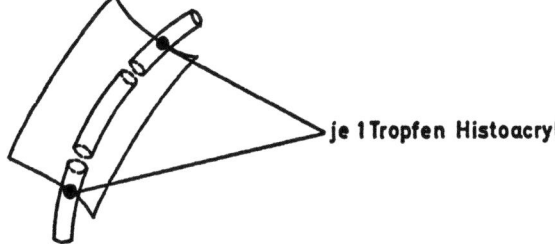
Abb. 2:

Als Spendernerv eignet sich der N. auricularis magnus, der in seinem Durch- Spendernerven
messer dem N. facialis etwa entspricht, oder – falls keine zusätzliche Narbe
am Halse erwünscht ist – auch der N. cutaneus femoris lateralis, welcher 3 bis
5 cm unterhalb des äußeren Drittels des Leistenbandes die Fascia lata durch-
bohrt und hier unter der Haut gefunden wird. Wegen der möglichen Schrump-
fung soll das Nerventransplantat etwa 2–3 mm länger als der Defekt gewählt
werden, da eine spannungsfreie Einpassung absolute Voraussetzung für das
spätere Funktionieren der Anastomose ist.
Bei einer Geschwindigkeit der Nervenregeneration bis zu 1 mm/Tag sind erste
Anzeichen einer Funktionsrückkehr zwischen 3 und 6 Monaten zu erwarten. Reinnervation nach
Selbstverständlich kann es sich hier nur um Defektheilungen mit mehr oder 3–6 Monaten
weniger inkompletter Innervation, sowie Mitbewegungen (z. B. unwillkürli-
ches Heben des Mundwinkels bei Augenschluß) und Massenbewegungen infolge Vergröberung der motorischen Einheiten handeln.
Für die Zeit der Denervation ist eine elektrische Reizbehandlung des Muskels
mit galvanischem Strom oder Spasmotron durchzuführen, um den Muskel Elektrische
reneurotisationsbereit zu halten. Bei den ersten Anzeichen einer Funktions- Reiztherapie
rückkehr geht man auf faradischen Strom über und beginnt mit einer intensi-
ven Übungsbehandlung der mimischen Muskulatur. Beides darf allerdings

nicht zu lange fortgesetzt werden, da sonst eine Neigung der Muskulatur zu
übermäßiger Tonisierung und zu Kontrakturen entsteht. Auch die Entwicklung eines sekundären Spasmus facialis würde dadurch gefördert.

2. Entzündungen

In diesem Abschnitt kann ich die Schilderung sehr kurz halten, da die Indikationen zum operativen Eingreifen wohl jedem Hals-Nasen-Ohrenarzt geläu-
fig sind. Die toxisch-infektiöse Fazialislähmung im Rahmen einer akuten Otitis media (Frühlähmung) wird konservativ behandelt (Corticoide unter antibiotischem Schutz, einschließlich einer eventuell notwendigen Parazentese).
Tritt die Fazialislähmung jedoch im Rahmen einer Mastoiditis auf, so muß
schon im Hinblick auf diese Komplikation operativ vorgegangen werden. Bei
der Mastoidektomie wird eine besonders sorgfältige Ausräumung der perifa-
zialen Zellen vorgenommen, wobei manchmal der Nerv an einzelnen Stellen
einige Millimeter freigelegt werden kann (Fazialistoilette), ohne daß eine
weitgehende Aufdeckung des Nervenkanals (Dekompression) erforderlich
wäre.

*Mastoiditis:
keine
Dekompression*

Auch bei der subakuten Otitis media im Sinne der Mucosus-Otitis mit Fazialislähmung ist die Mastoidektomie angezeigt. Dies gilt auch für die wenigen
Fälle mangelhafter Rückbildung einer Fazialislähmung nach akuter Otitis
media, auch wenn klinisch keine Zeichen einer Mastoiditis vorliegen. Sind
nach einer akuten Otitis media mit Fazialslähmung etwa 3 Monate verstrichen, ohne daß sich klinisch und elektromyographisch Anzeichen einer Funktionsrückkehr ergeben, so sollte auch eine Dekompression des Nerven vorgenommen werden.

Die chronische Otitis media mit Fazialislähmung stellt immer eine Indikation
zum alsbaldigen operativen Eingreifen dar. Nicht selten ist der N. facialis von
einem Cholesteatom bereits freigelegt. Ausgehend von dieser Stelle nehmen
wir neben der Beseitigung der chronischen Entzündungsherde beiderseits der
Läsion eine Teildekompression des Nerven bis ins Gesunde vor.

*Cholesteatom:
Teil-
dekompression*

3. Ischämische Lähmung

Bei diesem Lähmungstyp bestehen hinsichtlich der Therapie (konservativ
oder operativ), hinsichtlich des günstigsten Operationstermins und im Hinblick auf die Lokalisation der Schädigung und damit die Art des operativen
Vorgehens noch die größten Divergenzen. Einzelne Autoren halten einen operativen Eingriff überhaupt für überflüssig, da 75 % aller Bell'schen Lähmungen eine spontane Funktionsrückkehr zeigen. Auch nach unseren Erfahrungen
haben inkomplette Paresen eine sehr gute Prognose. Etwa 85 % heilen unter
konservativer Therapie vollständig aus, 15 % allerdings mit Defektheilungen.
Die konservative Therapie sollte so früh wie möglich beginnen, die Fazialislähmung dieses Typs ist als ein ausgesprochener Dringlichkeitsfall zu betrach-
ten. Sofern die Lähmung am Ende der zweiten Woche noch inkomplett geblieben ist, steigen die Chancen einer Restitutio ad integrum nach *Jongkees* auf
95 %. Bei kompletten Lähmungen kommt es nach *Cawthorne* jedoch nur in

*Ischämische F.P.:
75 % Spontan-
erholungen*

42 % zu vollständigen Heilungen, der Rest weist Defektheilungen auf, bei
ca. 5 % davon bleibt die Heilung gänzlich aus.
Es kommt also darauf an, die Indikation für ein operatives Eingreifen zu
erarbeiten. Zur Zeit gibt es außer klinischen Daten (schwere komplette Lähmung mit völligem Tonusverlust, bohrende Schmerzen in der Tiefe des Ohres)
nur den elektrischen Erregbarkeitstest als Hilfestellung, da das EMG in den
ersten 10–14 Tagen noch im Stich läßt. Möglicherweise kann bald die Prüfung
der Leitungsgeschwindigkeit im peripheren Nervenanteil als zusätzliches Kri-
terium herangezogen werden.

Wir behandeln alle Lähmungen zunächst nach einem Schema (Tabelle 1) konservativ. Wenn auch gelegentlich der extreme Standpunkt vertreten wird, ischämische Fazialisparesen bräuchten überhaupt nicht medikamentös behandelt zu
werden (wegen der hohen spontanen Heilungsquote), so sind wir der Ansicht,
daß die Behandlung einer ischämischen Fazialislähmung sogar unter den Gesichtspunkten der Notfallbehandlung vorgenommen werden sollte, da sich
das Schicksal des Nerven in den ersten Tagen, wenn nicht gar in einigen Fäl- Frühdekompres-
len in den ersten Stunden nach Eintritt der Lähmung entscheidet. Der initiale sion, Indikationen
Spasmus dürfte nur relativ kurze Zeit anhalten. Stellatumblockaden zu seiner
Beeinflussung sind daher nur in der Frühphase sinnvoll. Große Bedeutung
messen wir der Bekämpfung der Mikrozirkulationsstörung durch die viskosi-
tätsmindernde Infusionstherapie mit niedermolekularen Dextranen zu.
Bei inkompletter Lähmung kann die konservative Therapie fortgeführt werden, sofern sich nicht klinisch und elektrodiagnostisch Zeichen einer progressi-
ven Verschlechterung des Zustands ergeben. Hier ist die Dekompression u. U.
auch noch nach 14 Tagen erforderlich.
Bei kompletter Lähmung gibt der elektrische Erregbarkeitstest den Ausschlag.
Ist die Schwellenerregbarkeitsdifferenz (gesunde-kranke Seite) größer als
3,5 mA oder steigt bei wiederholten Untersuchungen in Tagesabstand die ursprünglich niedrigere Schwelle auf der kranken Seite deutlich an, so spricht
das für eine fortschreitende periphere Nervendegeneration und indiziert ein
umgehendes operatives Eingreifen. Wir sind uns bewußt, daß man damit in
einigen Fällen mit der Dekompression des Nerven zu spät kommt (nämlich
dann, wenn schon in den ersten Stunden ein weitgehend vollständiger Untergang von Markscheiden eingetreten war), andererseits erspart man damit einer
Reihe von Patienten unnötige Dekompressionen (wenn auch vielleicht die
eine oder andere Operation entbehrlich wäre), so daß dieses Vorgehen beim
heutigen Stand unserer Elektrodiagnostik als brauchbarer Kompromiß zwischen zu zögerndem und zu forschem Vorgehen erscheint.

Selbst bei Zeichen einer fortschreitenden peripheren Degeneration mit Anstei- Sinn der Operation
gen der Schwelle beim Erregbarkeitstest darf man immer noch hoffen, daß
durch eine Dekompressionsbehandlung wenigstens die Nervenkabel gerettet
werden können, welche bei der vorliegenden Art der gemischten Lähmung
noch keinen Markscheidenzerfall aufwiesen. Die Bedingungen für die Regene-

Tage	Lokale Durchblutungsförderung u. Lösung pathol. Reflexe			antiphlogistische Therapie		unterstütz. Maßnahm.
	Stellatum- bzw. Grenzstrang-Blockade	Rheomacrodex-Novocain-Infusion	Stugeron forte Kapseln	Ultralan oral (Fluocortolon) Tabl. Nr. X (5 mg) u. Nr. XX (20 mg)	Tanderil Drag. 2×1 OP Nr. XXX	Neurobion oder Neurotrat Drag.
1.	10 ml Nov. 2%*	500 ml Rheo + 400 mg Nov.	2×1	40 mg	3×1	2×1
2.	10 ml Nov. 2%	500 ml Rheo + 600 mg Nov.	2×1	40 mg	3×1	2×1
3.	10 ml Nov. 2%	500 ml Rheo + 800 mg Nov.	2×1	30 mg	3×1	2×1
4.	10 ml Nov. 2%	500 ml Rheo + 1000 mg Nov.	2×1	20 mg	3×1	2×1
5.	10 ml Nov. 2%	500 ml Rheo + 1000 mg Nov.	2×1	20 mg	3×1	2×1
6.	Grenzstrang-Blockaden und Infusionen können unter Umständen für insgesamt 10 bis 12 Tage fortgesetzt werden		2×1	20 mg	3×1	2×1
7.			2×1	20 mg	3×1	2×1
8.			2×1	10 mg	3×1	2×1
9.			2×1	7,5 mg	3×1	2×1
10.			2×1	5 mg	3×1	2×1
11.			2×1	5 mg	3×1	2×1

Tage	Lokale Durchblutungsförderung u. Lösung pathol. Reflexe			antiphlogistische Therapie		unterstütz. Maßnahm.
	Stellatum- bzw. Grenzstrang-Blockade	Rheomacrodex-Novocain-Infusion	Stutgeron forte Kapseln	Ultralan oral (Fluocortolon) Tabl. Nr. X (5 mg) u. Nr. XX (20 mg)	Tanderil Drag. 2×1 OP Nr. XXX	Neurobion oder Neurotrat Drag.
12.		* 200 mg Novocain = 1 Amp. Novocain = 10 ml Novocain 2%	2×1	2,5 mg	3×1	2×1
13.			2×1	2,5 mg	3×1	2×1
14.			2×1	2,5 mg	3×1	2×1
15.			2×1 Stutgeron kann v. Anfang an od. erst nach Absetzen d. komb. Grenzstrang-Nov.-Therapie gegeben werden	2,5 mg	3×1	2×1

Tabelle 1: Fazialis-Therapie-Schema (nach *Koburg-Miehlke*)

ration der übrigen Nervenkabel werden außerdem durch den operativen Eingriff verbessert.

Wir streben also bei entsprechender Indikation eine Frühdekompression in den ersten 4–5 Tagen der Lähmung an. Bei inkompletten Lähmungen oder bei kompletten Lähmungen mit zunächst zufriedenstellender elektrischer Erregbarkeit kann sich der Termin bis zum Ende der 2. Woche verschieben. Ist dieser Zeitpunkt jedoch verstrichen, so ergibt sich erst nach Ablauf von 3–4 Monaten wieder eine Indikation, diesmal zur Spätdekompression, wenn sich bis dahin keine oder nur völlig ungenügende Zeichen einer Funktionsrückkehr zeigen.

Spätdekompression nach 3–4 Monaten

Eine andere Frage ist die nach dem *Ort der Schädigung* bzw. nach dem zu dekomprimierenden Nervenbereich. In den vergangenen Jahren galt es zunächst als unbestritten, daß der Nerv vorwiegend in seinem mastoidalen Verlauf und teilweise auch in seinem tympanalen Verlauf geschädigt sei. Dies entsprach den anatomischen Gegebenheiten (relative Enge des Falloppi'schen Kanals) und den Erfahrungen der Operateure, da der Nerv in frischen Fällen besonders im mastoidalen Abschnitt nach Schlitzung der Nervenscheide regelrecht aus seinem Kanal hervorquoll. Nach den Untersuchungen von *James* und *Jongkees* [2] ist die Nervenscheide im mastoidalen Verlauf des Fazialis um ein Vielfaches dicker als im tympanalen Verlauf. *Fisch* und *Esslen* [1] konnten nun in einigen Fällen Bell'scher Lähmung durch elektrische Reizung des freigelegten Nerven nachweisen, daß eine Blockade im inneren Gehörgang und am Beginn des Falloppi'schen Kanals vorliegt. Bei 12 operierten Patienten war die Rötung und Schwellung des Gesichtsnerven 11 mal proximal vom Ggl. geniculi vorhanden. Nach einem Erfahrungsaustausch auf dem Brüsseler internationalen Symposion für intratemporale Chirurgie 1974 muß man aber bei Berücksichtigung größerer Zahlen daran festhalten, daß der Sitz der Läsion bei grober Schätzung in 80 % der Fälle distal vom Ggl. geniculi (d. h. mastoidal und tympanal), bei 5 % im Ggl. geniculi selbst und nur in 15 % proximal davon zu suchen ist. Wir dekomprimieren daher zuerst wie bisher den mastoidalen und tympanalen Verlaufsabschnitt des Nerven. Nur bei dort negativem Befund wird der Nerv im inneren Gehörgang aufgedeckt.

80 % Läsionen distal Ggl. geniculi

Zur Dekompression des N. facialis in seinem mastoidalen und tympanalen Verlauf wird eine begrenzte Mastoidektomie vorgenommen. Es folgt das Aufsuchen des Nervenstammes in der Fossa retromandibularis und die schrittweise Aufdeckung des Nerven vom Foramen stylomastoideum bis unterhalb des lateralen Bogengangs. Nach Anlegen eines *Wullstein*-Zugangs zur Pauke wird auch der tympanale Abschnitt von seiner dünnen Knochenschale bis zum Ggl. geniculi befreit. Wir schlitzen anschließend die Nervenscheide. Ist der Nerv im freigelegten Abschnitt nicht verändert, so empfiehlt *Fisch* [1] zusätzlich eine Freilegung auf transtemporal extradural-extralabyrinthärem Wege (totale Dekompression). Der freigelegte Nerv wird mit Amnion oder mit Kollagenfolie abgedeckt, welche mit einigen Gelittas fixiert werden kann.

Operationstechnik

Erste Anzeichen einer Funktionsrückkehr sieht man frühestens nach 3 Mona- Reinnervation nach 3 Monaten
ten. Im EMG zeigen sich dann verbreiterte polyphasische „Reinnervations-
potentiale". Während der Denervationsphase muß eine Elektrobehandlung
der Gesichtsmuskulatur durchgeführt werden. Der tonisierende Effekt auf die
Muskulatur kann noch durch vorsichtige Streichmassage (Tapotement) zur
Durchblutungsförderung unterstützt werden. Von neurologischer Seite wird
neuerdings auch während der Phase der kompletten Lähmung eine Übungsbehandlung propagiert, da durch den zentralen Reiz eine Anregung der Regeneration von Axonen erfolgen soll.

4. Tumoren

Die Therapie bei Tumoren richtet sich nach dem pathologisch-anatomischen
Geschwulstcharakter. Bei Glomustumoren gelingt es in einigen Fällen, den
Nervus facialis zu schonen, so daß Chancen für eine Funktionsrückkehr bestehen. Das gilt in noch höherem Maße für die Operation von Epidermoiden
des Felsenbeins.
Bei den seltenen Fazialisneurinomen hat der Tumor den Nerven bereits zerstört und zur vollständigen Tumorentfernung ist die Resektion im Gesunden
nötig. Bei Akustikustumoren des inneren Gehörgangs bleibt die Funktion des
N. facialis oft lange erhalten. Diese Tumoren können heute nach Kraniotomie
der Schläfenbeinschuppe auf transtemporal-extradural und extralabyrinthä-
rem Wege operiert werden oder bei stärkerem Hörverlust auch translabyrinthär,
während bei Akustikusneurinomen des Kleinhirn-Brückenwinkels ein neuro- Akustikus-neurinom
chirurgisches, bei zusätzlicher Ausdehnung in den Porus acusticus internus
hinein ggf. auch ein kombiniert neurochirurgisch-otochirurgisches Vorgehen
notwendig ist.
Das Schicksal des N. facialis hängt außer von der größtmöglichen operativen
Sorgfalt vor allem von der Dauer der bestehenden Lähmung ab. In geeigneten Fällen lassen sich auch hier Autonerventransplantationen versuchen bzw.
es kommt die kombinierte intrakraniell-extratemporale Fazialisplastik mit
Umgehung des Felsenbeins nach *Dott* in Zusammenarbeit mit dem Neuro- Dott'sche Plastik
chirurgen in Frage. Hierbei wird das zentrale Ende eines langen Autonerventransplantats an den Stumpf im Kleinhirn-Brückenwinkel angenäht, hinter
dem Warzenfortsatz nach unten und außen geführt und nach Unterkreuzung
des M. sterno-cleido-mastoideus in der Fossa retromandibularis mit dem vorher durchtrennten Nervenstamm des Fazialis zur Parotis hin vereinigt. Auch
hier muß wie bei jeder Nervenplastik bis zu den ersten Zeichen einer Funktionsrückkehr eine Galvanisation der gelähmten Gesichtsmuskulatur durchgeführt werden.
Maligne Tumoren des Mittelohres, die zu einer Fazialislähmung geführt ha- Malignome: keine Fazialis-plastik
ben, erfordern umfangreiche Operationen, da die Tumorausrottung absoluten
Vorrang vor der Erhaltung der Nervenfunktion hat. Ein Wiederaufbau des
N. facialis kommt hier nicht in Frage, zumal unsere Erfahrungen bei der
extratemporalen Tumorchirurgie gezeigt haben, daß bei vorbestehenden Fazialislähmungen kaum Aussichten auf eine Funktionsrückkehr bestehen. Pa-

tienten, die genügend lange tumorfrei bleiben, können dann mit Aufhänge-
plastiken der Gesichtsmuskulatur oder mit muskulären Ersatzplastiken versorgt werden (siehe Almanach 1972, gleicher Autor).

Literaturhinweise

[1] *Fisch, U.:*
    Arch. klin. exp. Ohr.-, Nas.- u. Kehlk.-Heilk. *196*, 187 (1970)
[2] *Jongkees, L. B. W.:*
    Z. Laryng. Rhinol. *40*, 319 (1961)
    –, Arch. Otolaryng. *89*, 127 (1969)
[3] *Miehlke, A.:*
    Die Chirurgie des N. Facialis. Urban & Schwarzenberg, München 1960
    –, Surgery of the facial Nerve. 2. Auflage, Urban & Schwarzenberg, München
    1973

Nasenbluten

Von *Horst Ganz*

Die Blutung aus der Nase ist das häufigste Blutungsgeschehen, wenn nicht der häufigste Notfall überhaupt, dem sich der Arzt gegenüber sieht.

Blutversorgung der Nase

Für die Therapie des Nasenblutens ist wichtig, einige anatomische und funktionelle Besonderheiten der Blutversorgung der Nase zu kennen. Diese Besonderheiten sind:

A) In der Nasenhöhle treffen Äste der A. carotis externa mit solchen der Carotis interna zusammen und anastomosieren teilweise miteinander. So erhält die äußere Nase ihr arterielles Blut über die A. facialis (von der Carotis externa), die Nasenhaupthöhle dagegen sowohl von Ästen der Carotis externa (A. pterygopalatina aus der Maxillaris interna) als auch von Internaverzweigungen (Aa. ethmoidalis anterior und posterior aus der Ophthalmica, Abbildung 1). Doppelte Blutversorgung der Nase

B) Die arterielle Blutstromrichtung geht in der Nasenhöhle von hinten und oben nach vorne und unten. Die Venen folgen im wesentlichen den Arterien. Das bedeutet: das Gefäßkaliber ist hinten-oben am größten. Blutungen aus diesen Gefäßabschnitten sind folglich am ernstesten zu bewerten. Hinzu Blutgefäße hinten weiter

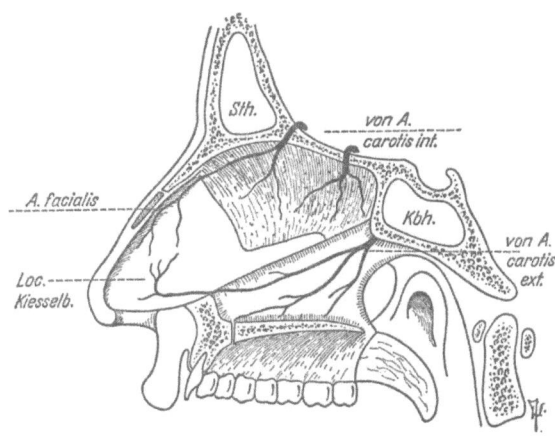

Abb. 1: Schema der arteriellen Blutversorgung der Nase, Beispiel des Septum nasi. Stromrichtung von hinten-oben nach vorne und unten. Zusammentreffen von Ästen der A. carotis externa mit solchen der A. carotis interna (Doppelversorgung der Nase!). (Aus *Berendes/Ganz*).

kommt nach *Kindler* [14] das infolge der kurzen Wegstrecke sehr große
Druckgefälle in den Nasenarterien, das die Wände der hinteren Abschnitte
stark belastet.

Locus
Kiesselbach C) Die Gegend vorne am Septum (Locus Kiesselbach), unmittelbar hinter der
Haut – Schleimhautgrenze, ist eine Art „Wetterwinkel" der Nase. Äußere
Noxen treffen hier voll auf die Schleimhaut, besonders wenn die Stelle durch
Septumdeviation exponiert ist. Solche Noxen sind außer dem bohrenden Finger trockene Atemluft, ätzende und austrocknende Dämpfe und Stäube. Wegen der festen Unterlage des Septumknorpels kann sich die Schleimhaut nicht
dem maximalen Füllungszustand der Gefäße entsprechend ausdehnen, was ein
Platzen der Gefäße begünstigt [14]. Die Gefäße dieser Gegend entwickeln
sich im übrigen erst nach Beendigung des zweiten Lebensjahres. Blutungen
vom vordersten Septumabschnitt bei Kleinkindern müssen demzufolge recht

Nasenbluten
(Nbl.) beim
Kleinkind
selten selten sein. *Burczynski* [5] hatte unter 930 Epistaxisfällen kein einziges Kind
unter 2 Jahren.

D) Die zahlreichen Anastomosen zwischen dem Carotis-externa- und -inter-
na-System erschweren die gezielte Ausschaltung durch Gefäßunterbindungen.
Ein Einschnitt am Septum in der Übergangszone schaltet einen Teil der Anastomosen aus und kann somit zur Blutstillung herangezogen werden [26].

Ursachen des Nasenblutens

Mit *Kindler* [14] unterscheiden wir zwischen dem örtlich bedingten und dem
symptomatischen Nasenbluten. Zur ersten Gruppe gehören neben der „essen-
tiellen" Locus-Kiesselbach-Blutung die Blutungen durch Unfallverletzung,
Operationen und Tumoren von Nase und Nasenrachenraum. Die zweite
Gruppe umfaßt Krankheiten der Gefäße mit Wandveränderungen und Blut-
hochdruck, die hämorrhagische Diathese, Blutungen bei akuten Infektionskrankheiten und schließlich solche beim Morbus Osler. Schon *Kindler* selbst
schrieb, daß das symptomatische Nasenbluten als Gesamtgruppe zahlenmäßig
überwiege. Heute kann man etwa folgende überschlägigen Zahlen nennen:

Blutungsursachen Örtlich bedingtes Nasenbluten: ca. $^1/_4$ der Fälle
Symptomatisches Nasenbluten:
    Herz- und Gefäßerkrankungen (Hochdruck)   ca. $^1/_3$
    schwere hämorrhagische Diathese   unter 5 %
        (jedoch häufiger leichte derartige Störungen als Mit-
        ursache von Epistaxis)
    Infektionskrankheiten   ca. $^1/_3$
        (Sinusitis nur 3 %)
    Morbus Osler   unter 1 %

Diese Zahlen verschieben sich, wenn man das Lebensalter der Patienten berücksichtigt. So ist die Locus-Kiesselbach-Blutung ebenso wie die infolge akuter

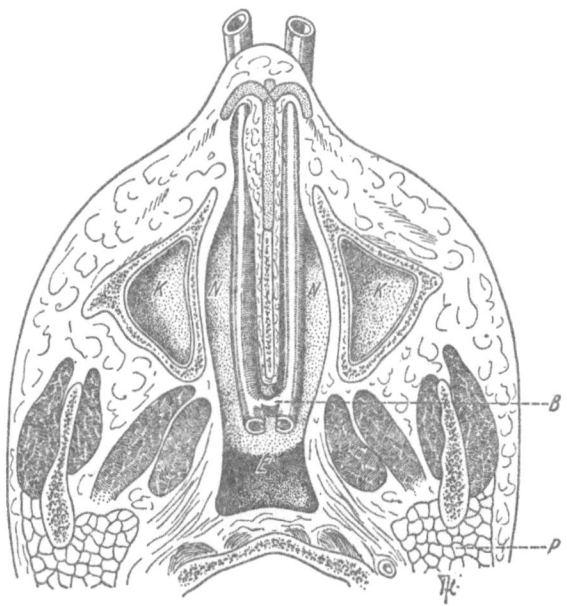

Abb. 2: Doppelröhrchen zur Freihaltung des Atemweges, geeignet zur Vermeidung von Verwachsungen bei durchgreifenden Nasenverletzungen, zur Nachbehandlung der Choanalatresie und in Kombination mit einer Tamponade bei Epistaxis. (Aus *Berendes/Ganz*).

hämatologischer Erkrankungen im jugendlichen Alter häufiger, während die Rhexisblutungen der hinteren Nase infolge von Herz-Gefäßerkrankungen bei älteren Patienten überwiegen.

Örtliche Blutungsursachen

Die sogenannte „essentielle" Locus-Kiesselbach-Blutung braucht in einer für Fachärzte bestimmten Abhandlung nicht weiter besprochen zu werden. Blutungen aus der Nase nach einem *Trauma* können Hinweise auf harmlose Schleimhauteinrisse sein, eine Nasenbeinfraktur anzeigen oder ernstere Verletzungen wie Nebenhöhlenfrakturen mit und ohne Beteiligung der vorderen Schädelbasis als Ursache haben. Nbl. als Trauma-
folge

Nicht übersehen darf man *Abscherungen* der Weichteile an der Apertura piriformis, die meist durch Gewalteinwirkung von vorne – unten entstehen und auch ohne Verletzung der äußeren Haut vorhanden sein können. Unterbleibt hier eine sorgfältige Wundversorgung, ggf mit Einlegen eines dilatierenden

Atem-Doppelröhrchens, so kann eine erhebliche Stenose, sogar Atresie die
Folge sein. (Siehe *Ganz* [9], Abbildung 2). Das *Septumhämatom* macht völ-
lige Aufhebung der Luftpassage wenige Stunden nach einem Trauma. Wird es
nicht frühzeitig ausgeräumt mit nachfolgender Tamponade beiderseits, so entsteht der Septumabszeß mit Zerstörung des Knorpels und oft folgender Sattelnasenbildung.

Nasenbluten mit Gesichtsemphysem nach dem Schneuzen in der Folge eines
Traumas spricht für eine *Siebbeinfraktur.* Solche Patienten können bei un-
auffälligem Röntgenbild und auch sonst fehlenden Hinweisen auf eine Basis-
beteiligung im weiteren Verlauf konservativ mit Antibiotikum und abschwel-
lenden Nasentropfen behandelt werden.

Bei einer *Fraktur der Rhinobasis* als Ursache von Nasenbluten werden nur
in der Minderzahl der Fälle sichere klinische Zeichen vorhanden sein (nasale
Liquorrhoe, Hirnsubstanzaustritt, Pneumatocephalus). In allen anderen Fäl-

Welin-
Aufnahme bei
Verd. auf
frontobasale
Fraktur

len ist man auf die Röntgenuntersuchung (Welin-Aufnahme) sowie die sehr
zuverlässige Liquorraumszintigraphie angewiesen. Dislozierte Frakturen im
Stirnhöhlen-Siebbeinbereich sowie eine entzündliche endocranielle Komplikation (Pneumokokkenmeningitis!) nach einer Gesichtsschädelfraktur sind Indikationen zur operativen Revision der Schädelbasis. (Einzelheiten siehe
[2, 7].)

In sehr seltenen Fällen kann profuses Nasenbluten Symptom einer *Verletzung
der Arteria carotis interna* sein. Läsionen der inneren Carotis können nach
Kellerhals und Levy [13] an drei Stellen auftreten:

Carotis-interna-
Nasenblutung

1. extracraniell, wobei ein Aneurysma entstehen und durch die laterale Pharynxwand durchbrechen kann;

2. im Felsenbein, mit Blutung über die Ohrtrompete in den Rachen. Hier
kann ein Trauma die Ursache sein;

3. intracraniell, in der Regel nach einem stumpfen Schädeltrauma (Abbildung 3).

Die A. carotis interna kann bei einer Schädelbasisverletzung mit Beteiligung
des Orbitadaches im Kniebereich getroffen werden, wo sie dem Knochen fest
anliegt. Es kommt hierdurch entweder zu einer sofort tödlichen Blutung oder
aber zur Aneurysmabildung. Typisch für ein solches Aneurysma soll die *Maurer*'sche Trias sein: Fraktur des Orbitadaches im hinteren Anteil, Erblindung
auf der Verletzungsseite und Spätblutungen aus der Nase via Keilbeinhöhle,
Wochen bis Monate nach dem Unfall. Bei Fistelentstehung zum Sinus caver-
nosus kommt ein pulsierender Exophthalmus hinzu.

Therapeutisch kann der Hals-Nasen-Ohrenarzt natürlich zunächst nur die
feste Tamponade von Nase und Nasenrachen durchführen, zumal er die eigentliche Ursache der Blutung nicht kennt. *Denecke* [6] hat erfolgreich den hero-
ischen Versuch unternommen, von der Keilbeinhöhle aus Thrombinlösung in
das Aneurysma zu injizieren. – In der Regel wird die Therapie des Aneurys-
mus Sache des Neurochirurgen sein. Während man früher nur die Carotisligatur kannte, sind neuerdings erfolgreiche Versuche einer Resektion des

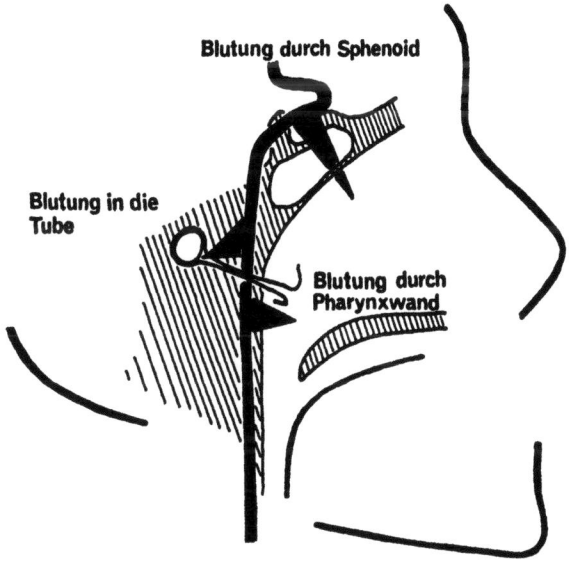

Blutung durch Sphenoid

Blutung in die Tube

Blutung durch Pharynxwand

Abb. 3: Die drei Prädilektionsstellen für Läsionen der Arteria carotis interna, welche zu „Epistaxis" führen können (aus *Kellerhals* und *Levy* 1971).

Aneurysma-Sackes unternommen worden [22]. Der HNO-Arzt kann also durch richtige Deutung der Symptome und sofortige Überweisung zum Hirnchirurgen helfen, solche Patienten doch noch zu retten.

Eine bekannte lokale Blutungsursache ist weiterhin die Schleimhautatrophie und -metaplasie bei *Rhinitis sicca anterior,* die vorwiegend die Gegend des Locus Kiesselbach betrifft. Auf der ausgetrockneten Schleimhaut bilden sich Borken, bei deren Abreißen es blutet. Später kommt es durch Ernährungsstörung des Knorpels zur Ulcusbildung mit nachfolgender Septumperforation (Ulcus septi perforans). Von den Rändern des perforierenden Geschwürs blutet es ebenfalls leicht. Durch Entfernung des am Rande freiliegenden, nekrotischen Knorpels bringt man den Prozeß am ehesten zur Ruhe. Weiterbestehen der Blutungen bildet eine der Indikationen zum plastischen Verschluß des Septumdefektes. Die Vielzahl der hierfür angegebenen Methoden ist ein Hinweis auf die Schwierigkeit des Eingriffs und die relative Insuffizienz aller dieser Techniken. Ich habe einige derartige Perforationen durch freie Transplantation eines Stückes Nasenmuschel nach *Ismail* [12] schließen können. Bei Mißlingen dieses einfachen Verfahrens ist nichts verloren; man kann dann immer noch gestielte oder Brückenlappenplastiken ausführen.*

Ulcus septi perforans

Verschluß durch freies Muscheltransplantat

---

* Siehe auch den Beitrag: Die Septumperforation.

Selten sind Blutungen aus der Nase durch *Tumoren* bedingt. Der sogenannte
blutender
Septumpolyp „blutende Septumpolyp" am Locus Kiesselbach ist selten ein echter Tumor
(Hämangiom, Melanom, Karzinom), vielmehr meist ein Granuloma teleangiec-
taticum. In jedem Falle muß der blutende Polyp vollständig abgetragen und
histologisch untersucht werden. Das Polypenbett wird koaguliert. Von den
echten Geschwülsten neigen besonders die Nebenhöhlenpapillome sowie das
juvenile Nasenrachenfibrom zu Spontanblutungen. Beide Geschwülste wachsen
ja lokal destruierend trotz histologischer Gutartigkeit. Fatal kann die Verwechslung des Angiofibroms mit einer Rachenmandel sein, wenn es per Adeno-
tomiam angegangen wird. Hier hilft nur schleunige Bellocq'sche Tamponade
und dann sofortiger Transport in eine große HNO-Klinik.

Nasenfremd- Als letzte der örtlichen Blutungsursachen sei noch der *Nasenfremdkörper*
körper beim
Kinde genannt, an den man besonders bei Kindern denken muß. Typisch ist die der
Blutung später folgende einseitige fötide Nasenabsonderung. Nicht entfernte
Corpora aliena können mit Kalksalzen inkrustiert werden. Die Entfernung
solcher Rhinolithen kann technisch schwierig sein und die Aufklappung der
Nase erfordern.

Symptomatisches Nasenbluten

a) Die Nasenblutung bei Gefäß-Kreislauferkrankungen mit Hochdruck ist
charakterisiert durch
1. Entstehung durch Ruptur einer Arterie (Rhexisblutung). Der Blutungstyp
ist folglich arteriell, d. h. hellrot-spritzend.
2. Es sind vorwiegend ältere Leute betroffen.
3. Der Ausgangspunkt liegt in den hinteren Abschnitten der Nasenhöhle,
meist am Septum. Wegen des dort größeren Gefäßkalibers sind die Blutverluste in der Regel größer als z. B. bei einer Locus-Kiesselbach-Blutung. Auch
blutet es mehr zum Rachen hin.

Beziehung Die Blutungsursache, Hypertonie bei Gefäßwandschaden, ist die gleiche wie
Nasenblutung/
Apoplekt. bei der Apoplexie, der cerebralen Massenblutung. Welche Faktoren nun den
Insult einen (Hirnblutung) oder anderen Mechanismus (Nasenbluten) ablaufen lassen, ist unklar. *Timm* [27] meint, daß pressorezeptorische Reflexe beteiligt
sind, die die Hirndurchblutung auf alle Fälle sichern sollen. Nasenbluten ist
bei diesen Patienten eine Art „Ventilmechanismus", der gleichwohl ebenfalls
lebensgefährlich werden kann.

b) Fieberhafte, meist akute Infektionskrankheiten mit Beteiligung der Nasen-
schleimhaut (Grippe, Masern, Typhus, Diphtherie, aber auch unspezifische
Virusinfekte) gehören zu den häufigsten Ursachen für Nasenblutungen. Bei
Infekte: Kindern sind diese Blutungen die häufigsten überhaupt [5]. Infolge der ent-
Locus-
Kiesselbach- zündlichen Hyperämie kommt es häufiger nur zu einer Blutbeimengung zum
Blutung Nasensekret als zu einer massiven Blutung. Die Ausgangspunkte liegen am
vorderen Septum (Locus Kiesselbach) und den Muschelköpfen.

c) Die selteneren Blutungen bei *hämorrhagischer Diathese* sollen ausführlicher besprochen werden, da sie den Patienten am meisten gefährden. Es handelt sich dabei um multilokuläre Diapedeseblutungen „wie aus einem Sieb" mit trägem, dunklem Blutstrom, der keine Gerinnungstendenz zeigt. Wird nicht eingegriffen, entstehen lebensbedrohliche Blutverluste.

Als Lokalmaßnahme kommt bei schweren Blutungsübeln nur die Tamponade in Frage, oft einschließlich des Bellocq. Solche Tamponaden müssen u. U. 4 und auch 5 Tage liegen bleiben, da die Gefahr einer erneuten Blutung größer einzuschätzen ist als die von Schleimhautschädigung und Infektion.

hämorrhagische Diathose: lange Liegezeit der Tamponade (Tp.)

Eine gezielte Therapie der Blutungsursache selbst setzt eine exakte Diagnostik durch ein Speziallabor voraus und erfordert die Zusammenarbeit mit dem Internisten. Es können jedoch Schwierigkeiten der hämatologischen Diagnose entstehen, wenn man – von einer schweren Blutung überrascht – Blut und Blutpräparate geben muß, bevor die Blutuntersuchung anlaufen konnte.

Man unterscheidet Blutgerinnungsstörungen infolge Störung der Blutplättchenfunktion (Thrombocytopathien) von solchen durch Störungen der Plasmagerinnungsfaktoren (Koagulopathien).

Gerinnungsstörungen, Systematik

Thrombocytopathien entstehen entweder durch verminderte Plättchenzahl (Thrombopenie) oder einen Funktionsdefekt der Plättchen (Thrombopathie). – Die Thrombopenie als Ursache von Nasenbluten kennen wir besonders von akuten Knochenmarkserkrankungen wie der allergischen Panmyelopathie und der akuten Leukose (Kinder!). – Zu den Thrombopathien gehören: das *von Willebrandt-Jürgens*-Syndrom sowie erworbene Formen infolge Urämie, Leber/Milzerkrankungen, Makroglobulinämie *Waldenström*.

Die Thrombopenie bedingt petecchiale Blutungen, relativ häufig aus der Nase. Bei Thrombopathien dagegen finden wir mehr den Blutungstyp der Hämophilie, d. h. es entstehen größere Hämatome, Muskel- und Gelenkblutungen, Hämaturie.

Blutungstypen bei Thrombopenie, Thrombopathie

Therapeutisch ist bei beiden Formen der Plättchenstörung primär Prednison indiziert (0,5–1,0 mg per os pro kg Körpergewicht und Tag). Bei Thrombopathie soll zusätzlich das ε-Tachostyptan (mit ε-Aminocapronsäure) ebenso wirksam sein wie bei gesteigerter Fibrinolyse.

Das Gebiet der *Koagulopathien* ist für den HNO-Arzt kaum noch zu übersehen, gibt es doch nicht weniger als 13 verschiedene Plasmagerinnungsfaktoren. Im Prinzip kann eine Koagulopathie bedingt sein durch
   I. verminderte Bildung plasmatischer Gerinnungsfaktoren (Defektkoagulopathie)
  II. intravasale Inaktivierung von Faktoren (Immuno-Koagulopathie)
 III. enzymatische Zerstörung (Hyperfibrinolyse) und
  IV. erhöhten Umsatz von Plasmafaktoren (Verbrauchskoagulopathie).
Es kann an dieser Stelle keine Übersicht über sämtliche Gerinnungsstörungen gegeben werden. Dem Interessierten sei der Beitrag von *Landbeck* [15] sowie

die Arbeit von *Livingstone* [18] empfohlen. Die Erkrankungen von Gruppe I sind sehr selten. *Livingstone* [18] gibt folgende Zahlen: Auf 1 Million Menschen kommen 30 mit echter Hämophilie (Faktor-VIII-Mangel) und 3 mit Christmas disease (Faktor-IX-Mangel). Von den übrigen seltenen Leiden zusammen genommen kommt nur 1 Fall auf 4 Millionen Menschen.

(Randnotiz: Defektkoagulopathien sehr selten)

Für den Hals-Nasen-Ohrenarzt wichtiger sind
a) Blutungen infolge Behandlung mit gerinnungshemmenden Substanzen
b) die sogenannte Verbrauchskoagulopathie.

Zu a: *Hyperheparinämie* führt nicht sehr häufig zu Spontanblutungen. Man kann sogar am heparinisierten Patienten größere Eingriffe, auch Tracheotomien ausführen, ohne daß es zu einer Nachblutung kommen muß. Tritt doch einmal eine Blutung auf, so hat man ja die prompt wirksamen Antagonisten Protaminchlorid und -sulfat zur Verfügung.

(Randnotiz: Marcumarüberdosierung und Nbl.)

Wesentlich häufiger – und gefährlicher – sind Blutungen unter *Marcumarbehandlung*, wie z. B. nach Herzinfarkt. Als Spontanblutung, auch aus der Nase, treten sie in der Regel erst bei Quickwerten unter 10 % auf. In leichteren Fällen kann man Vitamin K_1 (Handelspräparat Konakion) verabfolgen, in schwereren Fällen muß zusätzlich der Gerinnungsdefekt voll substituiert werden. *Landbeck* [15] empfiehlt hier PPSB (Handelspräparat u. a. Bebulin), das Prothrombin, Proakzelerin, Stuart-Faktor und antihämophiles Globulin enthält. Die rasche medikamentöse Aufhebung der Marcumarwirkung z. B., um einen dringenden Eingriff ausführen zu können, ist problematisch und für den Patienten gefährlich (Thrombosen!). Keinesfalls darf in solchen Fällen der HNO-Arzt ohne den Internisten handeln.

Auch akute und chronische Leberschädigungen können zu Prothrombinmangelblutungen wie bei Marcumarüberdosierung führen. Eine vom Autor behandelte schwere Nasenblutung bei einer 22jährigen Frau, die durch wiederholte festeste vordere und Bellocq-Tamponade nicht voll zu beherrschen war, stellte sich als Frühzeichen einer – zunächst anikterischen – Hepatitis epidemica heraus. Der Internist hatte bereits an eine Marcumarvergiftung (Suicidversuch?) gedacht.

(Randnotiz: Verbrauchskoagulopathie meist Schockfolge)

Zu b: Die sogenannte *Verbrauchskoagulopathie* (siehe auch *Lasch* [16]) ist etwa 15mal so häufig wie die echte Hämophilie. Im Prinzip handelt es sich um einen intravasalen Gerinnungsprozeß mit hohem Verbrauch an Gerinnungsfaktoren und überschießender Fibrinolyse. Ursache ist in erster Linie der Schock.

Die Verbrauchskoagulopathie wirkt sich aus als
1. eine allgemeine hämorrhagische Diathese
2. Mikrozirkulationsstörung an den Stellen der Thrombenbildung, vorwiegend in parenchymatösen Organen wie besonders der Nebenniere, mit nachfolgender Parenchymschädigung dieser Organe.

(Randnotiz: Therapie: Heparin!)

An der Therapie der Verbrauchskoagulopathie ist interessant, daß man eine Gerinnungsstörung mit einem gerinnungshemmenden Medikament behandeln muß. Am Beginn der Therapie steht nämlich die Heparinisierung, mit deren

Frischplasma	Blutbanken (Plasma darf nicht älter als 2 Std. sein)
Antihämophiles Plasma human, lyophilisiert	Immuno GmbH, Heidelberg Intersero GmbH, Wiesloch bei Heidelberg
COHN-Fraktion I	Blutbanken Immuno GmbH, Heidelberg Intersero GmbH, Wiesloch bei Heidelberg
Kryopräzipitat	Blutbanken
Antihämophiles Globulin human (Faktor-VIII- Präparate)	Immuno GmbH, Heidelberg Deutsche KABI GmbH, München Behringwerke AG, Marburg/Lahn
Antihemophilic Factor (human) Method 4, 300 E, 450 E, 900 E/ Flasche bzw. In- jektionsspritze	Travenol International GmbH, München (hochkonzentriertes u. standardisiertes Faktor-VIII-Präparat. 1 E/kg = 2 % F.- VIII-Erhöhung im Patientenplasma)
PPSB Bebulin 200 E/Flasche 500 E/Flasche	Blutbanken Immuno GmbH, Heidelberg
Konyne 500 E/Flasche	Medac GmbH, Hamburg (hochkonzentriertes u. standardisiertes Faktor II-, VII-, IX- u. X-Präparat. 2 E/kg = 3 % F. IX Erhöhung im Patientenplasma)
Antihämophiles Globulin Vom Schwein und Rind	Behringwerke AG, Marburg/Lahn Crookes Laboratories Ltd., London/England Mawson und Sons Ltd., Barnet/England
Fibrinogen human	Behringwerke AG, Marburg/Lahn Deutsche KABI GmbH, München Immuno GmbH, Heidelberg Intersero GmbH, Wiesloch bei Heidelberg

Tabelle I: Quellen für den Erhalt der verschiedenen Plasmafaktoren

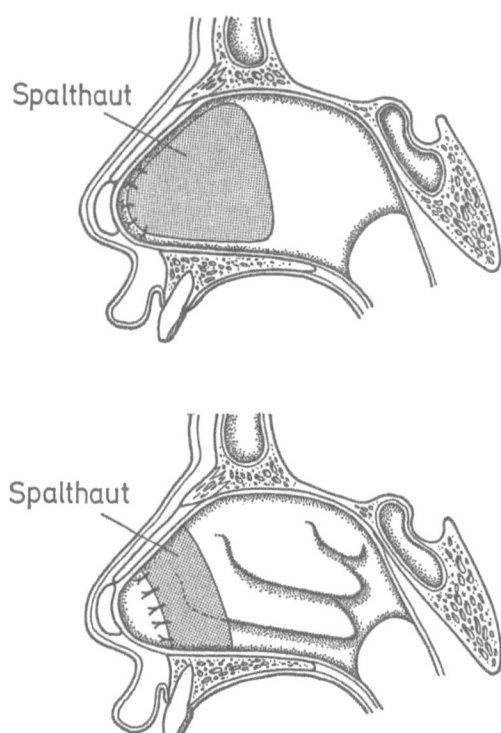

Abb. 4: Die Septoplastik mit Spalthaut nach *Saunders* zur Behandlung des schweren Nasenblutens bei *M. Osler*.

Hilfe man den intravasalen Thrombosierungsprozeß aufzuhalten versucht. Hinzu kommt das Auffüllen des Kreislaufes sowie die Gabe von Frischplasma oder antihämophilem Plasma. In der Tabelle sind die wichtigsten Bezugsquellen für Gerinnungsfaktoren zusammengestellt (nach [15]).

d) Der *Morbus Rendu-Osler* ist eine meist dominant vererbte Angioneurombildung, die sich besonders an der Nasen- und Mundschleimhaut manifestiert. Es gibt aber derartige Veränderungen auch an der äußeren Haut sowie in inneren Organen wie Lunge und Leber. An der äußeren Haut und Schleimhaut sieht man die typischen stecknadel- bis hanfkorngroßen Blutgefäßpilze über das Oberflächenniveau vorragen.

M. Osler: Saisonblutungen   Das Nasenbluten beim M. Osler geht meist vom Septum aus, tritt attackenweise auf mit jahreszeitlicher Häufung im Frühjahr und Herbst und kann beträchtliche Blutverluste herbeiführen. Therapeutisch hat man früher zusätzlich zu den üblichen Tamponaden und Ätzungen eine bleibende Blutstillung zu erreichen gesucht, indem man das Septum teilweise oder subtotal mitsamt

der Schleimhaut resezierte [14]. Heute ziehen wir die Dermoplastik nach
Saunders [23] vor (Abbildung 4):   Saunders-Plastik

Prinzip der Operation ist der Ersatz der angiomatös veränderten Schleimhaut durch
ein freies Spalthauttransplantat. Entfernt wird die Schleimhaut des vorderen Septums auf beiden Seiten, unter Erhaltung des Perichondriums, sowie auch die Schleimhaut im vorderen Abschnitt der lateralen Nasenwand. Das mit Dermatom oder feinem Skalpell vom Oberschenkel entnommene Spalthautstück wird vorne in den
Rand des Schleimhautdefektes eingenäht und hinten nur antamponiert. Stark er-
schwert bzw. gelegentlich unmöglich ist der Eingriff, wenn der Septumknorpel bereits fehlt (Septumresektion), oder wenn durch Ätzungen oder Probeexzisionen
bereits gröbere Schleimhaut-Knorpeldefekte gesetzt wurden.

Therapie des Nasenblutens

Bei der Behandlung von Blutungen aus der Nase können wir 4 Gruppen von
Maßnahmen unterscheiden:
1. Die Erste Hilfe
2. Die Allgemeinbehandlung
3. Die Lokalbehandlung in der Nase
4. Operative Blutstillung durch Gefäßunterbindungen.

Zu 1. Die *Erste Hilfe* ist normalerweise nicht Aufgabe des Facharztes und   Erste Hilfe bei
deshalb hier nicht im einzelnen zu besprechen. Einige Verhaltensmaßregeln   Nbl.
seien jedoch genannt, die man am Telephon für die Zeit bis zum Eintreffen
des Arztes geben kann:
a) Den Patienten nicht hinlegen (besonders Kinder verschlucken dann das
Blut und erbrechen es erst später im Schwall) sondern hinsetzen lassen, den
Kopf über eine Schale o. ä. gebeugt. Die sitzende Haltung ergibt bessere Kontrolle über die Stärke der Blutung und kann zudem einen erwünschten Blut-
druckabfall bedeuten.
b) Gefäße und Taschentücher mit Blut aufheben. Das erleichtert dem Arzt
die Beurteilung der Schwere des Blutverlustes. – Blutstillungsversuche im Rahmen der Ersten Hilfe kann man unternehmen durch
c) Zudrücken der Nasenflügel (bei Locus-Kiesselbachblutung recht wirksam)
d) Einträufeln abschwellender Nasentropfen (Otriven), die fast in jedem   Nasentropfen
Haushalt vom letzten Schnupfen noch vorhanden sein müßten. Manche leich-   geben!
tere Blutung läßt sich hierdurch schon ohne Arzt zum Stehen bringen.
e) Das Auflegen kalter Kompressen auf Stirn und Nackengegend bringt wohl
gelegentlich die erwünschte Anämie im Nasenbereich, hat aber wohl mehr
den psychologischen Effekt auf Patienten, Verwandtschaft und Ersthelfer
selbst, daß etwas getan worden ist. Viel besser wäre die Beruhigung des
Patienten durch eine geeignete Person mit sicherem und besonnenem Auftreten, sowie das Entfernen aufgeregter Verwandter vom Krankenbett.

Zu 2. Die *Allgemeinbehandlung* beim Nasenbluten besteht im wesentlichen aus
a) der Auffüllung des Kreislaufs, falls nötig, zunächst mit einem Plasma-
expander (z. B. Hämaccel), später auch durch Blutkonserven. Die Bestimmung des Hämatokritwertes ist dem zeitlich nachhinkenden Hämoglobin-
und Erythrocytenwert überlegen.
b) der Behandlung der Grundkrankheit. Für den HNO-Arzt gehört hierher
die Sinusitisbehandlung, später die Entfernung des Entzündungsherdes Rachenmandel, die Septumresektion, ggf. die Tumoroperation, Fremdkörperentfer-
nung usw. – Die Hochdrucktherapie ist ebenso wie die Behandlung von Blutungsübeln grundsätzlich Sache des Internisten. Einiges hierzu wurde schon
eingangs gesagt.

Hämostyptika problematisch Die ungezielte Anwendung sogenannter *Hämostyptika* hat wenig Effekt.
Nach *Linke* [17] „läßt sie ein falsches Gefühl der Sicherheit aufkommen und
enthält zuweilen dem Patienten spezifische Therapiemaßnahmen vor." *Linke*
[17] zählt als solche fragwürdigen Medikamente auf: hypertone Kochsalz-
und Glucoselösungen, Pektinpräparate, Calcium, Roßkastanienextrakte, Vitamin C und P, Erdnußextrakte, thromboplastinhaltige bzw. -aktivierende
Gewebssubstanzen (Clauden, Manetol) und Schlangengifte.
Gross [11] präzisiert noch weiter:
Wenn kein Hämostasedefekt vorliegt, ist die blutungsferne Applikation sogenannter Hämostyptika des Handels ziemlich nutzlos. Wenn die Blutgerin-
nung wirklich normal ist, ist sie zugleich optimal und kann durch zusätzliche
Medikamente fern vom Ort der Blutung, also z. B. intravenös gegeben,
ebensowenig gesteigert werden wie das Wort optimal. Anders ist die Situation bei der *lokalen* Anwendung von Hämostyptika. Hier ist das Thrombin
allen anderen Präparaten vorzuziehen. Sehr vorteilhaft ist nach *Gross* die
Kombination mit Kompression und Fibrinschaum. Tabelle 2 zeigt eine Auswahl von lokal anwendbaren Hämostyptika (nach *Gross* [11]).
c) Wichtig ist bei schwereren Blutungen auch die Sedierung.

Zu 3. Die *Lokalbehandlung des Nasenblutens* umfaßt
a) umschriebene Maßnahmen an der Blutungsstelle selbst (Ätzung, Kauterisation, Kryotherapie, Schleimhautinfiltration)
b) die Tamponaden.

Indikationen der Ätzung Für die Ätzung, Kauterisation und umschriebene Kältebehandlung gelten im
Prinzip die gleichen Indikationen. Geätzt werden darf nur, wenn
– das blutende Gefäß sichtbar ist
– die Blutung nur umschrieben ist
– die Blutung durch Anwendung von Vasokonstringentien bereits zum Stehen
gebracht ist.

Ätzung und Koagulation sind etwa gleichwertig. Nachteil der ersteren ist die
Mitschädigung benachbarter Schleimhaut und der Oberlippenhaut durch her-
ausfließendes Ätzmittel (Salbenaufstrich machen!), Nachteil der Koagulation
eine zu tiefgreifende Gewebsschädigung, besonders wenn man sich verleiten

Mehr enzymatisch wirksam	Mehr mechanisch wirksam
Gewebsthrombokinasen	*Gelatineschwamm*
Clauden, Manetol	Gelatine-Tamp. Behring (2)
Tachostypan	Gelita-Tampon (2)
Coagulen (Plättchenextr.)	Spongioprot (2)
	TC-Biotest (1)
Thrombinpräparate	
Akrithrombin, Alexan	*Oxyzellulose*
Candur, Thrombin Behring	Oxycel (3) Hemopak (3)
Topostasin	Sorbacel (2!)
Schlangengifte	*Fibrinschaum*
Stypven (Thrombokinase)	Fibrospum (2)
Bothropase ⎫	
Hemopecsin ⎬ thrombinähnlich	*Sonstige*
Reptilase ⎭	Tampotamp, Vicocoll –
	Broca-Tamp (2)
Adrenalinderivate	Thrombo-Tuffon (1)
Adrenoxyl	
Stryphnon	
Pektine, Polysacch.	(1) mit Thrombinzusatz
Sangostop	(2) mit Thrombin kombinierbar
Stypturon	(3) mit Thrombin nicht kombinierbar

Tabelle II: Lokal anwendbare Hämostyptika (Auswahl)

läßt, ein spritzendes Gefäß durch kräftige Kauterisation ausschalten zu wollen.

Zum Thema Kryochirurgie beim Nasenbluten siehe den entsprechenden Beitrag vom gleichen Autor. Hier sei nur daran erinnert, daß die Blutung nach umschriebener Kältebehandlung allein nicht steht, weil die kältechirurgische Gewebszerstörung erst Stunden später einsetzt. Es muß also in jedem Falle zunächst zusätzlich eine Tamponade gelegt werden.

Die *Unterspritzung* bzw. Quaddelung der blutenden Schleimhautpartie als Maßnahme der Blutstillung wird neuerdings wieder vorwiegend von Autoren aus den Ostblockländern propagiert. So empfiehlt *Szabo* [25] die Unterspritzung mit 1%iger Procainlösung besonders bei alten Leuten. Neben der lokalhydraulischen Tamponwirkung soll das Präparat auch einen vegetativ-dämpfenden Effekt entfalten. Andere Autoren spritzen eine Thrombinlösung in Kombination mit Procain ein [18]. Novocain-unterspritzung

Bei den *Nasentamponaden* unterscheiden wir ja zwischen der vorderen und der hinteren Tamponade, dem sogenannten *Bellocq.* In den allermeisten Fällen von Nasenbluten reicht die Ausstopfung von vorne aus. Die verschiedensten Techniken und Tamponaden sind in Gebrauch. Ich benutze die Marbadal-Tamponade *Duka* in 2 und 4 cm Breite und verwende pro Nasenseite nur je einen einzigen Streifen. Diese seit vielen Jahren bewährte Tamponade hat m. E. die Vorteile, daß sie

– nicht so leicht verrutscht wie der einfache Borsalbenstreifen
– keine stärkere Schleimhautschädigung durch Ankleben setzt
– durch den Sulfonamidzusatz antiinfektiös wirkt und
– leicht entfernt werden kann.

Nasen-
tamponade,
Nachteile Jede Nasentamponade hat natürlich einige Nachteile:

a) die Schmerzhaftigkeit des Einlegens
b) die Aufhebung der Luftpassage
c) die Abflußbehinderung der Nasennebenhöhlen
d) die druckbedingten Kopfschmerzen
e) beim Bellocq die Verlegung der Ohrtrompeten mit Otitisgefahr.

Man hat deshalb nach Auswegen gesucht, diese Nachteile zu vermeiden und trotzdem eine exakte Blutstillung zu erzielen. Solche Auswege sind

– umschriebene Tamponaden
– Ballonsonden
– Tamponaden mit Luftwegskanal.

umschriebene
vordere Tp. Umschriebene vordere Tamponaden, also solche mit Freilassen von Teilen des Nasenlumens, werden nur selten möglich sein, nämlich dann, wenn die Blutung umschrieben aus einem der Nasengänge kommt. Hierher gehören Nachblutungen nach Kieferhöhlenpunktion oder Nasenpolypenentfernung. Wesentlich häufiger anwendbar sind umschriebene hintere Tamponaden.

Der klassische Bellocq, also der kreuzweise umschnürte rechteckige Tampon mit Fadenpaar für Nase und Mund, füllt den gesamten Nasenrachenraum aus und hat drei wesentliche Nachteile:

– er drückt auf die Tubenostien
– er schließt die Choanen nicht immer exakt genug ab (Abbildung 5)
– er übt Druck auf die gesamte Begrenzung des Nasenrachenraumes aus und macht entsprechend starke Beschwerden.

Die Indikation für diese Art der Tamponade sollte deshalb begrenzt werden auf massive Blutungen aus dem Nasenrachenraum selbst und vom hinteren Vomerrand, sowie schließlich solche Blutungen aus dem hinteren Nasenabschnitt, bei denen nicht möglich ist, die Seite festzustellen und Eile not tut.

gezielte
Choanal-
tamponade Bei allen übrigen einseitigen hinteren Nasenblutungen sind gezielte Choanaltampons zu empfehlen, die den Nasenausgang exakter abschließen und wesentlich weniger Beschwerden machen. *Boette* [3] hat 1967 solche Tampons angegeben. Wir verwenden sie – etwas modifiziert – in Pilzform. Der „Stiel" des Pilzes wird an einem durch den Tampon der Länge nach durchgezogenen dicken Supramidfaden von hinten in die Nasenhöhle hineingezogen, der „Hut" bildet den Choanalabschluß (Abbildung 6). Die Einführung und Fixierung solcher Tampons entspricht der vom Bellocq gewohnten Technik. Ver-

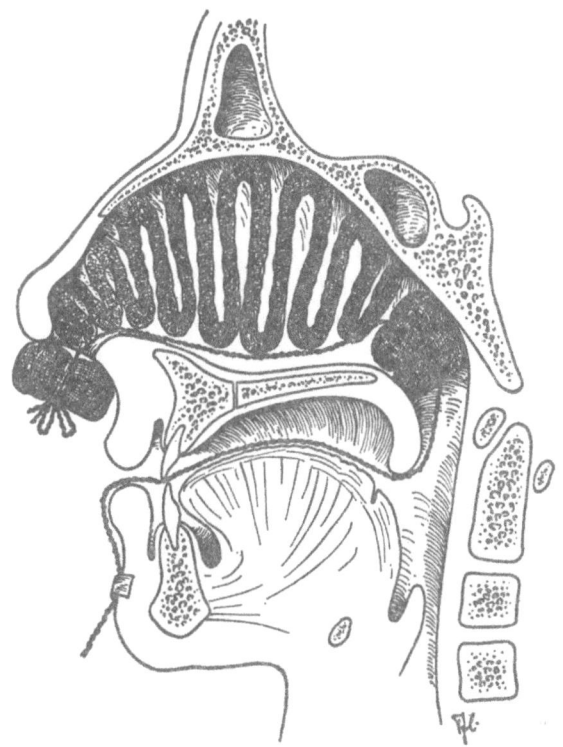

Abb. 5: Die klassische Bellocq-Tamponade. Der Tampon füllt den ganzen Nasenrachenraum aus. (Aus Berendes/Ganz)

sagen werden sie lediglich, wenn sie zu klein gewählt wurden. Meist kommt
indes ein solcher zu kleiner Choanaltampon beim Anziehen des Nasenfadens
ohnehin zur Nase heraus. Im Prinzip können zwei Pilztampons auch zur
Abdichtung beider Seiten verwendet werden, wenn die hintere Septumkante
als Blutungsquelle ausgeschlossen werden kann.

Neuerdings hat *Brusis* [4] über gute Erfahrungen mit einer Schaumstofftamponade
des Nasenrachenraumes berichtet. Die Vorteile gegenüber dem Bellocq sind:
a) Die Schaumstofftamponade dichtet die Choanen gut ab und paßt sich dem Epipharynx optimal an
b) durch die Elastizität des Schaumstoffs entstehen im Epipharynx keine Schleimhautschäden
c) Die Einführung und Entfernung ist für den Arzt einfach auszuführen und für den
Patienten weniger schmerzhaft
d) Die Schaumstofftamponade wird vom Patienten besser toleriert, da sie nur ein
geringes Fremdkörpergefühl hervorruft.

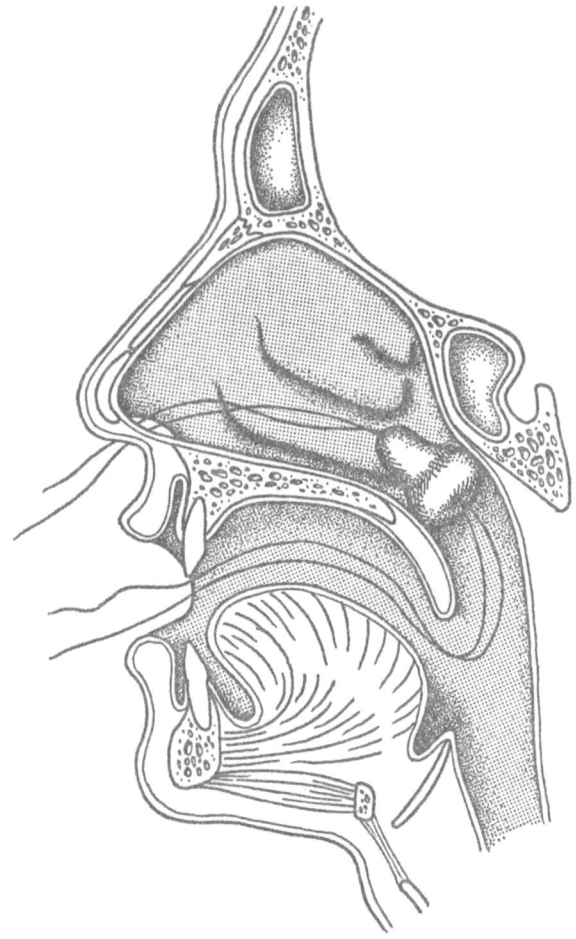

Abb. 6: Choanaltamponade mit pilzförmigem Tupfer. Die Tubenostien und die Gegenseite der Choane bleiben frei. Trotzdem exakter Abschluß der blutenden Nasenseite nach hinten.

Ballonkatheter, Einschränkungen — Klassische Form des *Ballonkatheters* zur Blutstillung ist das bekannte *Seiffert*'sche Röhrchen. Heute gibt es zahlreiche Modifikationen, so mit einer Platte zur Erleichterung der Fixierung an der äußeren Nase, weiterhin ein Modell ähnlich der Blockmanschette des Intubationstubus *(Sturzenbecher)* und auch Katheter mit gegeneinander verschieblichen Manschetten für gleichzeitige vordere und Nasenrachenblockung (Modell von *Timm; Brighton*-Ballonkatheter, zu beziehen über Firma Storz, Tuttlingen). – Alle diese Ballonkatheter haben an Nachteilen gemeinsam, daß ein Verrutschen – mit erneuter Blutung –

nicht ausgeschlossen ist, und daß die Luft- bzw. Flüssigkeitsfüllung u. U. unbemerkt entweichen kann. Für unvernünftige Patienten und ambulante Behandlung scheinen sie mir deshalb nur mit großer Einschränkung verwendbar.

Die vielerorts empfohlenen *resorbierbaren Tamponaden* mögen bei geringfügigen Diapedeseblutungen ihre Berechtigung haben. Auch als blutstillende Einlage z. B. nach Kieferhöhlen-Siebbeinoperation sind Topostasinschaum, Gelitta, Tabotamp, um nur einige zu nennen, sehr wertvoll. Bei stärkerem Nasenbluten, das sich durch Vasokonstringentien nicht stillen ließ, habe ich noch keinen Erfolg durch resorbierbare Schwammeinlagen gesehen. Bei Fortbestehen der Blutung erschweren sie zudem die Übersicht. Die sogenannte *blutstillende Watte* schließlich ist abzulehnen. Durch ihren Eisenchloridgehalt ätzt sie die Schleimhaut diffus an und kann irreparable Schäden setzen.

Blutstillende Watte obsolet

Tamponaden mit Luftwegskanal erhalten bei richtiger Anwendung wenigstens die Möglichkeit der Nasenatmung. Am gebräuchlichsten ist das Einlegen von Gummi- oder Polyäthylenröhrchen in die Lumina, um die herum dann tamponiert wird. Klebt man solche Röhrchen nur außen fest, rutschen sie leicht heraus, näht man sie an der Columella fest, so können infolge Durchreißens der Fäden häßliche äußere Narben entstehen. Wir stellen uns deshalb aus Polyäthylen ein Doppelröhrchen her, mit einer Brücke für die hintere Vomerkante, das nur noch vorne durch eine Naht vor der Columella gehalten zu werden braucht und nicht mehr verrutschen kann (Abbildung 2). Eingeführt wird das Doppelröhrchen wie ein Bellocq. Gleichzeitiges Anziehen der durch beide Nasenlumina gelegten Fäden läßt die Röhrchenenden gleichzeitig vorne erscheinen. Bei engen Verhältnissen empfiehlt es sich, die beiden freien Enden des Röhrchens etwas zuzuspitzen. Diese Röhrchenkonstruktion kann auch durch einen Silasticschwamm durchgezogen und mit diesem für die Nasenrachentamponade verwendet werden. Zwei Dinge sind für das Funktionieren der Röhrchen wichtig:

Doppelröhrchen zur Luftwegssicherung

I. Man darf nicht zu weiches Material verwenden. Silicongummi würde durch die Tamponade völlig zusammengedrückt. Außerdem reißt es bei jedem Einschneiden sofort durch. Die Brücke am Vomerrand würde also nicht halten;
II. man muß mehrmals täglich mit feinem Sauger durchsaugen, um Krustenbildung und Verstopfen der Röhrchen zu vermeiden.
Richtig eingelegt, werden solche Röhrchen gut toleriert, sogar von Säuglingen. Sie eignen sich außer für die Therapie des Nasenblutens auch zur Nachbehandlung nach Choanalatresieoperation, für Unfalloperationen mit Synechiegefahr, auch zum Offenhalten nach Synechie- und Stenoseoperationen im vorderen Nasenabschnitt.
Es gibt noch andere Konstruktionen solcher Röhrchen (siehe bei *Masing* [19]). Erwähnt sei das Vorgehen von *Pfau* [21], der einfach ein Kunststoffröhrchen in eine Schwammtamponade einschmilzt und einen Arbeitsgang beim Einlegen spart, sicher eine sehr schonende und funktionsgerechte Art der Nasentamponade.

Zu 4. Die operative Blutstillung durch *Gefäßunterbindungen* ist bei Rhexis-blutungen aus größeren Arterien erforderlich, die durch Tamponade nicht vollständig zu stillen sind, oder aber die nach Entfernen der Tamponaden mehrfach heftig rezidivieren. Derartige Gefäßunterbindungen gehören beim Nasenbluten sicher zu den großen Ausnahmen. Ebenso wie mancher Bellocq nur die Unfähigkeit des Therapeuten offenbart, eine exakte vordere Tampo-nade zu legen, ist auch bei häufig notwendig scheinenden Gefäßligaturen eine Überprüfung der Tamponadetechnik angezeigt.

Gefäßunter-bindung selten nötig

Für die Unterbindung von Arterien der Nasenhöhle ist die eingangs gestreifte Doppelversorgung mit den zahlreichen Anastomosen ein Handicap. Schon deshalb muß die Grundregel beachtet werden, daß die Ligatur desto effektiver ist, je näher am Blutungsort man sie legt. Die Unterbindung der A. carotis externa bringt – wenn überhaupt – nur einen vorübergehenden Effekt.

Die Entscheidung, aus welchem der beiden Versorgungsgebiete die Blutung letztlich kommt, ist rhinoskopisch nur selten möglich, denn die in der Regel weit hinten liegende Blutungsquelle überschwemmt die Nase so, daß man nur schleunigst tamponieren kann und nichts mehr sieht. *Timm* [27] empfahl, immer zuerst den Externazustrom auszuschalten, da die Blutungsquelle häu-figer an einem Pterygopalatina-Ast sitze. Es ist aber sicher nicht falsch, wenn der Operateur in einem solchen schweren Blutungsfall nicht erst die Wirkung einer Ligatur abwartet, sondern sicherheitshalber gleich beide Versorgungs-gebiete ausschaltet [27].

Maxillaris-unterbindung

Die Maxillarisunterbindung durch die Kieferhöhle nach *Seiffert* ist ebenso bekannt wie technisch schwierig. Nur ein in der Nebenhöhlenchirurgie geübter Operateur sollte sich an diesen Noteingriff heranwagen. Hat man die knö-cherne Hinterwand der Kieferhöhle über der Flügelgaumengrube abgetragen und macht sich an das Aufsuchen der Arterie, so denke man daran, daß auch hier noch Gefäßteilungen stattfinden. Am besten ligiert man ganz nasennahe nicht die Arteria maxillaris interna, sondern die eigentliche Pterygopalatina (syn. sphenopalatina), und zusätzlich noch die nach unten abgehende Arteria palatina descendens (Abbildung 7). Die Unterbindung kann als chirurgische Ligatur erfolgen, mit atraumatischem Chromcatgut (feine Nadel, auch eine kurze Falk'sche Septumnadel ist geeignet) oder mit Hilfe feiner Silberclips. Das Operatiosmikroskop ist solange eine Hilfe, wie dem Operateur nicht das Mißgeschick einer Blutung aus der Flügelgaumengrube passiert.

Ethmoidalis-ligatur

Die Ethmoidalisunterbindung ist technisch weit leichter und auch dem operativ wenig Geübten möglich. Nach Hautschnitt wie zur Stirnhöhlenoperation und Stillen der meist starken subcutanen Blutungen durch Umstechungen wird die Periorbita stumpf abgeschoben. Die Siebbeinarterien verlassen die Augen-höhle unmittelbar unterhalb der Schädelbasis, um quer am Siebbeindach ent-lang zur Nasenhöhle zu ziehen. Die Periorbita haftet an diesen Stellen schein-bar besonders fest am Knochen. Meist genügt die Ausschaltung der leicht erreichbaren, kräftigeren A. ethmoidalis anterior durch Ligatur, Silberclip oder einfach Kauterisation. Die hintere Siebbeinarterie liegt schon recht nahe am N. opticus (!).

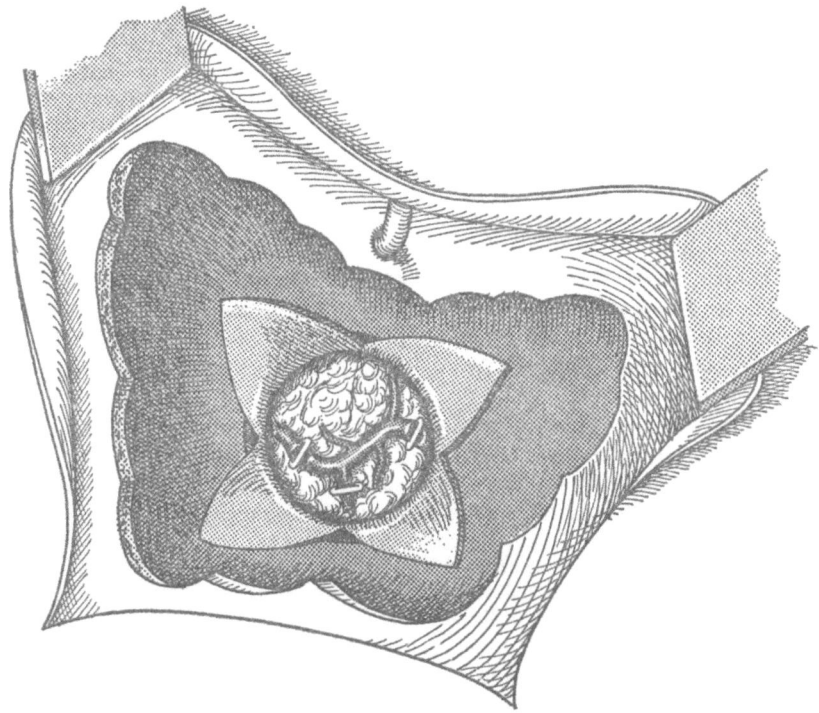

Abb. 7: Die Gefäßverzweigungen in der Flügelgaumengrube, wie sie bei der Maxillarisunterbindung nach *Seiffert* sichtbar gemacht werden können (linke Seite).

Es empfiehlt sich, nach Gefäßunterbindungen die Nasentamponade noch einige Stunden liegen zu lassen.

Die seltenen Blutungen von der hinteren Septumkante trotzen natürlich auch der (einseitigen) Gefäßunterbindung. In solchen Fällen kommt man durch kräftige Kauterisation der Vomerkante doch noch zum Ziele.

Die *Unterbindung der Arteria carotis externa* als ultima ratio kann wohl bei Blutungen aus dem Rachenbereich (Tonsillen, Mundboden, Zunge, Vallekel) lebensrettend sein; beim Nasenbluten hingegen bewirkt sie nur eine vorübergehende Abschwächung der vis a tergo, da die Anastomosen distal von der Ligatur zu zahlreich sein [10]. Trotzdem hat die Externaligatur, so hoch wie möglich angesetzt, ihre Berechtigung, wenn bereits Maxillaris- und Ethmoidalisausschaltung ohne Erfolg versucht worden sind, oder wenn die Flügelgaumengrube nicht zugänglich ist (Tumor) bzw. wenn dort beim Unterbindungsversuch eine massive Blutung entstanden war.

Externaligatur, wenig effektiv

Man legt den Hautschnitt in eine Halsfalte unter dem Kieferwinkel, stellt sich den Vorderrand des M. sternocleidomastoideus dar und durchtrennt nach doppelter Unterbindung den Gesichtsvenenstamm. Dann läßt sich die V. jugularis interna nach hinten abschieben und die Carotisgabel wird sichtbar. Bei Kindern allerdings muß man öfters vorher noch ein dickes Lymphknotenpaket vom Venenwinkel entfernen. Cave jetzt die Verwechslung von A. carotis externa und interna. Letztere kann auch einmal vorne- außen liegen, ist jedoch daran zu erkennen, daß sie im Halsbereich keine Äste abgibt. Man verlasse sich nicht allein auf die A. thyreoidea cranialis (Abgang auf der Externaseite), sondern präpariere stets auch die Aa. linguales und facialis. Die Carotisligatur sollte beim Nasenbluten möglichst oberhalb des Abganges der Gesichtsschlagader liegen.

Die *Arteria carotis interna* darf beim Nasenbluten außer beim bereits besprochenen Aneurysma nie unterbunden werden. In besonders gelagerten Fällen, z. B. großes Angiom der Orbita [24] hat der Operateur zu entscheiden, ob die Situation so gefährlich ist, daß das Risiko der Halbseitenlähmung eingegangen werden muß.
Eine Reihe sonstiger Eingriffe an der Nase selbst zur Blutstillung ist bereits im Abschnitt Blutungsursachen vorweggenommen worden. Hier soll noch kurz die Septotomie von *Timm* [26] erwähnt werden. Ich habe mit dieser theoretisch einleuchtenden Operation keine eigene Erfahrung.

Septotomie   Zunächst wird die Gegend der aufsteigenden Knorpelleiste am oberen Vomerrand mit Novocain-Suprarenin infiltriert. Dann wird auf beiden Seiten ein Schnitt durch die Schleimhaut bis auf Knorpel bzw. Knochen geführt, und zwar in Höhe dieser Leiste vom hinteren Vomerrand bis vorne zum Ansatz des Crus mediale der Flügelknorpel. Hierdurch lassen sich die dort befindlichen Gefäßanastomosen unterbrechen. Das spontane Sistieren der Blutung ist abzuwarten.

Literatur:

[1] *Berendes, J.* und *H. Ganz:*
    Lehrbuch der Hals-Nasen-Ohrenheilkunde. Lehmanns Verlag, München 1970
[2] *Boenninghaus, H.-G.:*
    Arch. klin. exper. Ohr.-, Nas.- u. Kehlk.heilk. 207, 1 (1974)
[3] *Boette, G.:*
    HNO (Berl.) 15, 319 (1967)
[4] *Brusis,T.:*
    Z. Laryng. Rhinol. 53, 324 (1974)
[5] *Burczynski, E.:*
    Pediat. pol. 39, 1199 (1964)
[6] *Denecke, H.-J.:*
    Therapiewoche 16, 1745 (1966)
[7] *Ganz, H.:*
    Dt. med. Journal 17, 33 (1966)
[8] *Ganz, H.:*
    Dt. Ärzteblatt 68, 2941 (1971)
[9] *Ganz, H.:*
    Dt. Ärzteblatt 69, 1035 (1972)
[10] *Grimmann:*
    HNO (Berl.) 14, 56 (1966)

[11] *Groß, R.:*
Med. Welt *25*, 1389 (1974)
[12] *Ismail, H. K.:*
J. Laryng. (Lond.) *78*, 620 (1964)
[13] *Kellerhals, B. u. A. Levy:*
HNO (Berl.) *19*, 53 (1971)
[14] *Kindler, W.:*
Nasenbluten. In: Hals-Nasen-Ohrenheilkunde, hrsg. von *Berendes/Link/Zöll-ner I.* Thieme, Stuttgart 1964
[15] *Landbeck, G.:*
Störungen der Hämostase. In: Praxis der Intensivbehandlung, hrsg. von *P. La-win.* 2. Aufl. Thieme, Stuttgart 1971
[16] *Lasch, H. G.:*
Arch. klin. exper. Ohr.-, Nas.- u. Kehlk.heilk. *194*, 265 (1969)
[17] *Linke:*
HNO (Berl.) *14*, 55 (1966)
[18] *Livingstone, G.:*
Proc. roy. Soc. Med. (Lond.) *58*, 65 (1965)
[19] *Masing, H.:*
Arch. klin. exper. Ohr.-, Nas.- u. Kehlk.heilk. *199*, 173 (1971)
[20] *Navratil, J.:*
HNO (Berl.) *13*, 102 (1965)
[21] *Pfau, H.:*
Zit. nach *Eckert-Moebius.* Lehrbuch der Hals-Nasen-Ohrenheilkunde, 2. Aufl. Ed. Leipzig 1966
[22] *Sangupta, R. P.:*
14th ann. Meeting int. Coll. Angiol. London 1972. ref. Med. Tribune 7, Nr. 36, S. 1 (1972)
[23] *Saunders, W. H.:*
Arch. Otol. (St. Louis) *17*, 100 (1958)
[24] *Shinha, A.:*
J. Laryng. (Lond.) *81*, 235 (1967)
[25] *Szabo, E.:*
J. Laryng. (Lond.) *79*, 384 (1965)
[26] *Timm, C.:*
Z. Laryng. Rhinol. *38*, 622 (1959)
[27] *Timm, C.:*
Mschr. Ohrenheilk. *99*, 374 (1965)

Die Septumperforation und ihre Behandlung

Von *Horst Ganz*

Die *Pathologie der Septumdefekte* ist praktisch eine kleine Pathologie der Nase überhaupt, denn eine Vielzahl von Nasenerkrankungen kann einen derartigen Defekt nach sich ziehen. Nach *Ismail* [13] sind 1,1% aller Nasenerkrankungen Defekte der Scheidewand.

Vorderes Septum, Patho-physiologie Der vorderste Anteil des Septum cartilagineum ist ein ausgesprochener „Wetterwinkel" der Nase. Exogene Noxen werden hier bevorzugt wirksam. So trifft der Inspirationsluftstrom diese Gegend zuerst und voll. Die Folge ist eine besonders starke Abkühlung und Austrocknung mit Schädigung des empfindlichen Flimmerepithels. Hinzu kommt eine mechanische Reizung durch in der Atemluft enthaltene Staubpartikelchen sowie durch den bohrenden Finger. Die Exposition diesen Schädlichkeiten gegenüber wird durch eine Septumdeviation auf der konvexen Seite verstärkt. Enthält die Atemluft chemisch aktive Partikel, kommt es verhältnismäßig rasch zu Ulcerationen und Defektbildungen in diesem Septumbereich (gewerbliche Septumperforation z. B. bei Chromatarbeitern). – Vielleicht wird die Ausbildung solcher Defekte im knorpeligen Septum auch dadurch begünstigt, daß es hier zwar seröse aber keine mukösen Drüsen gibt, weshalb die schützende Einhüllung von Fremdkörpern ungenügend ist (*Frey* und *Weinaug* [6]).

Auffällig scheint in diesem Zusammenhang, daß Tumoren der Nase und speziell des vorderen Septums beim Menschen so selten sind, obwohl die chronische Gewebsreizung doch auch geschwulstexponierend wirken müßte. *Marx* [23] hat zu diesem Problem einen interessanten Gesichtspunkt beigesteuert:

Beim Haustier ist die Organbeteiligung der Krebserkrankungen anders als beim Menschen. Hier stehen Nase und Nebenhöhlen ganz im Vordergrund, beim Pferd mit 17% sogar an der Spitze. Es ist bekannt, daß das Pferd ausschließlich durch die Nase atmet, während beim Menschen die Mundatmung nicht nur möglich ist, sondern bei Behinderung der Nasenluftpassage sogar Hauptweg werden kann. Cancerogene Stoffe gelangen also ohne Filterung sofort in die Lunge. Diese Tatsache macht gleichzeitig die dort besonders hohe Krebserkrankungsrate beim Menschen verständlich.

A. Die Entstehung von Nasenscheidewanddefekten

Im einzelnen müssen besprochen werden:

1. Congenitale Septumdefekte

a) Als Mißbildungen sind sie isoliert außerordentlich selten (*Ballenger* [2], *Peer* [29]). Beobachtet wurde neben dem Fehlen der Columella ein isolierter

Defekt des knorpeligen Teils, wohl als Ausdruck einer Minderwertigkeit des-
jenigen Gewebes, das sich in Knorpel ausdifferenzieren müßte (*Peer* [29]),
und schließlich die Kombination von beidem.

Septumperforation
(S.P.) bei Miß-
bildungen selten

Ich habe einen Säugling mit congenitalem Fehlen eines Teils des knorpeligen Septums
gesehen, kombiniert mit einem Haemangiom der Nasenspitze.

Als Begleiterscheinung großer Spaltbildungen des Gaumens zeigt sich häufiger
das in der Vertikalen zu kurze Septum (*Pfeiffer* [30]).

b) Die Septumdefekte durch Lues connata werden unter „Chronische Entzündungen" besprochen, zumal sie bei der Geburt noch nicht vorhanden sind.

2. Traumatische Defekte

Hierher gehören:
Die Folgen von Makro- und Mikrotraumen, die gewerbliche Septumperfora-
tion, die iatrogenen Septumdefekte und schließlich auch die Perforation durch
Cocainschnupfen [25].

a) Schwere Unfallverletzungen des Gesichtes mit Gewebszerfetzung können
erhebliche Mitverletzungen der Nasenscheidewand bis in den knorpeligen Anteil hinein bedingen, die sich u. U. nicht primär befriedigend versorgen lassen. – Ein nicht unwesentlicher Faktor für die Entstehung von Perforationen
im knorpeligen Septum ist das Nasenbohren.

b) Iatrogene Septumperforationen können entstehen:
I. Durch intensive Ätzung oder Kauterisation beim Nasenbluten, insbesondere
wenn korrespondierende Stellen beider Seiten behandelt werden;
II. durch operative und radiologische Behandlung von Tumoren;
III. am häufigsten aber durch die submuköse Septumresektion nach *Killian*.
Frey und *Weinaug* [6] hatten in ihrem Material von 111 Septumperforatio-
nen 65 nach Nasenscheidewandoperation. – Die Perforationen können im
Prinzip überall im schleimhautbedeckten Scheidewandabschnitt entstehen.
Eine Prädilektionsstelle ist aber die Gegend der Schnittführung hinter der
Haut-Schleimhautgrenze (Mitverletzung der Gegenseite), eine weitere der
obere Vomerrand mit der besonders fest sitzenden Perichondrium-Periost-
grenze. Bei starker Leistenbildung können Schleimhautläsionen am Vomerrand öfters nicht vermieden werden. Sie lassen sich aber klein halten, wenn
man nicht submukös vorgeht, sondern streng subperiostal bleibt. Zur Perforation kommt es primär nur, wenn korrespondierende Schleimhautpartien
beider Seiten verletzt werden.

Septumresektion
häufigste Ursache
einer S.P.

Defekte im vorderen Abschnitt nach Septumoperationen neigen dazu, sich
sekundär weiter zu vergrößern. Auch können nicht selten nach primär *ohne*
Perforation abgegangener Nasenscheidewandresektion später noch spontan

Sekundär-
perforation nach
Septumop.

solche vorderen Defekte entstehen (*Uffenorde* [40]). Rhinitis sicca anterior
und die starke Exposition dieser Gegend exogenen Noxen gegenüber spielen
sicher eine wesentliche Rolle. *Šercer* [36] schuldigt auch klinisch latente kleine
Septumabszesse an, die eine Thrombosierung kleiner Arterien hervorrufen.
Je mehr die modernen Septumplastiken gegenüber der *Killian*'schen Opera-
tion in den Vordergrund rücken, desto mehr wird die Zahl dieser iatrogenen
Defekte zurückgehen.
Zu den traumatischen Defekten im weiteren Sinne rechnen wir auch die

c) gewerbliche Septumperforation.
Sie betrifft nur den schleimhautüberzogenen Septumteil. Das regelmäßige Ein-
atmen bestimmter Dämpfe, Nebel und Stäube ruft in einem relativ hohen Prozentsatz tiefgreifende Schleimhautschäden hervor, deren Folge dann eine
Septumperforation ist.
Als Folge einer chronisch-atrophischen Entzündung des vorderen Septums
mit Bildung von Schleimhauterosionen kommt es, in der Regel erst nach Monaten bis Jahren, zur runden Perforation, die ca. 1½ bis 2 cm hinter dem
Eingang zu sitzen pflegt und einen Durchmesser bis zu 2 cm erreicht. Das
knöcherne Septum ist nur in Ausnahmefällen beteiligt.
Als berufsspezifisch gilt vor allem die Septumperforation infolge Umgangs
mit Chrom. Die Gefahr soll bei der Chromat*herstellung* etwas geringer sein
als bei der Chromverarbeitung.

Bei Chromat-
arbeitern
oft S.P.

Die Häufigkeit von Septumdefekten bei Chromatarbeitern differiert von Autor zu
Autor bzw. von Land zu Land verhältnismäßig stark; sie wird zwischen 8 % (bei
fast 80 % Ulcera!) und 63 % angegeben.

In der Übersicht von *Schwab* [34] über die gewerblichen Noxen, durch die es
häufig zur Septumperforation kommt, wird unterschieden zwischen
α) anorganischen, nicht toxischen Stäuben und
β) toxischen Stäuben, Rauchen und Nebeln.

Zu α) Für Calciumnitrat fand *Marchand* [21] 75 (!) % Septumperforationen. Ze-
mentstaub ruft nach *Juracz* (1891) in bis zu 10 %, nach *Mancioli* [20] (1955) in etwa
4 % solche Defekte hervor. Weitere Mitteilungen liegen vor für Calciumchlorid,
Salzstaub, Aluminium und Perphosphate.
Zu β) Arsenik kann schon nach einem Monat eine Septumperforation verursacht haben. Die Häufigkeit solcher Defekte liegt entsprechend nach *Saupe* [33] sowie *Rockstroh* [31] mit 50 % der Beschäftigten recht hoch. – Bei der Verpackung von Soda
entstehen in etwa 10 % der Fälle Nasenscheidewanddefekte (*Archibald* [1]). Weiterhin werden genannt: Cadmium, Kupfer, Nickelcarbonyl, überhaupt Metallstaub,
sowie anorganische Säuren.

Siebert [37] hat eine große tabellarische Übersicht über alle schleimhautschä-
digenden Stoffe gegeben.
Es ist zu hoffen, daß die verbesserte Betriebshygiene einen Rückgang auch
der Ulcerationen und Defekte in der Nasenscheidewand bringt. Einzelerfolge

sind bereits erzielt. – *Breuninger* (zit. bei *Schwab*) hat auch eine prophylakti-
sche Salbenbehandlung der Nase empfohlen.

d) Anhangsweise kurz erwähnt sei die Septumperforation bei Cocainschnup- S.P. durch Cocain
heute selten
fern *(Seiffert* [35], *Natanson* und *Lipskeroff* [25]), Auswirkung der vaso-
konstriktorischen Wirkung der Substanz. Da Kokain infolge der sehr strengen
Bestimmungen der Betäubungsmittelverschreibungsverordnung sehr schwer zu
bekommen ist, sehen wir derartige Septumdefekte heute zumindest in Europa
kaum noch.

3. Entzündungen als Ursache von Septumdefekten

a) Akute Entzündungen.
Bei *Scharlach* wurde früher nicht selten eine ausgedehnte Gangrän in der
Nase beobachtet, die auch vor dem knöchernen Septum nicht Halt machte. In
Einzelfällen ist es infolge Diphterie oder Typhus zu Nasenscheidewanddefek-
ten gekommen, ebenfalls nur gelegentlich bei Masern.
Etwas häufiger wird der *Septumabszeß* (nach Unfall oder Septumresektion) Septumabszeß
zur Perforation führen, vorwiegend mit zusätzlicher Sattelnasenbildung.

b) Chronische Entzündungen.
Von Bedeutung für die Entstehung von Septumdefekten sind:
I.   Die Rhinitis sicca anterior (Ulcus septi perforans, *Siebenmann*).
II. Die Lues III (als connatale oder erworbene Form).
III. Die Tuberkulose (vorwiegend der Schleimhautlupus).
IV. Die Lepra.

Als *Rhinitis sicca anterior* bezeichnen wir nach *Siebenmann* einen protrahiert Ulcus septi
perforans
ablaufenden Prozeß im vorderen Abschnitt der Nasenhaupthöhle, der mit
Eintrocknung des Sekretes zu Krusten, Schleimhautatrophie, metaplastischer
Umwandlung des Flimmerepithels in Plattenepithel, Erosionen und Ernäh-
rungsstörungen des Septumknorpels einhergeht. Ursächlich spielen außer den
im Abschnitt gewerbliche Septumperforation genannten ärodynamischen,
thermischen und mechanischen Einflüssen noch endogene Faktoren ungeklär-
ter Art eine Rolle.
Endergebnis dieses Prozesses ist das rundliche Ulcus septi perforans im vorderen Teil des knorpeligen Septums. Differentialdiagnostisch müssen vor allem
ausgeschlossen werden: Tuberkulose (Lupus) und Lues III.
Therapeutisch wurde empfohlen, die doch unausbleibliche Perforation be- Knorpelränder
exzidieren!
schleunigt herbeizuführen, indem man die ganze kranke Stelle des Septums
entfernt. Eine Salbenbehandlung hilft nur in ganz frühen Stadien der Erkrankung. Bei bereits bestehender, blutender und krustender Perforation sollte am
Rande freiliegender Knorpel reseziert werden, damit sich die Defektränder
epithelisieren können.

Luetische Nasenscheidewanddefekte sollen in manchen Ländern 50 bis 60 % aller durch spezifische Entzündungen bedingten Nasenerkrankungen ausmachen (*Ballenger* [2]).

Primäraffekte am Nasensteg und knorpeligem Septum sind selten. Meist handelt es sich um Auswirkungen des Tertiärstadiums, in dem die Nase ein Hauptsitz der Lues ist. Auch die Lues connata gehört hierher. *Fournier* [5] fand bei 5 % aller Syphilitiker eine Nasenbeteiligung. Heute dürfte dieser Anteil niedriger liegen.

Lues: knöchernes Septum befallen

Typisch für die Lues ist die Beteiligung bzw. sogar Bevorzugung des knöchernen Septumanteils. Nach *Ballenger* [2] liegt die Prädilektionsstelle der syphilitischen Perforationen an der Knorpelknochengrenze.

Der Prozeß beginnt mit uncharakteristischen entzündlichen Erscheinungen. Dann bildet sich ein flaches, ausgedehntes Infiltrat, seltener eine nur umschriebene Verdichtung. Differentialdiagnostisch kommen in diesem Stadium am ehesten in Frage: das Septumhämatom sowie Sarkome. Bald entsteht eine schmerzhafte Perichondritis bzw. Periostitis gummosa. „Die Nase ist geschwollen, verstopft und schmerzhaft" (*Terracol* [39]). Auffällig ist ein charakteristischer Fötor. Durch Ulcerationen und Sequestierung entsteht dann der Septumdefekt. Infolge der starken Narbenbildung im Ausheilungsstadium retrahiert sich die äußere Nase zur „nez en lorgnette", der hochgradigen luetischen Sattelnase.

Bei der *Lues connata*, die wohl durch diaplazentare Infektion von der Mutter entsteht, unterscheidet *Peer* [29] drei Schweregrade der Verunstaltung:

a) nur mäßiger Defekt des knorpeligen Septums mit Schleimhautdestruktion und mäßiger Sattelnase wie nach Nasenscheidewandoperation;

Lues connata, Deformität entsteht

b) Defekt im knorpeligen und knöchernen Septum mit teilweisem oder komplettem Verlust der knöchernen Nasenwurzel sowie Retraktion der äußeren Nase mit schwerer Sattelbildung und Verkürzung. Dieser Typ ist der häufigste;

c) zusätzlich noch partieller oder totaler Verlust der Nasenhaut. Bei dieser schwersten Form wird von der operativen Korrektur abgeraten.

erst im 3. Lebensjahr

Bei der Geburt sind solche Kinder noch unauffällig. Nach drei bis vier Wochen kommt es dann zu „Schnupfen" mit eitriger Borkenbildung auch um die Naseneingänge und Gewichtsverlust, sowie (nicht konstant) zur Anschwellung der regionären Lymphknoten. Die Sattelnase als Zeichen der Lues III manifestiert sich frühestens ab dem 3. Lebensjahr, meist noch viel später. Sie kann also durch rechtzeitige antiluetische Behandlung vermieden werden.

Die Tuberkulose der Nase kann in drei Formen auftreten:

I. Als Primärinfekt der Nasenschleimhaut (sehr selten).

II. Als geschwürige Schleimhauttuberkulose (hämatogen entstanden). Sie tritt nur bei allgemeiner Abwehrschwäche im Rahmen einer fortgeschrittenen Pthise auf, mit der ungünstigen Prognose der Primärerkrankung. Die Schleimhaut ist strophisch, ulcerierend, teilweise mit kleinen Tuberkulomen durchsetzt. Sie sieht wie mottenzerfressen aus. Das Sekret enthält reichlich Erreger.

Knorpelsequestierungen können Septumdefekte im vorderen Anteil zur Folge haben. Die Veränderungen ergreifen aber auch die übrige Nasenschleimhaut sowie die Umgebung der Nase. *Weichselbaum* [42] hat unter 108 Leichen Tuberkulöser 14 % Septumperforationen gefunden.

III. Als Schleimhautlupus der Nase. Dieser ist eine langsame, relativ gutartige Verlaufsform der Tbc bei konstant guter Abwehrlage. Die Veränderungen beginnen meist an der Haut-Schleimhautgrenze. Da die ersten Symptome und auch die sichtbaren Veränderungen recht uncharakteristisch sind, wird die Diagnose häufig erst nach Jahren gestellt, zumal auch die Primärerkrankung der Lungen blande zu verlaufen pflegt. Durch Ulcerationen am Septum (unter Borken versteckt) kommt es schließlich zur Perforation im knorpeligen Anteil. Die knöcherne Scheidewand wird im Gegensatz zur Lues III nicht oder erst spät befallen, desgleichen der Muschelknochen. Im Abheilungsstadium entstehen ausgedehnte Narben mit Synechie- und Stenosebildung. *(Lupus: häufigste Nasentbc)*

Die *Lepra* wird heute in Mitteleuropa nur noch selten beobachtet, ist aber in den tropischen und subtropischen Gebieten Afrikas und Asiens noch eine der großen Volksseuchen. Bei der lepromatösen (reaktionsarmen) Form wird die Nase viel häufiger befallen als bei der tuberkuliden Form (lebhafte Abwehrreaktion). *Sacheri* [32] sah eine lepromatöse Rachen- und Kehlkopferkrankung nie ohne vorherigen Nasenbefall. *(Lepra, lepromatöse Form oft mit Nasenbeteiligung)*

Im Stadium I mit Nasenbluten und Verstopfungsgefühl sind noch keine charakteristischen Veränderungen zu sehen, nur eine ödematische Auflockerung der Schleimhaut. Der bakteriologische Befund kann aber schon positiv sein.

Im Stadium II treten typische Veränderungen am vorderen Septum und Kopf der unteren Muscheln auf, nämlich blaßgelbe, umschriebene Leprome, Infiltrationen und Ulcera. Diese Veränderungen sind hyp- bis anästhetisch! Die Septumperforation im knorpeligen Anteil entsteht nach *Sacheri* durch Nekrobiose infolge bakteriämisch bedingter Peri- und Endarteriitis, nach *Job, Karat* und *Karat* [14] aber infolge Invasion des Knorpels selbst durch spezifisches Granulationsgewebe.

Später kann die Nase einsinken. Auch Vomer und Siebbein können mit ergriffen werden. – Da die Lues-Seroreaktionen häufig pseudopositiv ausfallen, sind Fehldiagnosen zumal bei sporadischen Fällen sicher nicht selten. *(Cave Fehldiagnose Lues!)*

Bei den bakteriologisch negativen Endzuständen wird der Nasenbefund ozänaähnlich.

In älteren Arbeiten wird eine Häufigkeit von Nasenscheidewanddefekten bei Lepra von 46 bzw. sogar 71 % angegeben.

Stoffwechselstörungen können gelegentlich als Mitursache für eine Septumperforation in Frage kommen, so der Diabetes mellitus.

Tumoren der Nasenscheidewand sind recht selten. Perforationen bzw. auch sehr große Defekte entstehen weniger durch das Geschwulstwachstum selbst als durch die Therapie. Ein plastischer Eingriff am Septum wird natürlich in

erster Linie nach Entfernung von Pseudotumoren oder gutartigen Neubildun-
gen in Frage kommen, weniger beim Malignom.

Der sogenannte *„blutende Septumpolyp"*, meist ein Granuloma teleangiecta-
ticum, pflegt in der Gegend des Locus Kiesselbach zu sitzen. *Goldman* und
Bohcali [8] fanden solche Polypen in fünf von ihren sieben Fällen bei Kin-
dern. Sonst sind diese Gebilde fast nur bei Erwachsenen beschrieben worden.
Da die Behandlung eine Umschneidung des Gewächses und anschließende
Kauterisation der Basis ist, entstehen öfters Perforationen.

Blutender Septumpolyp beim Kinde (margin note)

B. Das Beschwerdebild bei Nasenscheidewanddefekten und die Indikationsstellung zur Operation

Bei Defekten im *hinteren Anteil* der Nasenscheidewand treten häufig gar
keine Beschwerden auf. Solche Perforationen werden vielmehr in der Regel
reaktionslos ertragen.
Wenn stärkere Beschwerden entstehen, so eigentlich nur durch Defektbildungen im vorderen, *knorpeligen Anteil,* speziell bei Perforationen dicht hinter
der Haut-Schleimhautgrenze. Typische Beschwerden sind die folgenden:

Symptome der S.P. (margin note)

a) Durch die Trockenheit und Schleimhautatrophie kommt es zu *Juckreiz und
Borkenbildung.* Die Borken können die Atmung behindern. *Climo* [3] hat
weiterhin einen charakteristischen fauligen *Fötor* beschrieben.
b) Bei der gewerblichen Septumperforation verstärkt die weiter bestehende
Schleimhautreizung durch Verunreinigungen der Atemluft *Trockenheit* und
Juckreiz. *Siebert* gibt jedoch an, daß die Beschwerden dieser Arbeiter häufig
so auffallend gering seien, daß die Perforation von ihnen oft gar nicht selbst
bemerkt werde.
c) Rezidivierende Erosionen an den Defekträndern, spontan oder durch Nasenbohren entstanden, können Ursache wiederholten *Nasenblutens* sein. Solche Erosionen finden sich besonders beim Ulcus septi perforans, und zwar
brechen vorwiegend diejenigen Stellen auf, an denen degenerierender Knorpel am Defektrand frei liegt.

Pfeifende Perforation (margin note)

d) Charakteristische Symptome sind schließlich zischende oder pfeifende *Geräusche* beim Atmen, die besonders das Einschlafen stören. Solche Geräusche
können grundsätzlich nur dann entstehen, wenn
– der Defekt ganz vorne liegt;
– das Loch sehr klein ist oder
– ein etwas größerer Defekt durch eine Borke teilweise abgedeckt wird.
e) Gelegentlich – bei sehr weiten Naseneingängen – können direkt an der
Haut-Schleimhautgrenze sitzende Perforationen äußerlich sichtbar sein. Für
diese Fälle gelten hinsichtlich der Operationsindikation sinngemäß, wenn auch
mit gewissen Einschränkungen, die gleichen Erwägungen wie für die Colu-
melladefekte.

Indikationen zur operativen Behandlung von Perforationen im knorpeligen Septum sind:

1. Starke Borkenbildung;
2. rezidivierende Blutung;
3. Pfeifen beim Atmen;
4. die frische traumatische Perforation.

C. Die Behandlung von Perforationen der Nasenscheidewand

Im Prinzip haben wir vier Möglichkeiten:
a) den operativen Verschluß des Defektes;
b) den Verschluß mit Obturatoren;
c) die operative Vergrößerung des Defektes;
d) die konservative Behandlung der atrophischen Schleimhaut.

zu a)
Die zum plastischen Verschluß von Septumperforationen angegebenen Methoden lassen sich einteilen:
A. Nach der Art des verwendeten Gewebes;
   I. Schleimhautplastiken
  II. Hautplastiken
 III. kombinierte Plastiken
     (z. B. Haut-Knorpellappen, Epidermis-Schleimhautlappen)
B. Nach der Herkunft des Gewebes;
   I. Plastiken mit Schleimhaut oder Haut aus der Nasenhöhle selbst
  II. Nahlappenplastiken von der Umgebung der Nase
 III. Fernplastiken
C. Nach der Art der Lappenbildung
   I. Brücken- oder Rotationslappenplastiken aus dem Septum selbst
  II. Bildung von gestielten Lappen (Septum, Muschel, Umgebung der Nase)
 III. Rollappenplastiken (nur bei kombinierten Defekten von Columella und knorpeligem Septum)
 IV. Freie Transplantation von Haut, Schleimhaut oder composite grafts.
Bei der Besprechung der einzelnen Operationstechniken wollen wir nach Einteilung B. vorgehen. Angesichts der Unzahl von Methoden der Perforationsplastik (fast jeder profilierte Rhinologe hat eigene Techniken entwickelt) ist es unmöglich, hier vollständig zu sein. Ich muß mich vielmehr darauf beschränken, nur die prinzipiellen Möglichkeiten an Hand einiger bekannter Verfahren aufzuzeigen.

Der Zugang zum knorpeligen Septum

Bei kleinen, gleich hinter der Haut-Schleimhautgrenze gelegenen Perforationen und weiten Naseneingängen reicht die Sicht durch das Nasenloch aus. Ist

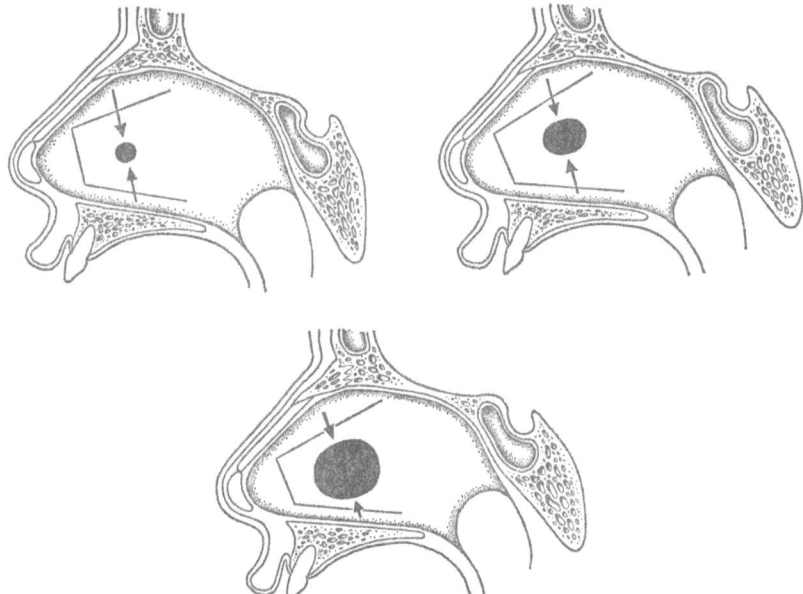

Abb. 1: Größe der Perforation und verfügbare Schleimhautfläche sind umgekehrt proportional (nach *Gollom*).

der Defekt größer, so daß ausgedehnte Lappen mobilisiert werden müssen, liegt er weiter hinten oder handelt es sich gar um den zweiten oder dritten Versuch einer Plastik, so wird man besser zwecks guter Übersicht einen oder auch beide Nasenflügel in der Nasolabialfalte ablösen. Bei sorgfältiger Naht mit atraumatischem Material werden die Narben später praktisch nicht zu sehen sein. Für ausgedehnte Verschiebeplastiken kann gelegentlich sogar die Aufklappung der gesamten Nasenweichteile notwendig werden (*Marino* [22]).

Prognose der Verschlußplastik

Wenn auch die Erfolgsaussichten einer Verschlußplastik von Defekten im Septum cartilagineum sehr von der Übung des Operateurs und der angewendeten Methode abhängen, so sind doch außerdem einige grundlegende Kriterien zu beachten:

Mißerfolge, Gründe

1. Je größer der Defekt, desto schwerer ist er zu schließen (Abb. 1).
2. Das Fehlen des Septumknorpels sowie Narben nach vorangegangener Operation (oder Unfallverletzung) wirken erschwerend.
3. Atrophische Nasenschleimhaut neigt besonders zur Re-Perforation.

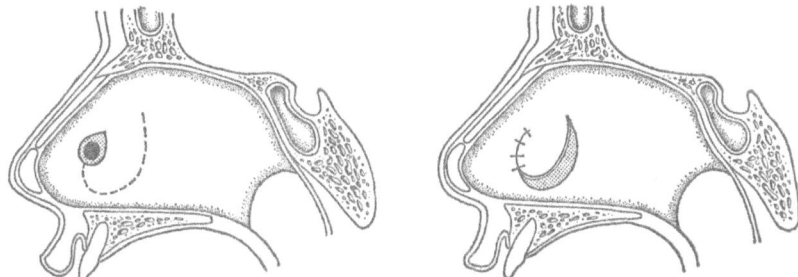

Abb. 2: Einseitiger Perforationsverschluß nach *A. Seiffert* durch Schleimhaut-Rotationslappen.

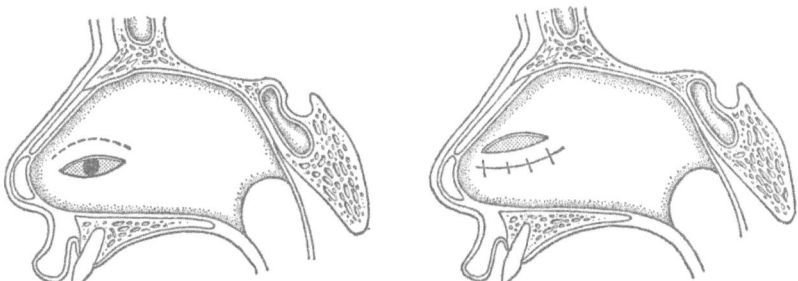

Abb. 3: Einseitige Brückenlappenplastik von *Seiffert*.

Ausführung der Perforationsplastik

Zu I. Schleimhautverschiebung. Plastiken mit Gewebe aus der Nase selbst eignen sich überwiegend nur für kleinere Defekte. Es gibt Verfahren einer nur einseitigen Deckung der Perforation mit Septum- oder Muschelschleimhaut und solche, bei denen ein zweischichtiger Verschluß versucht wird.

Einseitige Defektdeckung

Hier bieten sich zunächst Rotations- oder Brückenlappen aus dem Septum selbst an (Abb. 2/3).

Schon *Seiffert* [35] hat beide Möglichkeiten angewendet. Sein Rotationslappen wird hinter dem Defekt gebildet. Den Lappenstiel legt man heute zweckmäßigerweise nach unten (besserer venöser und Lymphabfluß). Nach De-Epithelisierung des Defektrandes wird das Läppchen nach vorne gezogen und mit feinen Seidenfäden sowie leichter Tamponade fixiert. Der Brückenlappen ist horizontal und oberhalb des Defektes zu bilden, so daß er schon durch sein Gewicht vor die Perforation zu liegen kommt. Anfrischen der Defektränder und Fixation des Lappens erfolgen sinngemäß. Andere Autoren haben den Brückenlappen vertikal vor den Defekt gelegt (*Meyer* und *Zaoli* [24]).

Rotations- und Brückenlappen

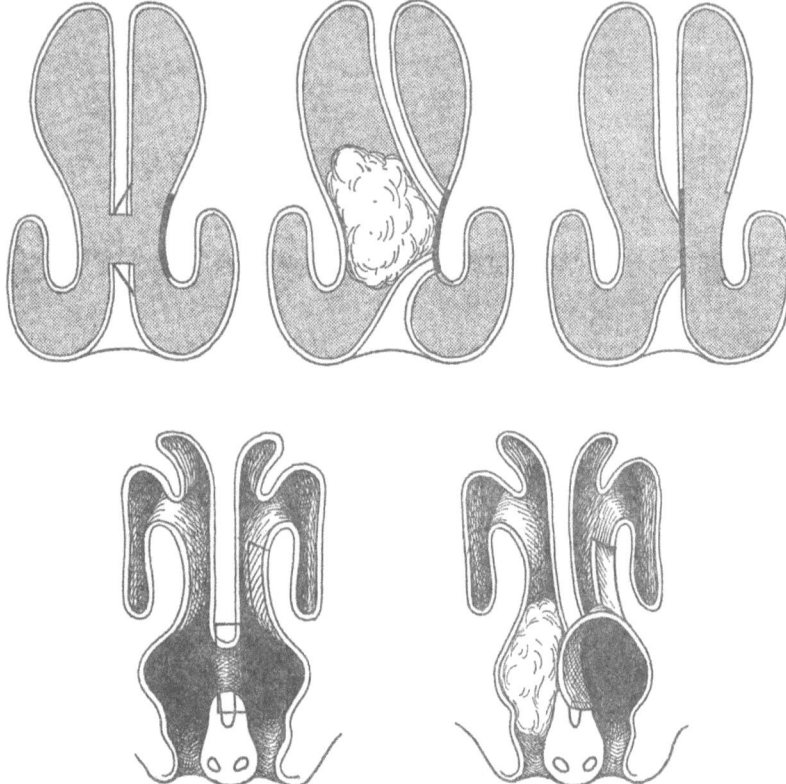

Abb. 4: Verschlußplastik mit Material von der unteren Muschel *(Seiffert)*.
a) Verschluß durch Synechiebildung
b) Verschluß durch gestielten Muschelschleimhautlappen.

Synechiebildung Wiederum von *Seiffert* [35] stammen zwei Methoden einer Synechiebildung
zwischen unterer Muschel und Perforationsrand. – Liegt der Septumdefekt der
Muschel direkt gegenüber, so werden Perforationsrand und korrespondierende
Stelle der Muschelschleimhaut einfach angefrischt und aufeinander tamponiert. Eventuell muß dazu die Nasenscheidewand durch Knorpelresektion erst
beweglich gemacht werden. Später löst man den festgewachsenen Schleim-
hautbezirk von der übrigen Muschel ab (Abb. 4a). – Man kann aber auch
einen gestielten Lappen aus der Muschel bilden und in den angefrischten Septumdefekt einnähen. Bei den häufigen Perforationen hinter der Haut-Schleimhautgrenze muß der Stiel dieses Lappens am Kopf der Muschel liegen (Abbildung 4b).

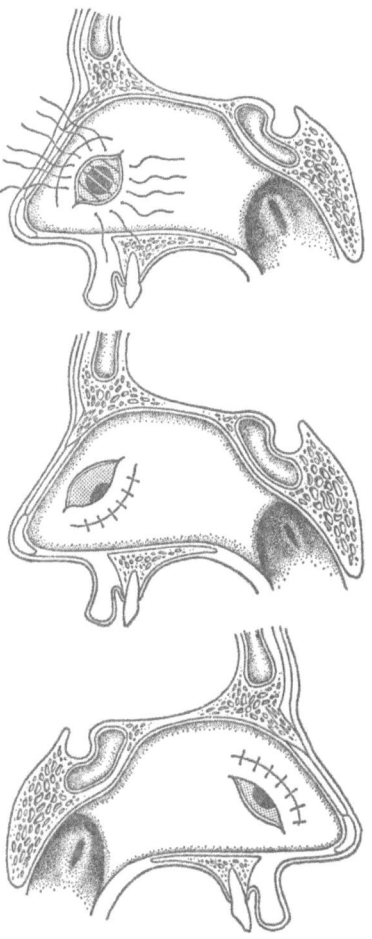

Abb. 5: Vertikale Schleimhaut-Brückenlappenplastik beiderseits von *Hazletine*.

Entstehen bei der Septumresektion korrespondierende Schleimhautdefekte, so genügt u. U. die sofortige Re-Implantation eines größeren Knorpelstückes von der Lamina quadrangularis mit Fixation. *Knorpel-implantation*

Eine verblüffend einfache Methode der einseitigen Defektdeckung mit Muschelgewebe hat *Ismail* [13] angegeben. Hierbei wird nur ein Stück mittlerer Muschel mitsamt dem Knochen entnommen und frei in den angefrischten Defektrand eingenäht. Vier bis fünf Catgutnähte durch die ganze Dicke des Septums genügen zur Fixation. Die Methode hat neben ihrer Einfachheit den Vorteil der Wiederholbarkeit. Sollte sich die von *Ismail* angegebene hohe Erfolgsquote von 70% bestätigen, würde das Verfahren die meisten übrigen *freies Muschel-transplantat*

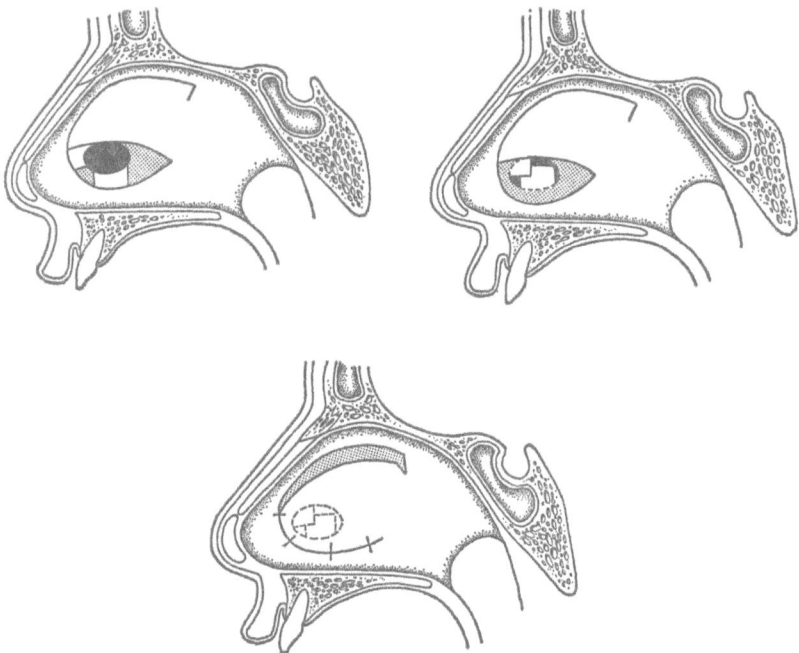

Abb. 6: Doppelplastik nach *Halle*. Beim Umschneiden wird ein Teil der Schleimhaut am Perforationsrand erhalten und zur Gegenseite eingeklappt als erste Schicht. Es folgt eine Rotationsplastik mit Stiel hinten.

Techniken überflüssig machen. Meine wenigen eigenen Versuche damit verliefen erfolgreich.

Zahlreiche Autoren haben eine *zweischichtige* Defektdeckung versucht.
Erinnert sei zunächst an die älteren Methoden von *Halle* [9] sowie *Yankauer* [43]. In beiden Fällen wird zunächst die Schleimhaut des Defektrandes mobilisiert und teilweise in den Defekt hereingeschlagen (erste Verschlußschicht mit Epithel zur Gegenseite). Dann wird ein großer Rotationslappen aus dem Septum mit Stiel hinten präpariert und von oben auf die Perforation geschwenkt. Die ausgedehnten Inzisionen und Mobilisationen des Mucoperichondriums lassen sich besser durchführen, wenn man sich den Naseneingang durch Auslösen des gleichseitigen Nasenflügels erweitert (Abb. 5).

Brückenlappen
bds.
Die Technik von *Hazletine* [10] ist praktisch nur dann anwendbar, wenn um den Septumdefekt herum noch Knorpel steht. Der Autor bildete nämlich vertikale Schleimhautbrückenlappen, auf der einen Seite vor und auf der anderen hinter dem Perforationsrand. Diese Lappen werden – nach entsprechender

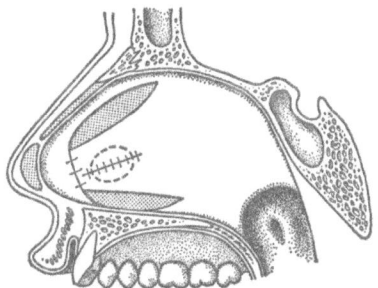

Abb. 7: Perforationsverschluß durch Entspannung und Naht nach *Climo*. Inzisionen entlang dem Nasenrücken und Nasenboden erlauben die nötige Verschiebung der Schleimhaut.

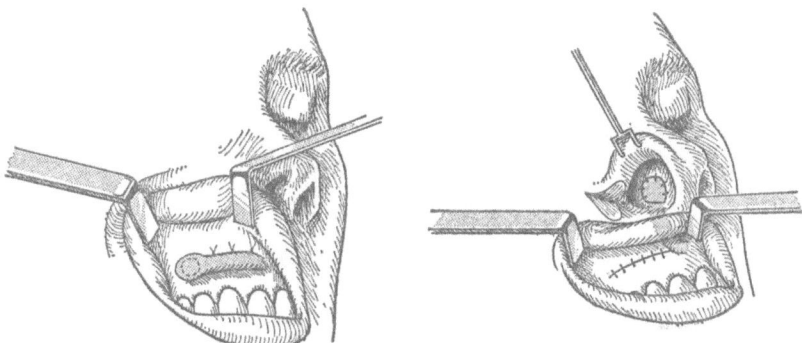

Abb. 8: Defektverschluß mit Material vom Mundvorhof nach *Hertig/Meyer*.

spindelförmiger Exzision von Schleimhaut – über den Defekt gezogen und mit vier Nähten fixiert. Man kann den gleichen Effekt auch mit an entsprechender Stelle angelegten gestielten Schleimhautlappen erzielen. Das Verfahren von *Hazletine* [10] ist neuerdings von *Meyer* und *Zaoli* [24] wieder aufgegriffen worden (Abb. 5).

Walter [41] empfiehlt ein kombiniertes Verfahren und die Mitverwendung von Knorpel zwecks Verfestigung des Transplantates. Zunächst wird der Perforationsrand beiderseits mit der Fräse etwa 0,5 cm weit angefrischt, ohne Verletzung des Perichondriums. Dann bildet man einseitig einen unten gestielten Schwenklappen aus der Haut des Nasensteges, der ein Stück des Crus mediale des Flügelknorpels enthält. Der Defekt am Steg wird durch ein retroauriculär entnommenes freies Hauttransplantat gedeckt. Zur Versorgung der Gegenseite der Septumperforation dient entweder ein freies Transplantat (composite graft der Ohrmuschel, Schleimhaut mit Knochen der mittleren Muschel, Wangenschleimhaut) oder ein ebenfalls gestielter Lappen aus der Septumschleimhaut. Durchgreifende Nähte halten alles zusammen. Die Tampo-

Haut-
Knorpellappen

nade bleibt beiderseits fünf Tage liegen. Ähnlich ist das Verfahren von *Osterwald* [26], bei dem ein Schleimhautlappen vom Nasenboden gewonnen wird.

Entspannung und Naht Weiterhin wurde versucht, Septumperforationen durch *Entspannung und einfache Naht* zu schließen, und zwar nicht nur im Rahmen einer mißglückten Septum-Operation, sondern auch bei älteren Perforationen. Zu diesem Zweck muß die Schleimhaut der Nasenscheidewand in größerer Ausdehnung horizontal und vertikal verschoben werden.
Zunächst einmal läßt sich das Mucoperiost von Nasenboden und sogar unterem Nasengang beiderseits mobilisieren und über den Septumdefekt ziehen. Der Perforationsrand muß hierzu spindelförmig de-epithelisiert werden. Fehlt der Septumknorpel, wird man dieses Verfahren nur einseitig anwenden (*Meyer* und *Zaoli* [24]).

Marino [22], der im übrigen die ganze Weichteilnase aufklappt, bildet zur Entspannung einen hinten gestielten Lappen aus Schleimhaut und Perichondrium einer Seite, indem er vom Transfixionsschnitt aus dicht unter dem Nasenrücken einschneidet. Er betont, daß man mit seiner wegen der guten Übersicht technisch einfachen Methode auch große Defekte schließen könne. *Johnson* [15] empfiehlt die Kombination mit einem „push-down" der knöchernen äußeren Nase.

Climo [3] geht noch aufwendiger vor. Er inzidiert vom Intercartilaginärschnitt aus das Mucoperichondrium einer Seite zunächst bis zur Spina nasalis anterior hinab. Eine zweite Inzision wird unter dem Nasenrücken bis zur Nasenwurzel gelegt, eine dritte entlang dem Nasenboden nach hinten. Nachdem die dazwischen liegende Schleimhaut mit Perichondrium mobilisiert ist, läßt sich die (angefrischte) Perforation durch eine einfache Naht schließen. Der Lappen wird durch einige weitere Nähte an der Haut-Schleimhautgrenze sowie Tamponade in seiner Position gehalten (Abb. 7).

Zu II. Nahlappenplastiken aus der Umgebung der Nase sind für den Verschluß einer einfachen Septumperforation selten notwendig, es sei denn, der Defekt ist so groß, daß er sich mit Nasenschleimhaut nicht schließen läßt. *R. Meyer* hat das Septum cartilagineum mittels eines im oberen Mundvorhof vorgebildeten Spalthautlappens erfolgreich rekonstruiert. Physiologischer scheint seine neuere Technik [11]:

Gewebe vom Mundvorhof Ein Stück Ohrmuschelknorpel wird lateral unter die Schleimhaut des oberen Mundvorhofs eingebettet, unter Umschlagen eines Mukosaläppchens unter das Implantat. Gleichzeitig wird durch einfache Matratzennähte ein Schleimhaut-Lappenstiel zur Mitte hin vorgeformt. Nach drei Wochen kann der gestielte Lappen mobilisiert, durch eine Tasche in der Lippenbasis in die Nase hochgezogen und in den angefrischten Perforationsrand eingenäht werden (Abbildung 8). Siehe auch *Hinderer-Meise* [12].

Kieferhöhlenschleimhaut Ein ähnliches Verfahren hat *Tardy* [38] angegeben. Erwähnt sei in diesem Zusammenhang auch die Perforationsverschlußplastik von *Kitajima* mit einem gestielten Kieferhöhlenschleimhautlappen [17].

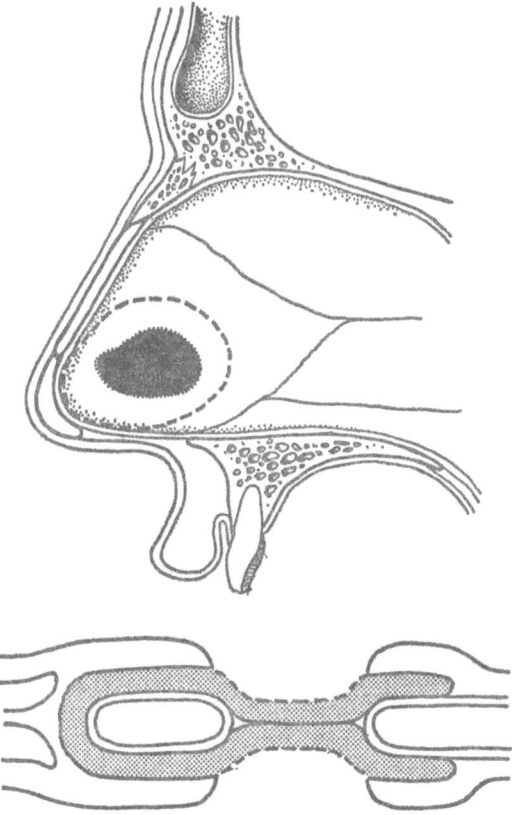

Abb. 9: Perforationsplastik nach *Gerhardt:* ein gedoppeltes freies Transplantat von der Fascia lata bedeckt den Septumdefekt von der vorderen Knorpelkante her.
a) Seitenansicht
b) Horizontalschnitt durch die Defektebene.

Zu III.
a) Die Verwendung von Rollappen vom Arm usw. kommt nur bei kombinierten Defekten von Columella und Septum cartilagineum in Frage. Hier muß auf die Lehrbücher der plastischen Chirurgie sowie meinen Artikel im Almanach 1972 verwiesen werden.

b) Eher ist bei großen Perforationen im knorpeligen Anteil der Nasenscheidewand die freie Gewebstransplantation zu erwägen.
Saunders hat für die Behandlung des Morbus Osler eine Septumplastik mit Spalthaut angegeben. Zunächst wird der Nasenflügel hochgeklappt und die Schleimhaut am Septum und am Nasenboden unter Schonung von Perichon-   freie Spalthaut
drium und Periost großflächig abgetragen. Auf die entblößte Fläche wird bei-

derseits ein Spalthautlappen aufgelegt. Die Methode soll sich auch zum Verschluß von Septumperforationen eignen, jedoch nur bis zu einem Durchmesser von 5 mm. Natürlich wird die Schleimhaut hier nur umschrieben entfernt. Empfohlen wird auch hier die Auslösung des Nasenflügels zwecks besserer Übersicht. Die Transplantate müssen mit Catgut sorgfältig an die Vestibulumhaut angenäht werden. Die Tamponade bleibt mindestens vier bis fünf Tage liegen (siehe Abb. 4 des Beitrages Nasenbluten).

Fascia lata, Doppellappen

Gerhardt [7] empfiehlt statt der Haut Fascia lata. Von einem Schnitt auf die vordere Septumkante zu (Hemitransfixionsschnitt, siehe Beitrag „Die Septumplastik" im Almanach 1972) präpariert er die Schleimhaut um den Defekt herum auf beiden Seiten ab. Das Perichondrium bleibt in situ. Die Methode eignet sich also auch für solche Fälle, bei denen bereits eine Septumresektion durchgeführt worden war. Das Fascienstück wird U-förmig gedoppelt so eingelegt, daß es – an dieser Stelle verschmälert – um die vordere Septumkante herumläuft und den Defekt beiderseits weit überdeckt (Abb. 9).

Gerhardt [7] legt besonderen Wert auf die Verbandstechnik und Nachbehandlung, die Austrocknung und Infektion des Transplantates verhindern soll. Dem Septum beiderseits aufgelegt werden Gelatineschwämmchen, getränkt mit Serum des Patienten und Penicillinlösung. Nächste Schicht ist ein Sickerkissen aus Mull mit eingenähtem PVC-Schläuchlein. Der Rest des Nasenlumens wird wiederum mit Gelatineschwamm ausgefüllt. Dreimal täglich spült man Penicillinlösung durch die Schläuche. Die Einlage bleibt 8 bis 12 Tage liegen. Innerhalb von 4–6 Wochen epithelisiert sich die Fascie vom Defektrand aus. Es gelang, sogar Perforationen bis zu 1 × 1,5 cm Größe mit dieser Methode zu verschließen.

Die Methode von *Ismail* wurde bereits besprochen.

Zu b) Alloplastik bei Septumperforationen

Supramidplatte

Link [18] hat über eine in 14 Fällen angewandte Verschlußplastik mittels einer perforierten Supramidplatte von 0,5 mm Dicke berichtet. Vom Mundvorhof aus wurden die Schleimhaut-Perichondrialblätter auseinander präpariert. Dann wurde die Platte so eingebracht, daß sie den Defekt allseits um 4–5 mm überragte, und mittels zweier durchgreifender Supramidnähte fixiert. Das Verfahren soll sich auch bei großen Defekten und atrophischer Schleimhaut bewähren. Die Einlage wird allerdings meist nur teilweise von Schleimhaut überwachsen. *Papangelou* [27] verwendet eine Platte aus Acrylat.

Kunststoff-obturator

Zum Verschluß kleiner Septumperforationen (um 3 mm Durchmesser) eignet sich auch ein kragenknopfartig geformter Kunststoffobturator (*R. Meyer* [24]). Man nimmt zunächst einen Wachsabdruck von der Defektgröße. Der Knopf wird aus Nylon angefertigt. Ist der Defekt größer, bewährt sich besser ein Obturator, dessen eine Hälfte aus einem weichen Kunststoff, die andere aus einem harten Material (Acrylit) hergestellt ist. Die beiden Substanzen lassen sich gut zusammenpolymerisieren. Im Prinzip ist es nicht ausgeschlossen, derartige Obturatoren auch bei sehr großen Defekten anzuwenden, doch muß hier der Zugang durch Abtrennen der Columella an der Basis und Inzision bis an den Defekt zwecks Einführung des großflächigen Obturators erweitert werden. In solchen Fällen kann man natürlich bei stärkerer Reaktion der Schleimhaut den Obturator nicht ohne weiteres entfernen, im Gegensatz zur Alloplastik kleiner Defekte.

In der Ära der *lyophilisierten Dura* denkt man natürlich auch an eine entsprechende Verschlußplastik von Septumperforationen. Ich habe mit mehrfachen derartigen Versuchen (Einsetzen eines Durastückes zwischen die Schleimhautblätter, ggf. mit Fixierung durch Acrylatkleber) wenig Glück gehabt. Selbst bei primär glatter Einheilung arbeitet sich der Fremdkörper später gerne wieder heraus. Ich verwende deshalb neuerdings lieber merthiolatkonservierten Septumknorpel.

lyophilisierte Dura, wenig geeignet

Zu c) Die operative Vergrößerung des Defektes
Ein solches Vorgehen wird notwendig
a) bei Rhinitis sicca anterior mit Septumulcus und Perforation. Durch Entfernen des am Defektrand freiliegenden Knorpels wird die Inaktivierung des Prozesses beschleunigt. Ein späterer plastischer Verschluß des Defektes wird nach einem solchen Eingriff im Prinzip nicht unmöglich sein.

Defektvergrößerung, wann?

b) Erwähnt sei weiterhin die operative Vergrößerung tuberkulöser, luetischer oder tumorbedingter Septumdefekte.
c) Die Defektvergrößerung kommt schließlich in Frage bei pfeifender Perforation. Schon eine geringe Vergrößerung beendet ja das lästige Geräusch. Man kann zu dieser Möglichkeit greifen, wenn der Patient keinen plastischen Verschluß wünscht. Gelegentlich bleibt die Defektvergrößerung – als Akt der Resignation – ultima ratio bei mehrfach erfolglos operierter pfeifender Perforation.

Zu d) Die konservative Behandlung der Schleimhaut allein statt des operativen Vorgehens schließlich kommt bei größeren Perforationen mit Blutung und Krustenbildung dann in Frage, wenn
a) eine Operation vom Patienten nicht gewünscht wird,
b) der Eingriff aus internistischer Sicht kontraindiziert ist,
c) mehrere Verschlußversuche fehlgeschlagen sind,
d) die Grundkrankheit (Tumor und radiologische Behandlung desselben) einen plastischen Eingriff verbietet.

konservative Behandlung, wann?

In der Regel wird man zu Nasenemulsionen oder Salben greifen. Mir haben sich die nachfolgenden Rezepturen bewährt, deren Autoren mir nicht mehr erinnerlich sind:

1. Rp. Acid. boric	1,0	2. Rp. Acid. boric.	1,0
Eucer. anhydric.		Dextropur.	3,0
Paraff. liqu.		Solve in aqu.	5,0
aa ad	30,0	Paraff. liqu.	6,0
		Eucer. anhydric.	
		ad	30,0

Breuninger gibt an weiteren Rezepturen u. a. an:

3. Rp. Unguent. lenient. 10,0   4. Rp. Vitamin A   0,1 Mill. Einh.
                                              Menthol.   0,05 *
                                              Vaselin. flav.
                                                    ad   10,0

Von den zahlreichen Fertigpräparaten der Industrie kann ich Bepanthen-Nasensalbe sowie Piniol-Salbe empfehlen. Die neue Nisita-Salbe enthält Emser Salz.

Literatur:

[1] *Archibald:*
    Zit. nach *Schwab*
[2] *Ballenger, W. L. a. H. Ch. Ballenger:*
    Diseases of the Nose, Throat and Ear. 8th ed. Kingston, London 1943
[3] *Climo, S.:*
    Plast. reconstr. Surg. (Baltimore) *17*, 410 (1956)
[4] *Denecke, H.-J. u. R. Meyer:*
    Plastische Operationen I. Nasenplastik. Springer, Berlin/Göttingen/Heidelberg 1964
[5] *Fournier:*
    Zit. nach *Luchsinger*
[6] *Frey, H. H., u. P. Weinaug:*
    HNO (Berl.) *16*, 33 (1968)
[7] *Gerhardt, H.-J.:*
    Z. Laryng. Rhinol. *47*, 392 (1968)
[8] *Goldman* and *Bohcali:*
    Zit. nach *Ballenger*
[9] *Halle:*
    Zit. nach *Passow*
[10] *Hazletine:*
    Zit. nach *Ballenger*
[11] *Hertig, O. a. R. Meyer:*
    Proc. 9th internat. Congr. ORL, Excerpta Med. Congr. Ser. *206*, 714 (1969)
[12] *Hinderer-Meise, V.:*
    Rev. Esp. Cirug.plast. *6*, 121 (1973)
[13] *Ismail, H. K.:*
    J. Laryng. (Lond.) *79*, 511 (1965)
[14] *Job, C. K., A. B. Karat a. S. Karat:*
    J. Laryng. (Lond.) *80*, 718 (1966)
[15] *Johnson, N. E.:*
    Laryngoscope (St. Louis) *78*, 586 (1968)
[16] *Juracz:*
    Krankheiten der oberen Luftwege, 1891

* Die Mentholkomponente kann auch weggelassen werden, was ich grundsätzlich tue.

[17] *Kitajima, T.:*
Otolaryng. (Tokyo) *37*, 141 (1965)
[18] *Link, R.:*
HNO (Berl.) *3*, 91 (1952)
[19] *Luchsinger, R.:*
Die Erkrankungen der Nase. In Handb. inn. Med., hrsg. von *v. Bergmann/
Frey/Schwiegk*, IV/2. Springer, Berlin/Göttingen/Heidelberg 1956
[20] *Mancioli, G.:*
Rass. med. industr. *25*, 7 (1956)
[21] *Marchand, M. et J. Croisier:*
Arch. Mal. prof. *15*, 259 (1954)
[22] *Marino, A.:*
Valsalva *42*, 3 (1966)
[23] *Marx, H.:*
Die Nasenheilkunde VI. Die Geschwülste der Nase und deren Nebenhöhlen.
G. Fischer, Jena 1953
[24] *Meyer, R. e G. Zaoli:*
Minerva otorinolaring. *14*, 33 (1964)
[25] *Natanson, L. u. L. Lipskeroff:*
Z. Hals-, Nasen- u. Ohrenheilk. *7*, 409 (1924)
[26] *Osterwald, L.:*
HNO (Berl.) *21*, 63 (1973)
[27] *Papangelou, L.:*
Arch. Otolaryng. (Chicago) *90*, 528 (1969)
[28] *Passow, A.:*
Die Erkrankungen der Nasenscheidewand. In Handb. Hals-, Nasen-, Ohren-
heilk. hrsg. von *Denker/Kahler*, II/2.
[29] *Peer, L. A.:*
Congenital anomalies of the nose and sinuses. In Otolaryngology, ed. by *Coates/
Schenck* III, p. 42. Prior, Hagerstown 1960
[30] *Pfeifer, G.:*
In: Treatment of Patients with Clefts of Lip, Alveolus und Palate, ed. by
K. Schuchardt. Thieme, Stuttgart 1966
[31] *Rockstroh, H.:*
Arch. Geschwulstforsch. *14*, 151 (1959)
[32] *Sacheri, R. F.:*
Leprologia (Buenos Aires) *8*, 65 (1963)
[33] *Saupe, E.:*
Arch. Gewerbepath. Gewerbehyg. *1*, 582 (1930)
[34] *Schwab, W.:*
Die Berufsschäden der oberen Luftwege. Arch. Ohr., Nas.- u. Kehlk.-heilk. *185*,
243 (1965)
[35] *Seiffert, A.:*
Die Operation an Nase, Mund und Hals. 3. Aufl. J. A. Barth, Leipzig 1947
[36] *Sercer:*
Zit. nach *Frey* und *Weinaug*
[37] *Siebert, K.:*
Gewebeerkrankungen der Luftwege, in Hals-, Nasen-, Ohrenheilkunde, hrsg.
von *Berendes/Link/Zöllner* I, 413. Thieme, Stuttgart 1964

[38] *Tardy, M. E.:*
Otolaryng. Clin. Amer. *6*, 711 (1973)
[39] *Terracol, J.:*
Les Maladies des fosses nasales. Masson, Paris 1953
[40] *Uffenorde, W.:*
Anzeige und Ausführung der Eingriffe an Ohr, Nase und Hals. 2. Aufl. hrsg.
von *H. Uffenorde.* Thieme, Stuttgart 1952
[41] *Walter, C.:*
HNO (Berl.) *13*, 105 (1965)
[42] *Weichselbaum:*
Zit. nach *Passow*
[43] *Yankauer:*
Zit. nach *Passow*

Weichteilverletzungen des Halses

Von *Horst Ganz*

Verletzungen der Halsweichteile und -organe sind viel seltener als die von Gesicht und Gesichtsschädel. Das hat mehrere Gründe: Zum einen ist der Hals ohnehin eine weniger exponierte Körperregion, zum anderen senkt man bei Gefahr instinktiv den Kopf auf die Brust [6]. Die elastische Aufhängung von Kehlkopf und Trachea verhindert meist eine ernstere Verletzung der Luft- *Halsverletzungen selten, Gründe*
wege. Kommt es aber doch einmal zu einer schweren Traumatisierung des Halses mit Verletzung der Luft- und Speisewege, so kann diese lebensgefährlich sein. Dies und die besonderen Erfordernisse der Behandlung von Halsverletzungen rechtfertigen eine besondere Besprechung.

Wir unterscheiden
a) Halsverletzungen infolge scharfer Gewalteinwirkung, immer mit Durchtrennung der Haut
b) Schußverletzungen
c) Halsverletzungen durch stumpfe Gewalteinwirkung, bei denen die Haut oft intakt bleibt.
Je nachdem, ob *Halsorgane* mit beteiligt sind, differenziert man weiter in einfache Weichteilverletzungen und Kombinationsverletzungen.

Zu a: *Schnitt- und Stichverletzungen* des Halses entstehen selten bei Unfällen (Fensterscheibe oder Spiegel zersplittert), eher schon bei Messerstechereien, Mord- oder Selbstmordversuch durch Halsschnitt. – Für die Versorgung sol- *Platysma durchtrennt: Halsrevision!*
cher Verletzungen ist die Tiefe derselben entscheidend. Ergibt die vorsichtige Sondierung, daß das Platysma mit durchtrennt ist, darf die Wunde nicht einfach zugenäht werden. Man hat vielmehr die benachbarten Blutgefäße und Halsorgane zu revidieren, was nicht durch die Verletzung selbst, sondern von einem der typischen Zugangsschnitte aus geschehen soll. Die Tatsache, daß eine Halswunde nicht nach außen blutet, spricht nicht unbedingt für deren Harmlosigkeit. Bei Halsverletzungen in nicht normaler Haltung verschieben sich nämlich anschließend die Weichteile kulissenartig. Hierdurch kann der Blutaustritt nach außen behindert sein, obwohl in der Tiefe ein großes Gefäß verletzt ist. *Jones* [4] fand in einem großen Krankengut 5 % Gefäßverletzungen mit „negativer Halswunde".
Die bei *Denecke* [2] angeführte Statistik von *Stein* und Mitarbeitern weist unter 200 Krankheitsfällen mit scharfer Halsverletzung in
15,5 % Mitverletzungen der Blutgefäße
 9,5 % Mitverletzungen von Larynx oder Trachea
 1,5 % Mitverletzungen von Pharynx und Ösophagus aus.
Was die *Versorgung blutender Gefäße* am Hals angeht, so sind bekanntlich die Aa. carotis communis und interna die einzigen Stämme, die nur im äußer-

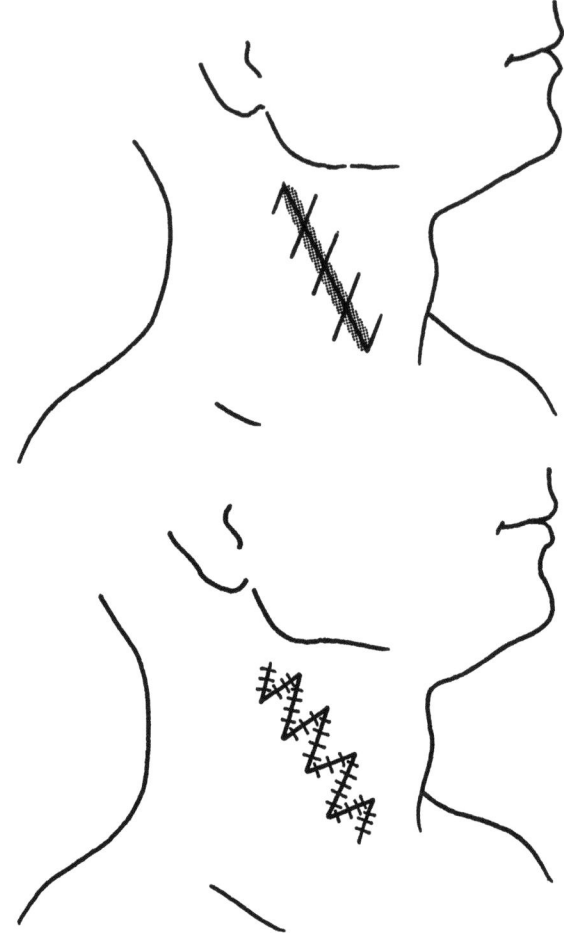

Abb. 1: Versorgung einer deshistenten und hypertrophen Halsnarbe durch Z-Pla-
stiken.
a) Markierung der Exzision und der Zusatzschnitte.
b) Fertige Z-Plastik.

Karotisblutung sten Notfall ligiert werden dürfen. Zumindest bei nur umschriebenen Wand-
läsionen („angekratzte" Arterie), bei denen die Blutung ohne Lebensgefahr
für den Patienten primär zum Stehen gebracht werden konnte, sollte die ge-
fäßchirurgische Versorgung versucht werden [3]. Sehr schwierig wird hier die
Entscheidung, wenn ein gefäßchirurgisch versierter Operateur erst mittels län-
geren Transportes erreicht werden kann. Hat man schon revidiert, so sollte
man die A. carotis communis wenigstens proximal anschlingen und den Transport selbst begleiten. Zur Technik der Gefäßplastik siehe bei *Rücker* [8].

Bei der *Versorgung von Hautwunden* sollte der Verlauf der Spannungslinien am Hals berücksichtigt werden, die quer bzw. leicht nach nuchal ansteigend verlaufen. Narben senkrecht zu diesen Spannungslinien neigen zu Kontraktur und Hypertrophie und müssen später korrigiert werden. Deshalb gilt schon für die Primärversorgung die Regel, solche Wunden mit Hilfe der Z-Plastik wenigstens teilweise parallel zu den Spannungslinien zu verlegen (Abb. 1). Z-Plastik von Hautwunden

Die Diagnose einer *Mitverletzung der Luftwege* ergibt sich in erster Linie aus den Zeichen der Funktionsstörung des Larynx. Leichtere Schäden äußern sich durch Heiserkeit, Hustenreiz und Schluckschmerzen bei deutlichem Druckschmerz des Kehlkopfgerüstes. Für eine schwerere Verletzung sprechen Bluthusten, Atemnot und Mediastinalempysem. Gelegentlich kann man Krepitation des Kehlkopfskeletts fühlen. Meist befinden sich solche Patienten bei der Einlieferung im Schockzustand. Luftwegsverletzung, Symptome

Der Luftweg wird, durch die Abwechslung zwischen knorpeligfesten und fibrösen Anteilen bedingt, bevorzugt an folgenden drei Stellen eröffnet: –, Prädilektionsstellen
1. zwischen Zungenbein und Schildknorpel (Selbstmörderschnitt)
2. zwischen Schild- und Ringknorpel („Coniotomie")
3. unterhalb des Ringknorpels (Abtrennung der Trachea, hierbei Erstickungsgefahr durch Blutung aus der Schilddrüse mit Blutaspiration).
Dringende therapeutische Maßnahmen bei einer Mitverletzung von Halsorganen sind: Schockbehandlung, Blutstillung und Sicherstellung der Atmung (Tracheotomie). Die endgültige Versorgung kann ggf. mit wesentlich geringerer Gefährdung des Patienten am folgenden Tage stattfinden, wenn massiv genug antibiotisch abgeschirmt wird.

Fall 1: Eine 61jährige Frau bringt sich in suicidaler Absicht mit einem Küchenmesser 3 horizontale Einschnitte unter dem Kinn bei, von denen einer tief in die Weichteile eindringt. Auswärts ist bereits tracheotomiert und die Wunde über Tupfern provisorisch vernäht worden. Da die Patientin noch im Schock ist, wird erst entsprechend behandelt und die Versorgung auf den folgenden Tag verschoben. Befund: der Schnitt reicht links bis 1 mm an die A. carotis externa heran. Die V. facialis ist getroffen und auswärts bereits unterbunden. In der Halsmitte ist die Epiglottis an ihrer Basis abgetrennt, Kehlkopf und Hypopharynx liegen breit offen. Es blutet kaum noch. Nach Einbringen eines Polyaethylenrohres ins Kehlkopflumen mit perkutaner Fixation, das die Abtrennungslinie überdeckt, wird dreischichtig primär verschlossen. Der postoperative Verlauf bleibt ungestört. Entfernung von Trachealkanüle und Röhrchen 3 Wochen später. Entlassung mit klarer Stimme und freier Atmung. Da die depressive Verstimmungsphase inzwischen weitgehend abgeklungen ist, besteht momentan keine Gefahr eines erneuten Suicidversuches.*

Zu b. *Verletzungen des Halses durch Schußwaffen* sind in Friedenszeiten selten. Unvorsichtiges Hantieren mit Handfeuerwaffen (Kinder!) sowie Selbst- Schußverletzungen: Infektion!

---

* Die beschriebenen Krankheitsfälle stammen aus dem Patientengut der Marburger HNO-Klinik. Die operative Behandlung wurde, sofern nichts Besonderes vermerkt ist, vom Verfasser durchgeführt.

mordversuche kommen als Ursache noch am ehesten vor. Größere Neigung zur Wundinfektion und häufiges Zurückbleiben von Fremdkörpern im Gewebe unterscheiden zumindest die Nahschußverletzung von den anderen Halsläsionen.

Für die Art der Versorgung solcher Schußwunden ist entscheidend, ob das Projektil noch im Gewebe liegt oder nicht. Wenn ja, muß seine Entfernung versucht werden, die oft nicht einfach ist und genaue röntgenologische Lokalisierung durch Aufnahmen in mehreren Ebenen erfordert, eventuell mit vorsichtig in den Schußkanal eingeschobener Sonde, oder aber mit Kontrastmittelfüllung des Kanals. Intra operationem ist der Bildwandler nützlich. Bei der Suche nach dem Projektil präpariert man zunächst nicht den Schußkanal, sondern wählt einen geeigneten typischen Zugangsschnitt der Halschirurgie.

Fall 2: Ein 28jähriger Mann unternimmt einen Suicidversuch mit einer auf 6 mm aufgebohrten Schreckschußpistole und bringt sich Einschüsse unterhalb der rechten Warzenfortsatzspitze, im Mund neben der linken Gaumenmandel und an der Stirn bei. Die sehr schwache Treibladung läßt in keinem Falle eine lebensgefährliche Verletzung entstehen, alle Kugeln bleiben in den Weichteilen stecken. Sie werden sämtlich entfernt. Am schwierigsten war das bei der vom Mundschuß herrührenden Kugel, die unmittelbar auf der A. carotis externa liegen geblieben war. Glatter Verlauf.

–, Exzision des Kanals nicht immer möglich   Außer der Geschoßentfernung wird die chirurgische Exzision des Schußkanals empfohlen, mit Entfernung zerstörter Gewebsteile, sämtlichen sonstigen Fremdmaterials und Versorgung von in der Tiefe mitverletzten Organen. Dieser Empfehlung zu folgen ist nicht immer möglich. Während Vollmantelgeschosse glatte Wundkanäle verursachen, zerspritzt Blei beim Auftreffen auf Knochen. Auch kann der Schußkanal kompliziert und schwer erreichbar verlaufen.

Fall 3: Ein 11jähriges Mädchen wird beim Spielen mit einem Kleinkalibergewehr vom Bruder in die linke Wange geschossen. Die mantellose Kugel nimmt einen komplizierten Weg, nämlich durch die linke Wange, dann medial vom Unterkiefer durch Mundboden und obere Halsweichteile links, durch den oberen Kopfnickeransatz, überall ohne Verletzung wichtiger Strukturen, streift schließlich die Warzenfortsatzspitze, wobei etwas vom Knochen absplittert und ein Teil des Geschosses zerspritzt. Der Rest des Projektils tritt hinter dem oberen Kopfnickeransatz wieder aus. – Es schien unmöglich, alle die kleinen Bleispritzer zu entfernen und den gesamten Schußkanal zu exzidieren. Hierbei bestünde die Gefahr, daß Strukturen, die das Geschoß verschont hatte, erst verletzt würden, auch wären zusätzliche Narben nicht zu vermeiden gewesen. Wir verzichteten deshalb ganz auf die operative Revision. Die Wunde heilte unter antibiotischem Schutz primär.

Zu c. *Halsverletzungen durch stumpfe Gewalt* können zum einen durch Würgen und Strangulation entstehen, zum anderen durch Stoß, Schlag und Auf-

Abb. 2: Schema der Möglichkeiten einer Atemwegsverlegung bei Luftwegsverletzungen (etwas verändert nach *Oeken.* Siehe Seite 156). ▶

Sofortver-
legung:

Intervallver-
legung:

Fraktur (b, c)

Oedem, Hämatom
(e)

Blutung (d)

Trachealabriß
(a)

Mediastinal-
emphysem (g)

Bronchial-
abriß (a)

Koagulum im
Lumen (f)

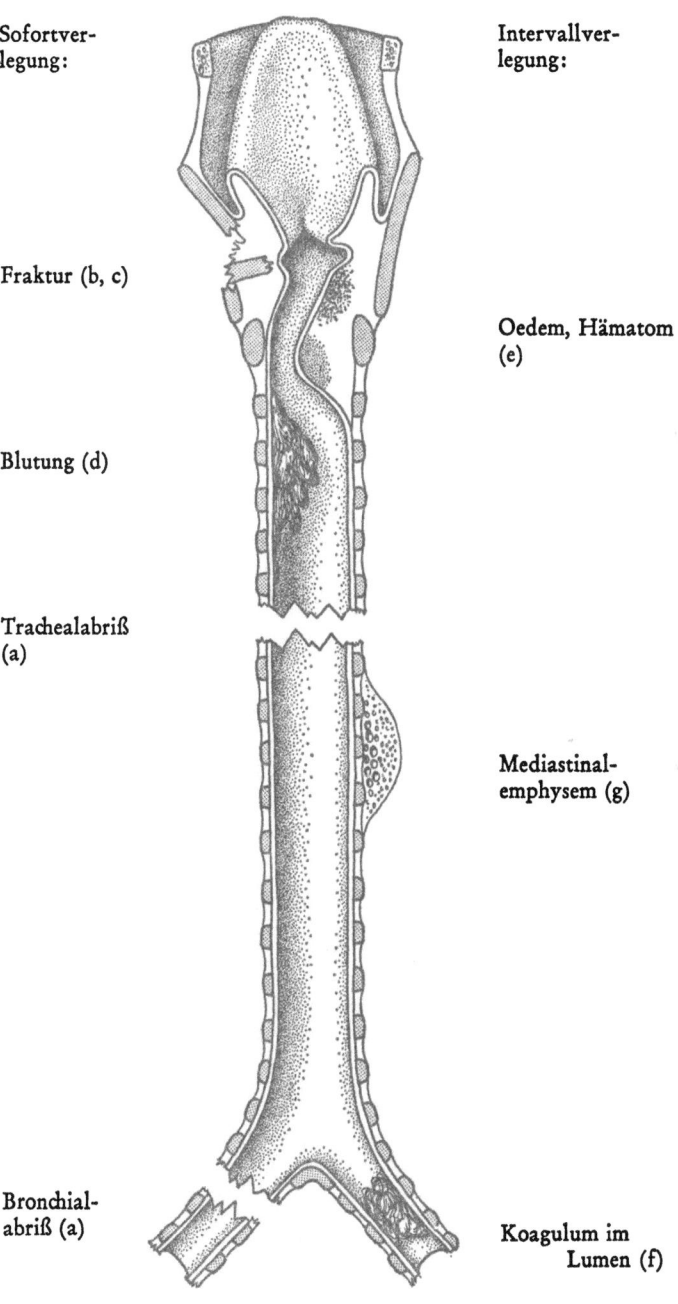

prall. Ein heute typischer Unfallmechanismus ist das Aufschlagen mit dem

Hals auf Lenkrad oder Armaturenbrett bei frontalen Autozusammenstößen
bzw. Auffahrunfällen. Das hier mit zu berücksichtigende Schleudertrauma der
Halswirbelsäule ist nicht Gegenstand dieses Artikels.

Auch bei den stumpfen Halsverletzungen können wir unterscheiden zwischen
A. reinen Weichteilläsionen (Quetschungen), u. U. mit Entstehung großer
Hämatome. Besonders stumpfe Verletzungen der Schilddrüse können, und
das ist wenig bekannt, bedrohliche Hämatome am Hals zur Folge haben. Bei
Strumen und Schilddrüsenmalignomen genügt schon ein verhältnismäßig geringes stumpfes Trauma, um ein solches Hämatom entstehen zu lassen [2].
B. Kombinationsverletzungen mit Beteiligung von Luft -und Speiseweg, eventuell auch der Halswirbelsäule. Alle diese schweren Verletzungen sind verhältnismäßig selten. Wichtigstes Zeichen der Atemwegsmitbeteiligung ist zunehmende Luftnot mit Emphysem von Halsweichteilen und Mediastinum.

Bei der *Atemwegsverlegung* können wir mit *Oeken* [6] zwischen der soforti-
gen und Intervallverlegung unterscheiden. Die akute Verlegung kann entstehen
a) durch Zerreißung der Kontinuität (Tracheal- oder Bronchialabriß)
b) infolge Zusammenbrechens des Stützgerüstes (Trümmerfraktur des Larynx-
Skeletts)
c) durch Lumenverlegung (dislozierte Knorpelstücke, abgerissene Weichteile)
d) infolge massiver Blutung in Larynx- bzw. Tracheallumen.
Atemwegsverlegung mit einem Intervall von Minuten bis Stunden wird verursacht
e) durch ein posttraumatisches Ödem bzw. Hämatom, schon nach verhältnismäßig „harmlosen" stumpfen Traumen (Schilddrüse, s. o.)
f) durch Koagula im Atemweg nach weniger massiver Blutung
g) durch Halsweichteil- bzw. Mediastinalemphysem. (Abb. 2)

Zerreißungen der Kontinuität in Form des *Trachealabrisses* vom Kehlkopf sind
selten, aber gefährlich und bei unterbliebener Behandlung auch später noch
folgenschwer für den Patienten (Narbenstenose unterhalb des Ringknorpels).

Fall 4: Ein 24jähriger Mann hat einen Autounfall und schlägt dabei mit dem Hals
gegen das Lenkrad. Danach ist er leicht heiser und klagt über Schmerzen im rechten
unteren Halsbereich. Äußere Verletzungen fehlen. In den folgenden Tagen zunehmende Atemnot und Weichteilemphysem des Halses. Der Kehlkopf ist bei indirekter
Spiegelung unauffällig. – Es wird sofort eine vorsichtige Tracheoskopie durchgeführt,
die eine subglottische Läsion zeigt. Unter Endotrachealnarkose durch das Rohr wird
von außen revidiert. Es findet sich ein fast totaler Abriß der Trachea in Höhe des
2. Ringes mit Zerfetzung der Wand rechts und Dehiszenz von etwa 2 cm. Nur die
Pars membranacea ist noch umschrieben intakt. Im rechten Schilddrüsenlappen großer
Einriß, dort entweicht Luft unter Druck. Wie durch ein Wunder blutet es nicht aus
der Schilddrüse, sonst wäre der Unfall wohl tödlich ausgegangen. Erst jetzt wird
unter Sicht intubiert. Nach tiefer Tracheotomie wird die zerfetzte Trachealwand ge-
flickt und eine End-zu-End-Anastomose angelegt. Innere Schienung der Tracheal-

wand durch die mit einem Tampon ausgestopfte Blockmanschette eines Woodbridge-Tubus. – Dekanülierung nach 5 Wochen. Bei Nachschau 1 Jahr später keinerlei Stenose, Stimme klar.

Ein umschriebenes frontales stumpfes Halstrauma mit nachfolgender Atemnot und Mediastinalemphysem spricht also für einen Trachealabriß, wenn die Beschwerden nicht durch eine Larynxverlegung erklärt werden. In den meisten Fällen von Trachealabriß findet sich im übrigen eine einseitige Recurrensparese, gelegentlich sogar eine doppelseitige. Der geschilderte Fall war in dieser Hinsicht also nicht ganz typisch.

Verboten ist beim Abriß der Trachea die Routine-Intubation, da sie wahrscheinlich eine via falsa machen würde. Selbst die Endoskopie muß mit größter Vorsicht ausgeführt werden. Wird eine Beatmung notwendig, dann durch das Rohr und nicht mittels der Maske, da im letzteren Falle das Weichteilemphysem akut verstärkt wird. Therapie der Wahl ist, wie bei der Fallbeschreibung gezeigt, die Tracheotomie unterhalb der Läsion mit End-zu End-Anastomose und innerer Schienung. Bei Recurrenszerreißung wird man die Nervennaht versuchen, wenn die Darstellung der Enden gelingt. Doppelseitige irreparable Recurrensläsionen erfordern später die glottiserweiternde Operation. *Trachealabriß: nicht intubieren!*

Ernstere *Verletzungen des Kehlkopfes* beim stumpfen Halstrauma kommen vorwiegend bei älteren Leuten vor, bei denen die Elastizität von Aufhängung und Knorpelgerüst nachgelassen hat. Am ehesten kommt es zu Frakturen des Schildknorpels allein, meist vertikal/median bzw. paramedian durch die Inzisur. Man tastet eine Höhendifferenz der Schildknorpeloberkante beiderseits. Seltener und ernster zu beurteilen sind Trümmerbrüche des Schildknorpels. *Hopmann* [3] fand unter 121 Kehlkopffrakturen *Larynxfraktur, im Alter häufiger*

63 reine Schildknorpelbrüche
43 Kombinationsfrakturen mehrerer Knorpel
17 isolierte Ringknorpelbrüche
 1 isolierte Aryknorpelfraktur.

Therapie: Jede dislozierte Larynxfraktur muß innerhalb der ersten 48 Stunden versorgt werden. Nach der Tracheotomie wird man zunächst die endoskopische Reposition versuchen. Ist diese nicht oder nur unzureichend möglich bzw. findet man Blutungen, größere Hämatome oder tiefgreifende Schleimhautläsionen, so raten *Denecke* [2] sowie *Oeken* [6] zum frühzeitigen Eingreifen von außen per Laryngofissur. Um einer Perichondritis vorzubeugen muß man bei dieser Revision alle freiliegenden Knorpelstücke mit Schleimhaut überdecken. – Nach der Reposition müssen die Fragmente durch sorgfältige innere Schienung in situ gehalten werden. Für diese Schienung sind die verschiedensten Materialien und Techniken angegeben worden, so Tamponaden, ausgestopfte Gummifingerlinge, Bolzenkanülen, Gummi- und Kunststoffrohre (siehe 1, 9, 10). Als besonders gewebsfreundlich gilt Silicongummi. Dieses Material hat jedoch den großen Nachteil, daß es schon bei geringem Zug *Innere Schienung Siliconrohr*

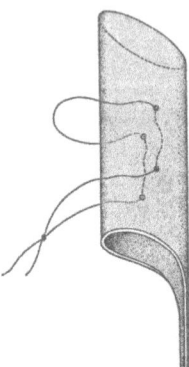

Abb. 3: Dilatationsröhrchen aus Silicongummi zur Versorgung frischer Laryngo-tracheralverletzungen und Behandlung von Stenosen. Beachte die besondere Führung des Haltefadens mittels dreifacher Matratzennaht (nach *Zühlke*).

leicht ein- und durchreißt. Man muß deshalb den Fixationsfaden durch mehr-fachte Matratzennaht sichern (Abb. 3). Am sichersten scheint die doppelte Fixierung des Kunststoffrohres: perkutan und um die Trachealkanüle. Wichtig ist, daß das Rohr zwei Abschrägungen erhält:
Am oberen Ende muß es vorne länger sein. So kann es über die Glottis hinaus-ragen, ohne das Schlucken zu sehr zu stören. Manche Operateure schmelzen das obere Ende einfach zu. So läuft kaum noch Speichel in die Luftwege, doch bedeutet die Aspiration eines derartigen Rohres akute Lebensgefahr.
Am unteren Ende muß das Röhrchen hinten länger sein. Diese Abschrägung soll der Biegung der Kanüle entsprechen und keinen Raum oder Knick zwi-schen beiden lassen. Granulationsbildung an dieser Stelle mit Stenosebildung und Abknickung der Trachea wäre die Folge [5].
Unterbleibt die korrekte Versorgung von dislozierten Kehlkopffrakturen, so entstehen infolge Perichondritis mit Knorpelverlust und Vernarbung in Fehl-stellung Stenosen von Kehlkopf und oberer Trachea.

Fall 5: Ein 52jähriger Mann schlägt bei einem Autounfall mit dem Hals auf das Lenkrad auf. Es kommt zu Atemnot, Aphonie und Weichteilemphysem des Halses. Ein Entlastungsversuch durch äußeren Schnitt ergibt keine Besserung. Wir sehen den Patienten erst 3 Wochen nach dem Unfall. Es findet sich eine doppelseitige Kehl-kopflähmung in Intermediärstellung. Röntgenologisch läßt sich eine Ringknorpel-fraktur mit Laryngotrachealstenose nachweisen. Nach Tracheotomie wird das Ste-nosegebiet revidiert, das Narbenkonvolut quer reseziert und eine End-zu-End-Anastomose angelegt (Op. Prof. Jahnke). Die innere Fixierung erfolgt zunächst durch Tamponade, später – bei einer Revision – durch ein Polyäthylenrohr. Glatter Ver-lauf, Dekanülierung nach 7 Wochen. 1 Jahr nach dem Unfall besteht eine deutlich hörbare Atmung, doch bekommt der Patient ausreichend Luft. Die Kehlkopflähmung besteht weiterhin, jedoch jetzt einseitig in Paramedianstellung, so daß die Stimmgebung gebessert erscheint. Es hat sich hier offensichtlich um die Kombination von Ringknorpelfraktur und Trachealteilabriß gehandelt.

Der verhältnismäßig günstige Verlauf in diesem Falle einer primär nicht versorgten Ringknorpelfraktur mit Läsion beider Kehlkopfnerven darf nicht darüber hinwegtäuschen, daß meist in solchen Fällen eine sehr langwierige Behandlung erforderlich ist, wenn der Patient nicht sogar trotz aller Bemühungen Dauerkanülenträger bleibt [6]. Nicht erkannte Ringknorpelfraktur
Mit der Versorgung solcher schweren Unfallverletzungen ist der freipraktizierende Hals-Nasen-Ohrenarzt natürlich oft überfordert. Er kann aber schon durch die richtige Diagnose segensreich wirken, die die Möglichkeit bringt, daß solche Patienten frühzeitig in die Hand eines in der Versorgung von Atemwegsverletzungen Erfahrenen kommen.
Die verschiedenen Methoden der Stenoseoperation zu beschreiben ist nicht Sinn dieses Artikels. Der Interessierte findet Einzelheiten bei *Denecke* [2], *Kleinsasser* [5] sowie *Rethi* [7].

Abschließend seien noch einige Gefäßläsionen durch stumpfe Halstraumen erwähnt:
Die *Carotisthrombose* ist recht selten und wird schon deshalb meist nicht oder zu spät für eine erfolgversprechende Therapie diagnostiziert. Die Thrombose wird ausgelöst durch direkte Traumatisierung der Arterienwand oder aber durch Andrücken derselben an die Halswirbelkörper. Sie beginnt am häufigsten in der Carotisgabel. Vorwiegend sind Patienten im 3. und 4. Lebensjahrzehnt betroffen, Männer überwiegen. Die Ausfallserscheinungen seitens des Hirns (wie apoplektischer Insult) stellen sich erst nach einem symptomfreien Intervall von durchschnittlich 1 bis 2 Tagen ein. Die Reihenfolge der Symptome ist umgekehrt wie bei der intracraniellen Blutung (zuerst Herdzeichen, dann Bewußtlosigkeit). Die Erfolgsaussichten der Therapie (Vasodilatantien, Antikoagulantien, Sympathicusblocke, Thrombektomie) sind mäßig, steigen jedoch mit der Frühdiagnose (Weitere Einzelheiten siehe bei *Denecke* [2]). Carotisthrombose
Traumatische *arteriovenöse Fisteln* können in erster Linie zwischen A. carotis communis und V. jugularis interna entstehen. Wichtigstes diagnostisches Verfahren ist die Carotisangiographie. Die Versorgung (Gefäßplastik unter Lumenerhaltung der Arterie) gehört in die Hand des Gefäßchirurgen. Siehe [8].

Literatur:

[1] *Denecke, H. J.:*
   Die oto-rhino-laryngologischen Operationen. In Bd. V der Allgem. u. spez. chirurg. Operat. Lehre. Springer, Berlin/Göttingen/Heidelberg 1953
[2] *Denecke, H. J.:*
   Arch. klin. exper. Ohr-, Nas.- u. Kehlk.heilk. *191*, 217 (1968)
[3] *Hopmann, C. M.:*
   Verletzungen des Kehlkopfes und der Luftröhre. Handb. Laryng. Rhinol. von Heymann Bd. I. Wien, A. Hölder 1898

[4] *Jones, R. F., J. C. Terrell* a. *K. E. Salyer:*
J. Trauma (Baltimore) *7*, 228 (1967)
[5] *Kleinsasser, O.:*
HNO (Berl.) *19*, 294 (1971)
[6] *Oeken, F. W.:*
Notfälle in der HNO-Heilkunde. VEB Gust. Fischer, Jena 1971
[7] *Rethi, A.:*
Chirurgie der Verengerungen der oberen Luftwege. Thieme, Stuttgart 1959
[8] *Rücker, G.:*
Arterielle Rekonstruktionschirurgie im Halsbereich. In: Kopf- und Halschirur-
gie, hrsg. von H. H. Naumann, Band 1: Hals. Gg. Thieme, Stuttgart 1972
[9] *Schwab, W.* u. *W. Ey:*
Verletzungen und Stenosen des Kehlkopfes und der Luftröhre. In Hals-, Nasen-,
Ohrenheilkunde, hrsg. von Berendes/Link/Zöllner, II/2, S. 819. Thieme, Stuttgart 1963
[10] *Zühlke, D.:*
Weiche und elastische Kunststoffe in der Hals-, Nasen-, Ohrenheilkunde. HNO-
Heilkunde, Heft 21. J. A. Barth, Leipzig 1966

Fragen zur Selbstkontrolle

1. Unter Kryochirurgie versteht man
   a) Gewebskonservierung durch Einfrieren
   b) Gewebszerstörung durch Kälte
   c) Unblutiges Heraustrennen von Gewebspartien durch Kälte
2. Hauptnachteil der Kryochirurgie ist
   a) die geringe Tiefenwirkung
   b) die Schmerzhaftigkeit
   c) das postoperative Oedem
3. Von den drei kältechirurgischen Techniken
   a) Kontaktverfahren
   b) Penetrationsverfahren
   c) Ansaugmethode
   ist für die Kryo-Tonsillektomie geeignet ( ), bedingt geeignet ( ), nicht geeignet ( )
4. Als Kältemittel für TE und Tumorchirurgie kommt infrage
   a) Stickstoff
   b) Lachgas
   c) Kohlendioxyd
5. Was versteht man unter Elektrogustometrie?
6. Die Geschmacksstörung beim M. Addison ist eine
   a) Ageusie
   b) Parageusie
   c) Hypergeusie
7. Geschmacksstörungen durch Grippe sind prognostisch
   a) günstiger
   b) ungünstiger als die entsprechende Geruchsstörung
8. Geschmacksstörungen durch ionisierende Strahlen sind in der Regel
   a) reversibel
   b) irreversibel
9. Eine Geschmacksrestitution nach Chordadurchtrennung tritt im entsprechenden Zungenareal
   a) ein
   b) nicht ein
10. Was versteht man unter dem Anosmie-Ageusie-Syndrom?
11. Wie ist die Kieferklemme ersten, zweiten und dritten Grades definiert?
12. Das Zahnwurzelgranulom ist eine
    a) Sonderform der chronisch-apikalen Parodontitis
    b) Fremdkörperreaktion an der Wurzel
    c) infizierte dentogene Zyste?
13. Dentogene Sinusitiden gehen am häufigsten aus vom 1. Molaren, 1., 2. Prämolaren?

14. Die Zahnbetterkrankungen werden in fünf Gruppen eingeteilt. Welche sind dies?

15. Bei einer Zahnextraktion ist eine Wurzel in die Kieferhöhle gerutscht. Was ist zu tun?
    a) sofortige Entfernung vom Zugang wie zur Caldwell-Luc-Operation und Fistelplastik
    b) grundsätzlich zusätzlich Ausräumung der Kieferhöhle
    c) Kieferhöhlenoperation nur bei offensichtlicher Infektion derselben

16. Nenne die fünf Handgriffe zur Prüfung auf Unterkieferfraktur

17. Welche drei Arten von Gehörschädigungen durch Schall gibt es?

18. Eine Lärmschwerhörigkeit ist
    a) selten schwerer als mittelgradig
    b) häufig hochgradig

19. Die Lärmschwerhörigkeit beginnt in der Regel mit
    a) Senkenbildung zwischen 3000 und 8000 Hz
    b) Hochton-Steilabfall
    c) pancochleärem Tongehörsverlust

20. Von welchen drei Parametern der Lärmemission hängt der Grad einer Lärmschädigung ab?

21. Bei Versetzung an einen lärmintensiven Arbeitsplatz sind stärker gefährdet
    a) Personen im Alter unter 35–40 Jahren
    b) Personen über 35–40 Jahre

22. Nenne die vier Möglichkeiten einer primären Lärmprävention

23. Was versteht man unter „akutem Lärmtrauma"?

24. Die Wirkung der Fluoridbehandlung auf die Otosklerose besteht wahrscheinlich in
    a) Hemmung der sauren Phosphatasen ohne Beeinträchtigung der anderen fluoridsensitiven Enzyme
    b) Hemmung der alkalischen Phosphatase
    c) einfacher Einlagerung in den otosklerotischen Herd

25. Die Fazialislähmung beim Melkersson-Rosenthal-Syndrom ist
    a) entzündlich
    b) degenerativ bedingt

26. Was versteht man beim N. fazialis unter Neurapraxie und Axonotmesis?

27. Von welcher Erregbarkeits-Seitendifferenz ab beim excitability test muß man eine Degeneration von Nervenfasern der erkrankten Seite annehmen?

28. Das Elektromyogramm der Fazialismuskulatur ist
    a) wichtigstes Instrument in der Frühdiagnostik der Nervendegeneration
    b) zur Differenzierung von Blockade und Leitungsunterbrechung erst nach 10 bis 14 Tagen geeignet

29. Welche Nerven sind als Spender für die Fazialis-Ersatzplastik besonders geeignet?

30. Nach Autonerventransplantation sind Zeichen der Funktionswiederkehr
    frühestens zu erwarten nach
    a) 14 Tagen
    b) 3–6 Monaten
    c) 1–2 Jahren
31. Bei otitischer Spätlähmung des N. fazialis ist notwendig
    a) die vollständige Dekompression
    b) nur die Mastoidektomie (evtl. mit Teildekompression)
    c) lediglich eine konservative Behandlung des Ohres
32. Die kritischen Zeiträume für die Indikationsstellung zur Fazialisdekom-
    pression bei ischämischer Lähmung sind
    a) die ersten 14 Tage (bei kompletter Lähmung)
    b) das Ende der zweiten Erkrankungswoche (bei inkompletter Lähmung)
    c) der 3. bis 4. Monat
33. Das Kaliber der Blutgefäße in der Nasenhöhle ist am größten
    a) am Locus Kiesselbach
    b) am Nasenboden
    c) hinten – oben
34. Abscherungsverletzungen der Nasenweichteile an der Apertura pirifor-
    mis sind
    a) klinisch bedeutungslos
    b) eine große Strikturgefahr
35. Was versteht man unter der „Maurer-schen Trias"?
36. Der „blutende Septumpolyp" ist meist ein
    a) teleangiektatisches Granulom
    b) Hämangiom
    c) Karzinom
37. Nenne den Blutungstyp bei Thrombopenie und Thrombopathie
38. Was ist eine Verbrauchskoagulopathie?
39. Die anscheinend paradoxe Initialbehandlung der Verbrauchskoagulopa-
    thie besteht in
    a) Gabe von Hämostyptika
    b) Heparinisierung
    c) Zuführung von Konservenblut
40. Der Morbus Osler ist eine
    a) abnorme Gefäßfragilität
    b) erbliche Angioneuromatose
    c) abnorme Sklerose der Arteriolen
41. Die Septum-Dermoplastik von Saunders wurde entwickelt für die
    a) M. Osler-Nasenblutung und eignet sich auch
    b) zum Verschluß von Septumperforationen
42. Die Kryotherapie blutender Gefäße in der Nase bewirkt
    a) sofortige bleibende Blutstillung
    b) Gefäßverödung erst nach Stunden bis Tagen
    c) bleibende Anämie

43. Intravenöse Injektion von Hämostyptika bei Nasenbluten und intakter Gerinnung ist
    a) sinnlos
    b) immer erforderlich
44. Nenne die Vorteile der pilzförmigen Choanaltamponade gegenüber dem klassischen Bellocq
45. Die Ligatur der A. carotis externa beim schweren Nasenbluten ist
    a) sehr wirksam
    b) weniger effektiv
    c) sinnlos
46. Iatrogene Septumperforationen entstehen am häufigsten durch
    a) Ätzung korrespondierender Stellen
    b) die subperichondale Septumresektion
    c) Tumortherapie
47. Die gewerbliche Septumperforation kommt am häufigsten vor bei Umgang mit
    a) Soda
    b) Metallstaub
    c) Chromat
48. Septumdefekte durch Lues connata entstehen
    a) gleich nach der Geburt
    b) erst im Spielalter
49. Wo sitzt die Septumperforation bei
    a) Schleimhautlupus
    b) Nasenlepra
    c) Lues III ?
50. Nenne die vier Indikationen für den plastischen Verschluß einer Septumperforation
51. Welche 4 Möglichkeiten einer Behandlung von Septumperforationen gibt es im Prinzip?
52. Ordne den Perforationsplastiken nach Ismail, Climo, Halle, Saunders sowie Hertig/Meyer von den nachstehend aufgeführten Prinzipien das richtige zu:
    a) Lappenrotation aus dem Septum
    b) Entspannung und Naht
    c) Spalthauttransplantation
    d) gestielter Lappen vom Mundvorhof
    e) freie Transplantation von Muschelgewebe
53. Wann kann die operative Vergrößerung eines Septumdefektes angezeigt sein?
54. Nenne die drei Gruppen von Halsweichteilverletzungen
55. Was bedeutet „negative Halswunde"?
    a) keine äußere Verletzung
    b) keine Beteiligung der Atemwege
    c) Keine Blutung nach außen trotz Verletzung eines größeren Blutgefäßes

56. Die Haut-Spannungslinien am Hals verlaufen
    a) vertikal
    b) horizontal
    c) leicht nach nuchal ansteigend
57. An welchen drei Stellen kommt es bei scharfen Halsverletzungen am ehesten zur Eröffnung der Luftwege?
58. Wichtigstes Zeichen einer Luftwegsbeteiligung beim stumpfen Halstrauma ist
    a) Heiserkeit
    b) Bluthusten
    c) Zunehmende Atemnot mit Weichteilemphysem
59. Nenne die sieben möglichen Ursachen einer Atemwegsverlegung nach Halstrauma
60. Welche Auto-Unfallsituation ist für den Trachealabriß typisch?
    a) Auffahranprall von hinten
    b) Aufprallen mit dem Hals auf das Lenkrad
    c) Frontalzusammenstoß ohne Sicherheitsgurt
61. Ist die sofortige Intubation bei Verdacht auf Trachealabriß richtig?
62. Die Symptome von traumatischer Carotisthrombose und apoplektischem Insult sind gleich und doch unterscheidbar. Inwiefern?

Antworten zur Fragensammlung

1. b
2. a
3. (c), (a, b), (–)
4. a
5. siehe Seite 21
6. c
7. a
8. a
9. b
10. siehe Seite 35
11. I. SKD 20–25 mm, II SKD 15–20 mm, III SKD wenige mm bis 0
12. a
13. 1. Molar
14. siehe Seite 49
15. a, c
16. siehe Seite 61
17. siehe Seite 69
18. a
19. a
20. siehe Seite 79
21. b
22. siehe Seite 81
23. siehe Seite 82
24. a
25. a
26. siehe Seite 96
27. größer als 3,5 mA
28. b
29. Nn. auricularis magnus, cutaneus femoris lateralis
30. b
31. b
32. a, b, c
33. c
34. b
35. siehe Seite 112
36. a
37. siehe Seite 115
38. siehe Seite 116
39. b
40. b
41. a, b
42. b
43. a
44. siehe Seite 122
45. b
46. b
47. c
48. b
49. siehe Seite 124/25
50. siehe Seite 137
51. siehe Seite 137
52. e, b, a, c, d
53. siehe Seite 147
54. siehe Seite 151
55. c
56. c
57. siehe Seite 153
58. c
59. siehe Seite 156
60. b
61. nein!
62. siehe Seite 159.

Sachregister